Paul Ouellet

Algosédation par la technologie BIS en ventilation mécanique

Paul Ouellet

Algosédation par la technologie BIS en ventilation mécanique

Évaluation de l'algosédation guidée soit par l'échelle Ramsay ou la technologie BIS en phase aiguë de ventilation

Presses Académiques Francophones

Impressum / Mentions légales

Bibliografische Information der Deutschen Nationalbibliothek: Die Deutsche Nationalbibliothek verzeichnet diese Publikation in der Deutschen Nationalbibliografie; detaillierte bibliografische Daten sind im Internet über http://dnb.d-nb.de abrufbar.

Alle in diesem Buch genannten Marken und Produktnamen unterliegen warenzeichen-, marken- oder patentrechtlichem Schutz bzw. sind Warenzeichen oder eingetragene Warenzeichen der jeweiligen Inhaber. Die Wiedergabe von Marken, Produktnamen, Gebrauchsnamen, Handelsnamen, Warenbezeichnungen u.s.w. in diesem Werk berechtigt auch ohne besondere Kennzeichnung nicht zu der Annahme, dass solche Namen im Sinne der Warenzeichen- und Markenschutzgesetzgebung als frei zu betrachten wären und daher von jedermann benutzt werden dürften.

Information bibliographique publiée par la Deutsche Nationalbibliothek: La Deutsche Nationalbibliothek inscrit cette publication à la Deutsche Nationalbibliografie; des données bibliographiques détaillées sont disponibles sur internet à l'adresse http://dnb.d-nb.de.

Toutes marques et noms de produits mentionnés dans ce livre demeurent sous la protection des marques, des marques déposées et des brevets, et sont des marques ou des marques déposées de leurs détenteurs respectifs. L'utilisation des marques, noms de produits, noms communs, noms commerciaux, descriptions de produits, etc, même sans qu'ils soient mentionnés de façon particulière dans ce livre ne signifie en aucune façon que ces noms peuvent être utilisés sans restriction à l'égard de la législation pour la protection des marques et des marques déposées et pourraient donc être utilisés par quiconque.

Coverbild / Photo de couverture: www.ingimage.com

Verlag / Editeur:
Presses Académiques Francophones
ist ein Imprint der / est une marque déposée de
OmniScriptum GmbH & Co. KG
Heinrich-Böcking-Str. 6-8, 66121 Saarbrücken, Deutschland / Allemagne
Email: info@presses-academiques.com

Herstellung: siehe letzte Seite /
Impression: voir la dernière page
ISBN: 978-3-8416-2879-4

Paul Ouellet

Algosédation par la technologie BIS en ventilation mécanique

Paul Ouellet

Algosédation par la technologie BIS en ventilation mécanique

Évaluation de l'algosédation guidée soit par l'échelle Ramsay ou la technologie BIS en phase aiguë de ventilation

Presses Académiques Francophones

Impressum / Mentions légales
Bibliografische Information der Deutschen Nationalbibliothek: Die Deutsche Nationalbibliothek verzeichnet diese Publikation in der Deutschen Nationalbibliografie; detaillierte bibliografische Daten sind im Internet über http://dnb.d-nb.de abrufbar. Alle in diesem Buch genannten Marken und Produktnamen unterliegen warenzeichen-, marken- oder patentrechtlichem Schutz bzw. sind Warenzeichen oder eingetragene Warenzeichen der jeweiligen Inhaber. Die Wiedergabe von Marken, Produktnamen, Gebrauchsnamen, Handelsnamen, Warenbezeichnungen u.s.w. in diesem Werk berechtigt auch ohne besondere Kennzeichnung nicht zu der Annahme, dass solche Namen im Sinne der Warenzeichen- und Markenschutzgesetzgebung als frei zu betrachten wären und daher von jedermann benutzt werden dürften.

Information bibliographique publiée par la Deutsche Nationalbibliothek: La Deutsche Nationalbibliothek inscrit cette publication à la Deutsche Nationalbibliografie; des données bibliographiques détaillées sont disponibles sur internet à l'adresse http://dnb.d-nb.de.
Toutes marques et noms de produits mentionnés dans ce livre demeurent sous la protection des marques, des marques déposées et des brevets, et sont des marques ou des marques déposées de leurs détenteurs respectifs. L'utilisation des marques, noms de produits, noms communs, noms commerciaux, descriptions de produits, etc, même sans qu'ils soient mentionnés de façon particulière dans ce livre ne signifie en aucune façon que ces noms peuvent être utilisés sans restriction à l'égard de la législation pour la protection des marques et des marques déposées et pourraient donc être utilisés par quiconque.

Coverbild / Photo de couverture: www.ingimage.com

Verlag / Editeur:
Presses Académiques Francophones
ist ein Imprint der / est une marque déposée de
OmniScriptum GmbH & Co. KG
Heinrich-Böcking-Str. 6-8, 66121 Saarbrücken, Deutschland / Allemagne
Email: info@presses-academiques.com

Herstellung: siehe letzte Seite /
Impression: voir la dernière page
ISBN: 978-3-8416-2879-4

Université de Sherbrooke

ÉVALUATION D'UNE PERFUSION D'ALGOSÉDATION GUIDÉE
SOIT PAR L'ÉCHELLE DE RAMSAY SOIT PAR LA TECHNOLOGIE
BIS SUR LE TEMPS D'ÉMERGENCE ET SUR LA SYNCHRONIE
PATIENT-VENTILATEUR AUPRÈS D'ADULTES NON
COMMUNICATIFS DURANT LA PHASE AIGUË DE VENTILATION
MÉCANIQUE EN SOINS CRITIQUES

Par
Paul Ouellet
Département des sciences cliniques

Thèse présentée à la Faculté de médecine et des sciences de la santé en vue
de l'obtention du grade de philosophiae doctor (Ph.D.) en sciences
cliniques

Sherbrooke, Québec, Canada
Juillet 2013

Membres du jury d'évaluation

Président-rapporteur: Jean-Pierre Tétrault, M.D., M.Sc, Faculté de
médecine et des sciences cliniques, Université de Sherbrooke
Directeurs de recherche: Pierre Arsenault, Ph.D., M.D, Faculté de
médecine et des sciences de la santé, Université de Sherbrooke
                        Serge Marchand, Ph.D., Faculté de médecine et
des sciences de la santé, Université de Sherbrooke
Membre externe au programme: Jean-Paul Praud, M.D., Ph.D.,
Département de Pédiatrie, Université de Sherbrooke
Membre externe à l'université: André Y Denault, M.D., Ph.D,
Département d'Anesthésie, Université de Montréal

ÉVALUATION D'UNE PERFUSION D'ALGOSÉDATION GUIDÉE
SOIT PAR L'ÉCHELLE DE RAMSAY SOIT PAR LA TECHNOLOGIE
BIS SUR LE TEMPS D'ÉMERGENCE ET SUR LA SYNCHRONIE
PATIENT-VENTILATEUR AUPRÈS D'ADULTES NON
COMMUNICATIFS DURANT LA PHASE AIGUË DE VENTILATION
MÉCANIQUE EN SOINS CRITIQUES

Par
Paul Ouellet
Département des sciences cliniques

Thèse présentée au Département des sciences cliniques de la Faculté de
médecine et des sciences de la santé en vue de l'obtention du grade de
philosophiae doctor (Ph. D.) en sciences cliniques, Université de
Sherbrooke, Québec, Canada J1H 5N4

Cette thèse s'intéresse au temps d'émergence et aux asynchronies patient-
ventilateur à l'origine de lésions pulmonaires chez des patients en soins
critiques sous algosédation durant la phase aiguë de la ventilation
mécanique. L'originalité de cette recherche consiste à comparer un
protocole d'algosédation guidé par l'échelle de Ramsay (le standard) à
celui guidé par la technologie BIS. *Méthodologie.* Suivant un devis mixte
inter groupe et intra-sujets, cette recherche comporte deux groupes de
patients adultes et se déroule sur une période de quatre ans. Le premier
groupe comprend 23 patients dont le protocole d'algosédation est guidé par
l'échelle de Ramsay. Le second groupe compte 18 patients soumis à la
même stratégie de ventilation et au même protocole d'algosédation mais
guidé cette fois-ci par la technologie BIS. *Mesures.* Le temps d'émergence
pour un retour à la ventilation spontanée soutenue (TEVSS) suivant l'arrêt
de la perfusion de l'algosédation et les interactions patient-ventilateur
(synchronies et asynchronies) durant la phase aiguë de ventilation
constituent les variables dépendantes. *Résultats.* Le groupe bénéficiant de
la technologie BIS présente un TEVSS médian de 3,1 heures comparé à
22,5 heures pour le groupe guidé par l'échelle de Ramsay (valeur p=0,001).
De plus, le groupe bénéficiant de la technologie BIS présente 11% de
moins d'asynchronies patient-ventilateur que celui guidé par l'échelle de
Ramsay (valeur p<0,001). En outre, parmi les paramètres de la technologie
BIS, l'électromyogramme (EMG) s'avère l'élément le plus robuste à
prédire l'asynchronie patient-ventilateur. *Conclusion.* La réduction du
TEVSS ainsi que la diminution des asynchronies patient-ventilateur

démontrent un avantage considérable à utiliser la technologie BIS en soins critiques chez les patients adultes non communicatifs durant la phase aiguë de ventilation mécanique. De plus, l'EMG de la technologie BIS permettrait vraisemblablement de déceler de façon précoce l'expression préclinique de la douleur. Enfin, cette thèse propose un algorithme de contrôle de l'algosédation en soins critiques en référence à la technologie BIS.

Mots-clés : algosédation, ventilation mécanique, technologie BIS, échelle de Ramsay, Temps d'émergence, asynchronie patient-ventilateur, soins critiques

EVALUATION OF ALGOSEDATION PERFUSION GUIDED BY RAMSAY SCALE VERSUS BIS TECHNOLOGY ON THE EMERGENCE TIME FOR SUSTAINED SPONTANEOUS BREATHING AND PATIENT VENTILATOR INTERACTION ON NON COMMUNICATIVE ADULTS DURING THE ACUTE PHASE OF MECHANICAL VENTILATION IN CRITICAL CARE

By
Paul Ouellet
Department of Clinical Sciences

Thesis submitted to the Department of Clinical Sciences of the Faculty of Medicine and Health Sciences, Université de Sherbrooke in order to obtain the degree of Philosophiae Doctor (Ph.D.) in clinical sciences, Université de Sherbrooke, Québec, Canada J1H 5N4

This thesis focuses on emergence time from algosedation (for which a prolongation increases complex investigations and costs) and on patient-ventilator interaction (related to lung injuries) in critical care patients undergoing mechanical ventilation with algosedation perfusion during the acute phase of ventilator support. More specifically, the originality of this research stems from the simultaneous comparison of the emergence time for a return of sustained spontaneous breathing and the presence of asynchronies, by comparing algosedation guided by the Ramsay scale (gold standard) in a first group and by the BIS technology in a second group. *Methodology.* Following a mixed design of an inter group, intra subject, this research is performed in two groups of adults over a period of four years. The first group consists of 23 patients where algosedation is guided with the Ramsay scale whereas the second group consists of 18 patients with the same ventilation strategy and same algosedation protocol but guided using the BIS technology. This research evaluates the effectiveness of both instruments to guide algosedation during the acute phase of ventilation. *Measures.* Dependent variables consist of the emergence time for a sustained spontaneous breathing following cessation of algosedation and patient-ventilator interaction (asynchronies) during the acute phase of ventilatory support. *Results.* The group guided with BIS technology has a median emergence time for a sustained spontaneous breathing of 3.1 hours compared to 22.5 hours for the Ramsay scale guided group (p value=0.001). Furthermore, patients benefiting from the BIS technology presented 11% less asynchrony than those with the Ramsay scale (p value

4

<0.001). More specifically, among BIS technology parameters, electromyography (EMG) appeared the best indicator to predict patient-ventilator asynchrony in both groups. *Conclusion.* In the second group, the reduction in the emergence time for a sustained spontaneous breathing and the decrease of patient-ventilator asynchronies mandates the use of BIS technology in critical care to guide algosedation among non-communicative adults during the acute phase of ventilatory support. EMG from the BIS technology might be able to detect pre-clinical pain expression. This thesis also favors the implementation of a decision algorithm in the control of algosedation in critical care.

Key words : algosedation, mechanical ventilation, BIS technology, Ramsay scale, critical care, emergence time, patient-ventilator asynchrony.

LISTE DES TABLEAUX

13

LISTE DES FIGURES

Glossaire des termes, acronymes et abréviations utilisés
N.B.: Les termes *en italique* sont définis dans le glossaire.

Activité électromyographique du diaphragme (Edi)	Activité électrique du diaphragme (Edi) exprimée en micro volt. L'Edi est généralement enregistré par une sonde œsophagienne munie d'électrodes pouvant capter l'activité électromyographique de la partie crurale du diaphragme. Aussi associé à un mode de ventilation spécialisé, le *NAVA*.
Aide inspiratoire (AI)	Pression ajoutée à une ventilation déclenchée par le patient. Durant l'AI, le ventilateur maintient une pression positive inspiratoire jusqu'à ce que le débit inspiratoire atteigne un seuil préréglé. L'AI est un type de ventilation cyclée par le débit. L'AI s'exprime en cmH$_2$O.
Algésiogène	Qui provoque de la douleur.
Algosédation	Approche thérapeutique visant l'administration d'une infusion d'un analgésique (opïoide) et un sédatif (benzodiazépine).
APACHE II	Acronyme pour *Acute Physiologic And Chronic Health Evaluation*. Échelle utilisée en soins critiques pour déterminer l'acuité d'une condition critique. Cette échelle est basée sur la plus grande perturbation des 24 dernières heures suivant l'admission aux soins critiques de quinze signes physiologiques. Selon le score APACHE II et la raison d'admission, la probabilité de décès est calculée.
Asynchronie patient-ventilateur	Interaction entre le patient et un ventilateur où le *temps respiratoire neural* ne coïncide pas avec le temps mécanique du respirateur.

Atélectraumatisme	Terme employé pour désigner un des quatre types de lésion pulmonaire associé à la ventilation mécanique. Cette lésion est causée par l'ouverture et la fermeture successives d'alvéoles collabées adjacentes à des alvéoles normalement ventilées (voir *barotraumatisme, biotraumatisme et volutraumatisme*).
Auto-déclenchement	Type d'asynchronie causée par un réglage inapproprié de la sensibilité de déclenchement, entrainant l'auto déclenchement du ventilateur sans effort du patient.
Auto-PEP	Aussi connue comme hyperinflation dynamique. L'Auto-PEP se produit lorsque le début d'une inspiration survient avant que la respiration précédente ne soit terminée. Une pression intra pulmonaire positive en fin d'expiration vient s'ajouter à la PEP réglée, causant potentiellement des perturbations hémodynamiques. Lors d'une ventilation spontanée, l'Auto-PEP accroit l'effort du patient nécessaire pour déclencher une ventilation. Voir *travail de la ventilation*.
Axe spino-thalamique	L'axe spino-thalamique est cette partie du système nerveux central par où transitent les messages afférents et efférents de stimuli nociceptifs. Il relie le cortex cérébral et la fibre nerveuse terminale.
Barotraumatisme	Terme employé pour désigner un des quatre types de lésion pulmonaire associé à la ventilation mécanique. Cette lésion est causée par un excès de pression alvéolaire (voir *atélectraumatisme, biotraumatisme et volutraumatisme*).
Biotraumatisme	Terme employé pour désigner un des quatre types de lésion pulmonaire associé à la ventilation mécanique. Cette lésion est causée par la libération au niveau alvéolaire et sanguin de médiateurs inflammatoires (voir *atélectraumatisme, barotraumatisme et volutraumatisme*).

18

Blocage neuromusculaire	Utilisé surtout en anesthésie à l'aide de curares (aussi appelés bloqueurs neuromusculaires), pour bloquer la transmission nerveuse et causer une relaxation ou paralysie complète de l'activité musculaire. En soins critiques, le blocage neuromusculaire s'ajoute à l'algosédation dans les conditions où la synchronie patient-ventilateur n'est pas atteinte avec l'algosédation seule.
Capacité résiduelle fonctionnelle (CRF)	Volume de gaz qui demeure dans les voies aériennes après une expiration au repos. Somme du volume de réserve expiratoire et du volume résiduel. La CRF est le réservoir physiologique en oxygène et est estimé à 30 ml/kg de poids.
Compliance dynamique	Aussi appelée caractéristique dynamique. En ventilation mécanique, la compliance dynamique correspond au quotient du volume courant expiratoire divisé par la pression fin inspiration moins (–) la valeur de la PEP. C'est un indice d'élasticité du système respiratoire.
Constante de temps	Unité de mesure d'une fonction exponentielle. En ventilation mécanique, la constance de temps décrit un événement (ventilation) où le taux de variation d'une variable est proportionnel à sa magnitude. Elle est le produit de la résistance par la compliance. Pour qu'un cycle respiratoire d'une ventilation soit complet, il doit s'écouler trois constantes de temps. Une expiration qui ne permet pas à trois constantes de temps de s'écouler produit une *Auto-PEP*.
Dé-recrutement pulmonaire	Condition selon laquelle des zones pulmonaires s'affaissent en deçà du volume critique causant ainsi une zone perfusée mais non ventilée: aussi connu comme le 'shunt physiologique'. Le dé-recrutement se traite par une manœuvre de recrutement pulmonaire.

Distension alvéolaire	Désigne un état d'expansion pulmonaire. Terme utilisé dans la définition de la *Pression de plateau*.
Échange gazeux	Terme générique faisant allusion à l'état d'oxygénation et du gaz carbonique. L'échange gazeux est grandement affecté par la condition du système respiratoire.
Échelle de Ramsay	Échelle comportementale de la sédation graduée de 1 à 6; 1 étant associé à l'anxiété et l'agitation, 6 étant associé à un état de sédation profonde.
Edi	Voir *Activité électromyographique du diaphragme*.
Élastance	Terme utilisé pour désigner les caractéristiques élastiques du système respiratoire. Souvent substitué pour le terme 'compliance'. L'élastance est le rapport d'une pression par unité de volume et l'inverse de la compliance (E = 1/compliance).
EMG	Acronyme de électromyogramme. L'EMG est un examen qui permet d'enregistrer l'activité électrique d'un muscle. Ici, l'activité électromyographique est captée par l'électrode fronto temporale du moniteur BIS et s'exprime en décibels (db). Elle reflète généralement l'activité électrique du muscle sourcilier. Voir *Technologie BIS, Index BIS*.
Équation du mouvement	Équation utilisée en physique pour décrire les forces dynamiques impliquées dans le mouvement d'un système. En physiologie respiratoire, pour produire un mouvement (volume), les *forces résistives et élastiques* doivent être vaincues (par le patient ou par le ventilateur).
Fibres afférentes $A\alpha\beta$	Fibres cutanées responsables de la conduction des afférences non nociceptives.

FiO$_2$	Fraction inspirée d'oxygène. Indique la concentration ou le pourcentage d'oxygène. La valeur s'exprime soit en décimale, soit en pourcentage (exemple : 0,40 ou 40 %)
Forces élastiques	Forces qui régissent les caractéristiques élastiques du système respiratoire et qui s'expriment dans *l'équation du mouvement*.
Forces résistives	Forces qui régissent les caractéristiques résistives du système respiratoire et qui s'expriment dans *l'équation du mouvement*.
Hémodynamie	Ensemble des fonctions cardiovasculaires qui consistent à générer un débit cardiaque pour assurer une perfusion sanguine des organes.
Hyperalgésie	Réponse exagérée à une stimulation normalement douloureuse. Cette définition fait référence à un seuil de douleur anormalement bas.
Hyperinflation dynamique	Voir *Auto-PEEP*.
Hypoalgésie	Diminution de la sensibilité à la douleur.
Index BIS	Acronyme de *BISpectral Index*. L'Index BIS est un nombre composite (sans unité) variant de 0 à 100 obtenu par l'analyse de l'activité corticale (EEG) de la région fronto-temporale selon un algorithme breveté. Un Index BIS à 0 témoigne d'une absence d'activité corticale et 100 représente un niveau maximal associé à l'état d'éveil. En soins critiques, on vise une valeur de l'Index BIS située entre 40-60. Voir *Technologie BIS, Index BIS*.
Index de qualité du signal (IQS)	L'IQS est un paramètre de la *technologie BIS* qui vise à contrôler la qualité du signal. Voir *Technologie BIS*.

Lésions pulmonaires induites par le ventilateur	Lésions aux tissus pulmonaires sains causées par un réglage inadapté du ventilateur.
Mode de ventilation	Façon que le ventilateur délivre une ventilation mécanique. Plusieurs modes de ventilation sont brevetés, d'autres sont génériques et doivent se retrouver sur tous les ventilateurs.
MOR	Mouvement oculaire rapide. Voir *Stade de sommeil MOR et Stade de sommeil non MOR*.
NAVA	Acronyme de '*Neurally Adjusted Ventilatory Assist*'. Ce mode de ventilation est breveté par Maquet, le manufacturier du ventilateur Servo-i. Voir *Activité électromyographique du diaphragme*.
Nociception	Activité de récepteurs et de fibres nerveuses provoquée par une stimulation potentiellement dangereuse pour l'organisme.
PaO_2, $PaCO_2$, pHa	Principaux indicateurs de l'échange gazeux ; PaO_2 : Pression partielle en l'oxygène du sang artériel; $PaCO_2$:Pression partielle en gaz carbonique du sang artériel; pHa : Potentiel hydrogène exprimant l'acidité du sang artériel en fonction de sa concentration en ions hydrogène.
Paramètres de ventilation	Série de variables ajustés par les cliniciens pour le réglage du ventilateur. Les paramètres de ventilation incluent: FiO_2, PEP, volume courant, fréquence respiratoire, volume minute, pente de pressurisation, durée de pause, pression inspiratoire sur PEP, aide inspiratoire.
Phase aiguë de ventilation mécanique	Période de ventilation mécanique où les conditions pathophysiologiques sous-jacentes sont en voie de guérison. C'est durant cette période que l'interaction synchronisée patient-ventilateur est particulièrement recherchée.

Pression crête (PIP)	En ventilation mécanique, la pression crête désigne la pression maximale atteinte dans les voies aériennes durant l'inspiration.
Pression de plateau (Ppla)	En ventilation mécanique, la pression de plateau désigne la pression en fin d'inspiration lors d'une pause inspiratoire. Elle est reconnue comme un indicateur de la *distension alvéolaire* et doit être maintenue < 30 cmH$_2$O sous peine d'infliger de la sur-distension pulmonaire causant des lésions pulmonaires.
Pression positive en fin d'expiration (PEP)	En ventilation mécanique, la PEP désigne le réglage dans les voies aériennes d'une pression télé-expiratoire positive. Aussi connu sous l'acronyme anglais PEEP (*Positive End Expiratory Pressure)*. Une PEP minimale de 5 cmH$_2$O est réglée de routine en ventilation mécanique et sert à maintenir des zones pulmonaires ouvertes à la fin de l'expiration.
Rappels explicites	Remémoration d'événements alors que le patient doit en principe être sous algosédation. Les rappels explicites surviennent en anesthésie et en soins critiques. Les rappels explicites sont très anxiogènes, pouvant prédisposer au syndrome de stress post-traumatique.
Récepteurs GABA	Récepteurs de l'acide gamma aminobutyrique (GABA) qui est un acide aminé neurotransmetteur opérant dans le système nerveux central et dont la fonction principale est d'inhiber la décharge des neurones.
Recrutement pulmonaire	Stratégie de ventilation qui vise à recruter un territoire pulmonaire qui ne participe pas à l'échange gazeux. Le recrutement pulmonaire se fait par une manœuvre qui consiste à accroître temporairement la pression intrathoracique à l'aide du ventilateur.

Réflexe Hering-Breuer	Aussi appelé réflexe de distension pulmonaire, ce réflexe est déclenché à la suite de la perception par des mécanorécepteurs situés dans les bronches terminales de la distension pulmonaire à l'inspiration. Celle-ci provoque l'inhibition de l'inspiration via l'inhibition du centre respiratoire apneustique.
Résistance	En ventilation mécanique, la résistance à l'écoulement du débit de gaz correspond au quotient de l'écart de pression inspiratoire (PIP-Ppla) divisé par le débit.
Rythme circadien	Rythme biologique dont la périodicité est d'environ vingt-quatre heures.
Sédation excessive	La sédation excessive (aussi désignée par le terme sur-sédation) survient lorsque la posologie d'agents de sédation dépasse largement la dose nécessaire pour procurer le confort du patient. La sédation excessive se traduit par un état non communicant du patient, entrainant la prolongation du temps d'émergence pour une ventilation spontanée soutenue *TEVSS*.
Seuil apnéique	Le stimulus principal des centres respiratoire est le gaz carbonique (CO_2). L'augmentation du volume minute se traduit par une diminution du niveau de CO_2. La diminution du niveau de CO_2 ($PaCO_2$) en deçà d'un certain seuil, les centres respiratoires n'étant plus stimulés, entrainent l'apnée.
Soins critiques	Approches thérapeutiques administrées à des patients gravement malades. Pour leur part, les soins intensifs désignent un lieu physique où ces soins sont promulgués. En Europe, on parle de réanimation.

Soins critiques semi fermés	Modalité de couverture des soins critiques par le personnel médical. Des soins fermés impliquent la présence d'un médecin intensiviste en présence continue aux soins intensifs. Des soins semi-fermés impliquent que les médecins ne sont pas présents en tout temps aux soins critiques.
Sous-sédation	La sous-sédation survient lorsque la posologie d'agents de sédation n'est pas suffisante pour assurer le confort du patient. La sous-sédation se traduit par une agitation du patient, entrainant *l'asynchronie* patient-ventilateur. La sous-sédation est parfois associée à tort à une analgésie inadaptée.
Stade de sommeil non MOR	Sommeil sans mouvement oculaire rapide. Associé aux stades N1, N2 et N3 et constituent de 75 à 80 % du temps d'ensommeillement total. Voir *Annexe 1*.
Stade de sommeil MOR	Stade du sommeil où les ondes lentes sont remplacées par des ondes rapides et de faibles amplitudes. À ce moment, le cerveau est éveillé alors que les muscles sont presque complètement relâchés en présence de mouvements oculaires rapides. Aussi connu comme le sommeil paradoxal, il couvre 20 à 25 % du temps d'ensommeillement total. C'est durant ce stade que les rêves apparaissent.
Stratégie protectrice de ventilation	Stratégie de ventilation visant à limiter la sur distension, limitant le volume courant à 6 – 10 mL/kg de poids prédit et ne dépassant pas une pression de plateau de 30 cmH_2O.
Substance P	Neuropeptide qui, entre autres fonctions possibles, semble constituer un transmetteur spécialisé dans l'acheminement de l'information nociceptive, à partir des nerfs périphériques jusqu'au système nerveux central.

Suppression de l'EEG	Aussi connu comme « *Burst suppression* », la suppression de l'EEG correspond à l'étendue du silence cortical observé en condition de sédation profonde. La suppression corticale est analysée par la technologie BIS avec l'algorithme du domaine temporel.
Sur-sédation	La sur-sédation survient lorsque la posologie d'agents de sédation dépasse largement la dose nécessaire pour procurer le confort du patient. La sous-sédation se traduit par un état non communicant du patient, entrainant la prolongation du temps d'émergence requis pour une ventilation spontanée soutenue (voir *Temps d'émergence*).
Syndrome de détresse respiratoire aiguë	Aussi connu sous l'acronyme SDRA ou ARDS (*Acute Respiratory Distress Syndrome*), ce syndrome est une perturbation subite et aiguë de l'échange gazeux sans composante d'insuffisance cardiaque. Un rapport $PaO_2/FiO_2 < 300$ témoigne d'un SDRA.
Système noradrénergique	Partie du système nerveux qui agit par l'intermédiaire de la noradrénaline.
Technologie BIS	Technologie non invasive qui consiste à mesurer et analyser l'activité corticale de la région fronto temporale. La technologie fournit un *Index BIS*, un *EMG* et un *Index de qualité du signal* (IQS). Voir *Technologie BIS, Index BIS*.
Temps d'émergence (TEVSS)	Temps nécessaire requis par le patient à retrouver une ventilation spontanée soutenue avec une aide inspiratoire de 10 cmH$_2$O et une PEP de 10 cmH$_2$O après la cessation de l'algosédation.
Thalamus	Partie du diencéphale qui sert de station de relais à presque toute l'information sensorielle qui atteint et qui quitte le cerveau antérieur.

Temps respiratoire neural	Le temps respiratoire neural désigne la période de temps durant le cycle respiratoire où le système nerveux central est en phase inspiratoire ou expiratoire. Il y a asynchronie lorsque le temps respiratoire neural ne coïncide pas avec le temps mécanique du ventilateur.
Théorie du portillon	Théorie de la douleur selon Melzack et Wall (1965) qui soutient que dans les cornes postérieures de la moelle se trouvent des inter-neurones qui inhibent les signaux vers les cellules responsables de la transmission de l'information douloureuse. Ces cellules inhibitrices sont recrutées par la stimulation sélective des afférences non nociceptives et inhibées par le recrutement des afférences nociceptives.
Transformée de Fourier	Méthode d'analyse des signaux périodiques proposée par Joseph Fourier en 1822.
Travail ventilatoire	Effort déployé pour assurer une ventilation. Chez un patient en ventilation mécanique, il est divisé en deux composantes: le travail généré par le patient et le travail généré par le ventilateur.
Ventilation assistée-contrôlée	Mode de ventilation selon lequel l'effort inspiratoire du patient déclenche une inspiration générée par le ventilateur. Dès que l'initiation est déclenchée, le ventilateur livre le *volume courant* inspiratoire pré réglé.
Ventilation cyclée par le temps	En ventilation mécanique, l'inspiration mécanique se termine lorsque le temps inspiratoire pré-réglé est écoulé. Le ventilateur maintient une pression inspiratoire positive pré-réglée durant le temps inspiratoire pré-réglé; certains auteurs désignent la ventilation cyclée par le temps par une ventilation à pression contrôlée.

Ventilation cyclée par le volume	En ventilation mécanique, l'inspiration mécanique se termine lorsque le volume pré réglé est administré.
Ventilation mécanique	Support artificiel de la ventilation à l'aide d'un ventilateur durant laquelle la pression inspiratoire est plus positive que la pression expiratoire.
Ventilation spontanée	Ventilation physiologique initiée par le patient avec ou sans assistance artificielle.
Volume courant	En ventilation mécanique, le volume courant désigne le volume délivré à chaque respiration.
Volume minute	En ventilation mécanique, le volume minute correspond au produit du *volume courant expiré* par la fréquence respiratoire. Le volume minute est associé à la Pression artérielle en gaz carbonique, *$PaCO_2$*.
Volutraumatisme	Terme employé pour désigner un des quatre types de lésion pulmonaire associé à la ventilation mécanique. Cette lésion est causée par la libération au niveau alvéolaire et sanguin de médiateurs inflammatoires (voir *atélectraumatisme, barotraumatisme, biotraumatisme*).

INTRODUCTION

L'expérience des cliniciens de chevet impliqués en ventilation mécanique révèle l'importance d'étudier deux problèmes découlant d'une algosédation inappropriée: les temps trop longs d'émergence à un retour à une ventilation spontanée soutenue et les asynchronies dans l'interaction patient-ventilateur (délais entre les temps neural et mécanique du ventilateur). Plus spécifiquement, les temps trop longs d'émergence entraînent souvent des investigations complexes et coûteuses pouvant aller jusqu'à la tomodensitométrie cérébrale (ct-scan), alors que les asynchronies patient-ventilateur peuvent causer l'apparition de lésions pulmonaires (Papadakos et Lachmann, 2008).

Parmi les phases de la ventilation mécanique (initiation, maintien, sevrage et arrêt de la ventilation mécanique), le maintien (phase aiguë) demeure crucial. En effet, durant cette période qui peut s'étendre de quelques heures à plusieurs jours, algosédation et synchronie patient-ventilateur doivent être optimisées pour permettre la guérison de la pathophysiologie qui a conduit le patient aux soins critiques. Suivent ensuite le sevrage et l'arrêt de la ventilation mécanique le plus rapidement possible. Dans le cas contraire, toute algosédation guidée de façon inappropriée produit des impacts négatifs sur la santé des patients. En lien avec ce problème, la présente recherche évalue deux outils pour guider la perfusion d'algosédation durant la phase aiguë de ventilation: l'échelle de Ramsay et la technologie BIS.

L'échelle de Ramsay fut la première échelle validée pour décrire les comportements associés à la sédation (Ramsay et al., 1974) et est toujours en utilisation partout, tant au Québec qu'au Nouveau-Brunswick. Bien qu'il existe plusieurs échelles comportementales de sédation, celle de Ramsay constitue néanmoins l'étalon, en dépit du fait qu'elle ne fut jamais validée en ventilation mécanique. On rencontre une limite à ces échelles lorsque le patient devient non communicatif aux stimuli. Le patient est alors en sédation profonde sans que le clinicien puisse pour autant en connaître la profondeur. Enfin, une autre limite: l'échelle de Ramsay ne permet pas d'évaluer la douleur.

Pour sa part, la technologie BIS fait son entrée en anesthésie afin d'en guider la profondeur et ainsi éviter des écarts oscillants entre des niveaux trop légers et trop profonds. Cette technologie mesure et analyse l'activité corticale à l'aide d'un algorithme breveté. Or, ce même algorithme fut utilisé pour introduire la technologie BIS aux soins critiques, bien que les deux contextes cliniques soient très différents. Il devient donc pertinent de comparer en soins critiques certains enjeux d'une perfusion d'algosédation guidée soit par l'échelle de Ramsay, soit par la technologie BIS. Parmi ces enjeux, le temps d'émergence et la synchronie patient-ventilateur sont retenus en raison de leurs importances en soins critiques.

La figure 1.1 illustre l'interaction des différentes composantes de l'algosédation et de la ventilation mécanique durant la phase aiguë, en lien avec cette recherche. Durant la phase aiguë, la stratégie consiste à utiliser une ventilation dite 'assistée contrôlée', c'est-à-dire assistée par le ventilateur et contrôlée par le patient. De plus, ce mode de ventilation est cyclé par le temps et l'algosédation est ajustée au moyen d'une benzodiazépine et d'un opioïde, perfusés par voie intraveineuse. Ces deux perfusions se font dans deux groupes différents : un premier groupe dont l'algosédation est guidée par l'échelle de Ramsay et un second groupe dont l'algosédation est guidée par la technologie BIS. Dans les deux groupes, le but de l'algosédation est de favoriser un temps d'émergence le plus court possible et un minimum d'asynchronies. Avec une algosédation adéquate, le temps d'émergence est à son minimum ainsi que les asynchronies patient-ventilateur. En condition de sédation excessive, le temps d'émergence est prolongé mais les asynchronies sont absentes. En condition de sédation insuffisante, le temps d'émergence est court, alors que les asynchronies sont fréquentes.

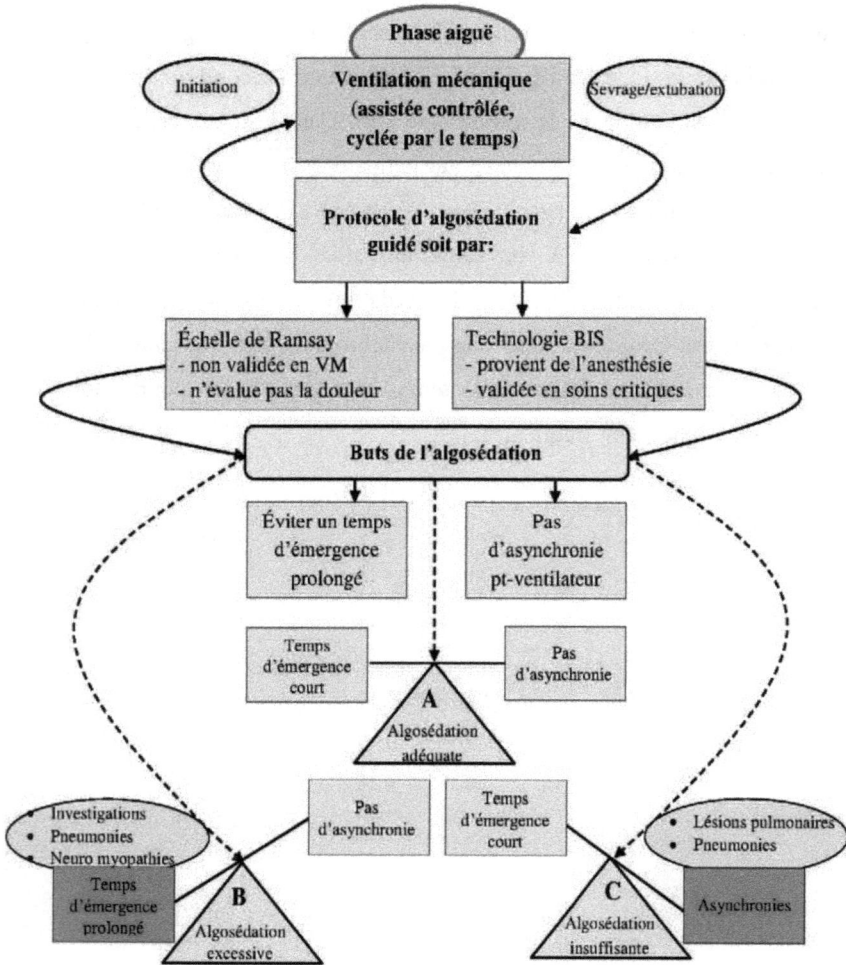

Figure 1.1 Interactions entre les composantes de cette recherche. La recherche se déroule durant la phase aiguë de ventilation mécanique et l'algosédation est guidée soit par l'échelle de Ramsay, soit par la technologie BIS dans le but d'éviter un temps d'émergence prolongé et l'asynchronie patient-ventilateur. A, B et C associent les répercussions de l'algosédation: A : algosédation adéquate; B : algosédation excessive; et C : algosédation insuffisante.

32

Le chapitre 1 présente une recension des écrits sur la problématique de l'algosédation en soins critiques chez les patients sous ventilation mécanique. Le chapitre 2 décrit en détail les points suivants: méthodologie utilisée pour vérifier les hypothèses de départ, devis de recherche, variables et mesures, déroulement et éléments originaux. Le chapitre 3 est consacré à l'analyse et l'interprétation des résultats. Le chapitre 4 s'attarde aux implications cliniques, aux forces et limites de cette étude, tout en suggérant des pistes pour les recherches futures. Enfin, ce dernier chapitre offre une conclusion issue des résultats obtenus.

CHAPITRE 1 – PROBLÉMATIQUE ET RECENSION DES ÉCRITS

En soins critiques, spécifiquement chez les adultes non communicatifs sous ventilation mécanique, l'algosédation doit être adaptée afin d'éviter un temps d'émergence prolongé pour un retour à une ventilation spontanée soutenue et afin de limiter les asynchronies patient-ventilateur. Sans cette adaptation, la phase aiguë de ventilation se prolonge et conduit à l'apparition de lésions pulmonaires (Plataki et Hubmayr, 2010). Les lésions pulmonaires les plus fréquentes sont le barotraumatisme (*voir glossaire*), le volutraumatisme (*voir glossaire*) et l'atélectraumatisme (*voir glossaire*) (Dreyfuss, Saumon, 1998; Gattinoni, Pesenti, 2005). Ces traumatismes se manifestent de différentes façons et ont pour résultat la perte de l'imperméabilité alvéolo-capillaire et la libération dans le sang de plusieurs médiateurs inflammatoires (Ware et Matthay, 2003).

Pour adapter l'algosédation, il faut rechercher en tout temps le confort du patient. Le confort du patient passe nécessairement par un sommeil facile et un contrôle de la douleur (Mantz, 2012). D'ailleurs, il est reconnu que même sous anesthésie générale, la douleur peut être présente (Kelley, 2003). Il apparait donc essentiel d'aborder successivement, dans ce chapitre, l'axe sommeil-douleur et l'algosédation en soins critiques. Il décrit ensuite les variables dépendantes : le temps d'émergence et les asynchronies dans l'interaction patient-ventilateur. Enfin, ce chapitre se termine en présentant le but de cette recherche.

1.1 Axe sommeil-douleur en soins critiques

La ventilation mécanique rend l'environnement des soins critiques peu accueillant et hostile avec des retentissements sur l'anxiété et le manque de sommeil, pouvant vraisemblablement conduire à l'expression de la douleur et possiblement à un accroissement de la morbidité et la mortalité (Pelosi et al., 1995). À eux seuls, anxiété, manque de sommeil et douleur sont des conditions quotidiennes chez un patient dont une technologie invasive telle la ventilation mécanique vient s'interposer avec une de ses fonctions vitales qu'est la respiration. La figure 1.2 illustre les éléments associés avec l'axe sommeil-douleur.

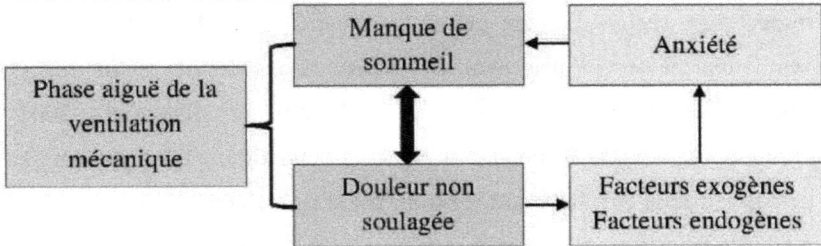

Figure 1.2 Ventilation mécanique en phase aiguë et l'axe sommeil-douleur. Le manque de sommeil et la douleur non soulagée ont un lien de cause à effet (Brousseau et al., 2003). Le non soulagement de la douleur, via les facteurs exogènes et endogènes, contribue à accroître l'anxiété qui conduit au manque de sommeil. Manque de sommeil et douleur non soulagée sont deux éléments qui doivent être contrôlés durant la phase aiguë de ventilation mécanique.

Selon Phillips et Cousins, (1986) ainsi que Wooten, (1994), chez les patients hospitalisés, deux facteurs sont associés à la douleur: i) les facteurs exogènes tels le bruit, la lumière vive, les fréquentes interventions de chevet (intubation, succion, pansements), l'inconfort positionnel et ii) les facteurs endogènes tels, le stress, l'anxiété, les symptômes associés au syndrome post-traumatique, la dépression, le délirium, et la pyrexie. En

35

plus de ces facteurs, les agents pharmacologiques de l'algosédation modifient l'architecture du sommeil naturel (Parthasarathy, 2005), impliquant que la compréhension de la relation patient-ventilateur passe par une connaissance avancée de l'axe sommeil-douleur.

Tel que vu précédemment, la douleur perturbe le sommeil (Parthasarathy, 2004) et c'est dans l'axe thalamocortical que le contrôle du sommeil (Saper et al., 2005) et l'expression de la douleur se manifestent (Kierzek et Pourriat, 2005). Un sommeil perturbé et une analgésie inadéquate influencent directement l'adaptation du patient au ventilateur. Le non-respect des règles de base de l'algosédation chez les patients sous ventilation mécanique peut avoir des répercussions (lésions pulmonaires) permanentes (Puntillo et al., 2001, Marini et Gattinoni, 2004; Parthasarathy, 2005, Richmann et al., 2006). La figure 1.3 représente le lien de causalité circulaire entre le sommeil et la douleur.

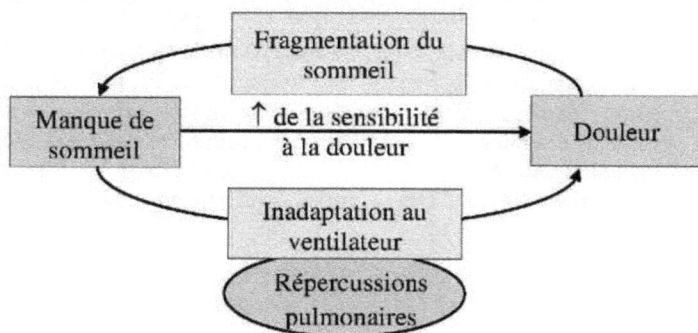

Figure 1.3 Causalité circulaire de l'axe sommeil-douleur. D'une part le manque de sommeil conduit à l'augmentation de la sensibilité à la douleur et à l'inadaptation du patient au ventilateur. D'autre part, la douleur entraîne une fragmentation de l'architecture du sommeil qui conduit à une perturbation du sommeil.

D'après Bader et Léger, (2003), le sommeil permet un renouvèlement physiologique et psychologique des fonctions vitales, si bien que sa privation chronique conduit à des troubles du comportement et un état qui s'apparente à l'ébriété. De plus, la privation de sommeil abaisse les seuils de tolérance à la douleur et entraîne des myalgies généralisées (Brousseau et al., 2003). La douleur chronique procure un sommeil non réparateur et la fragmentation de son architecture. L'annexe 1 décrit l'architecture du sommeil.

Le sommeil est un état pendant lequel les expériences sensorielles sont peu conscientisées (Brousseau et al., 2003), ce qui entraîne le confort. Ainsi, un état de confort ne passe pas uniquement par une manipulation pharmacologique, mais constitue plutôt un équilibre entre deux composantes d'une équation (expérience sensorielle et manipulation pharmacologique). Cet équilibre vise le confort du patient et son synchronisme avec le ventilateur. Pour soutenir ce fait, Raymond et Choinière (2003) affirment que les grands brûlés reflètent bien l'axe sommeil-douleur puisque leur sommeil est influencé à la fois par une douleur de fond toujours présente et persistante au-delà de la période d'hospitalisation, et des interventions de chevet fréquentes et douloureuses. Ces deux aspects de la douleur mettent manifestement en évidence l'existence d'une relation très étroite entre la qualité du sommeil et le niveau de douleur ressentie. L'étude de Gottschlich et al., (1994), réalisée auprès d'une population pédiatrique de brûlés sous ventilation mécanique et qui manifestent des douleurs chroniques, révèle plusieurs signes de dégradation du sommeil. Cette étude a d'ailleurs été corroborée par l'équipe de Parrino, en 2001. Les signes de dégradation du sommeil se manifestent par : (*voir L'architecture du sommeil à l'annexe 1*)

- Augmentation du sommeil des stades N1 et N2;
- Baisse importante de la durée du sommeil paradoxal ou sommeil à mouvements oculaires rapides (MOR);
- Absence quasi totale du sommeil à ondes lentes (SOL) (N3);
- Présence d'une fragmentation du sommeil associée à de nombreux micro éveils.

Toujours selon Raymond et Choinière (2003), les conclusions qui ressortent des études du sommeil chez les brûlés présentant des niveaux élevés de douleur sont les suivantes:

1- Même si l'environnement hospitalier ne favorise pas le sommeil, le fait que les troubles du sommeil perdurent au-delà de l'hospitalisation supporte l'hypothèse d'une influence de facteurs endogènes, notamment la douleur.

2- La douleur semble être un facteur important qui contribue à l'apparition et à la persistance des troubles du sommeil.

3- Il existe une relation intime entre la qualité du sommeil et l'intensité des douleurs ressenties dès les premiers jours suivant les blessures et cette relation semble demeurer au-delà de l'hospitalisation.

Pour bien étayer ces conclusions sur le sommeil et la douleur, la prochaine section décrit la neurophysiologie du sommeil et ensuite celle de la transmission de la douleur. Puis, la section suivante présente la transmission d'influx sensoriels entre le thalamus et le cortex cérébral en lien avec le sommeil.

1.1.1 Neurophysiologie du sommeil

La transmission d'influx sensoriels via le thalamus vers le cortex cérébral est plus élevée pendant l'éveil et le sommeil à mouvements oculaires rapides (MOR) que pendant le sommeil non-MOR (*voir glossaire*). Cependant, le taux de décharge des influx pré-thalamiques est inchangé durant toutes les phases du sommeil (Parrino, Zucconi et Terano, 2001). Les figures 1.4 et 1.5 illustrent le système ascendant du maintien de l'état d'éveil (figure 1.4), ainsi que les projections des neurones responsables de l'état de sommeil (figure 1.5). Le système du contrôle de l'état d'éveil et de sommeil prend son origine dans le tronc cérébral et l'hypothalamus postérieur et se projette au prosencéphale.

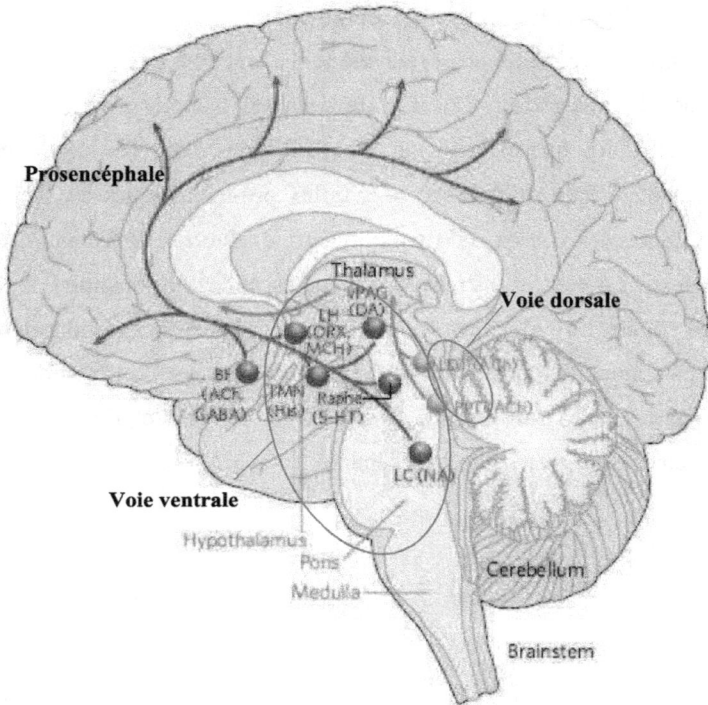

Figure 1.4 Système ascendant du maintien de l'état d'éveil. La voie dorsale regroupe les noyaux tegmental latérodorsal et pédonculopontine (LTD et PPT) qui projettent des fibres cholinergiques (Ach) à plusieurs cibles du prosencéphale, incluant le thalamus qui lui, règle l'activité électro-corticale (Jones, 2000) et influence la transmission thalamocorticale (Saper et al., 2011). La voie ventrale regroupe les neurones du noyau aminergique constitué du locus cœruleus (LC), les noyaux raphé (Raphe), le noyau tuberomamillaire (TMN), l'hypothalamus latéral (HL), le prosencéphale basal (BF) et se projettent de façon diffuse à travers une grande partie du prosencéphale, réglant directement les activités des cibles corticales et hypothalamiques, de même que l'hypothalamus latéral (LH). Les neurones du prosencéphale basal contiennent de l'acide gamma aminobutyrique (GABA), ceux du noyau tuberomamillaire (TMN) sécrètent l'histamine (His), les neurones du noyau raphé (Raphe) sécrètent la sérotonine (5-HT), les neurones du locus cœruleus (LC) sécrètent la noradrénaline (NA) et

40

l'hypothalamus latéral contient de l'oréxine (ORX). Tiré de Saper et al., (2005).

L'état d'éveil est activé par deux principales voies ascendantes : la voie dorsale et la voie ventrale. Les signaux prédominants de l'état d'éveil proviennent des cellules cholinergiques de la voie dorsale. Plus spécifiquement, les noyaux cholinergiques tegmental latérodorsal (LTD) et pédonculopontine (PPT) activent les neurones thalamiques impliqués dans la transmission d'informations au cortex cérébral. Les neurones LTD et PPT sont très actifs durant l'état d'éveil et le sommeil MOR. Ils le sont toutefois beaucoup moins durant le sommeil non-MOR lorsque l'activité corticale est faible (Saper, 2005).

La voie ventrale active le cortex cérébral qui facilite l'intégration des signaux de la voie dorsale qui arrivent au thalamus. La voie ventrale prend son origine dans les neurones des noyaux aminergiques qui regroupent le locus cœruleus (LC), les noyaux raphé (Raphe), le nucléus tubéromamillaire (TMN), le prosencéphale basal (BF) et l'hypothalamus latéral (LH). La voie ventrale reçoit aussi la contribution des neurones peptidergiques de l'hypothalamus et de l'hypothalamus latéral (LH) qui contiennent de l'oréxine (ORX) aussi connue comme l'hormone *melanine-concentrating hormone* (MCH). Cette voie ventrale reçoit aussi la contribution du prosencéphale basal qui contient l'acide gamma-aminobutyrique (GABA) (Saper et al., 2005).

La figure 1.5 illustre les projections inhibitrices des neurones de l'état de sommeil, du noyau ventrolatéral préoptique (VLPO) vers les principales composantes du système ascendant de l'état d'éveil. En état de sommeil, c'est l'activité du VLPO qui prédomine sur les voies ascendantes de l'état d'éveil. En effet, les VLPO envoient des signaux à toutes les cellules de l'hypothalamus qui participent à l'état d'éveil. L'activation des neurones du sommeil par les VLPO conduit à une suppression de l'éveil cortical via les projections corticales ascendantes inhibitrices (Horner, 2011), mais favorisent aussi le sommeil via l'inhibition descendante des neurones du tronc cérébral (McGinty et Szymusiak, 2000). Les neurones VLPO sécrètent le GABA et la galanine (Gal) (Jones, 2000; Saper et al., 2005).

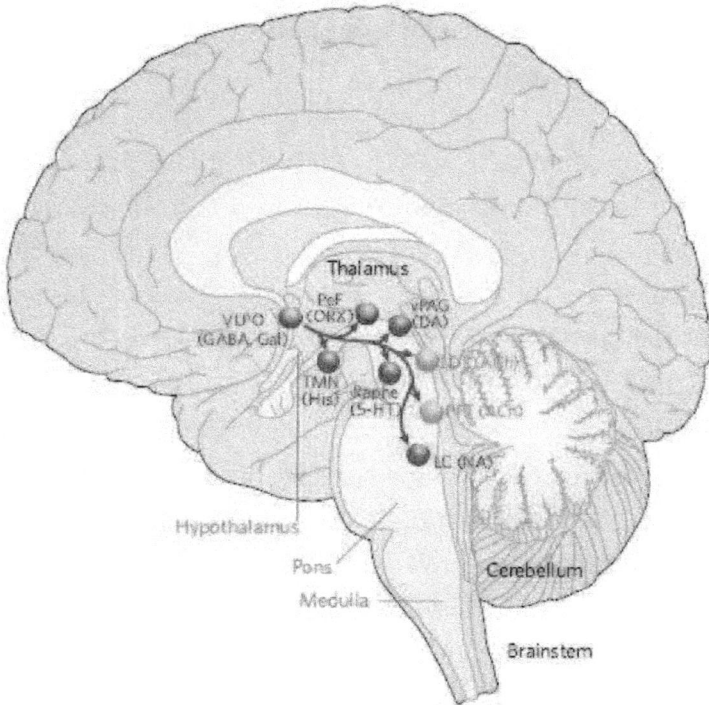

Figure 1.5 Projections inhibitrices des neurones de l'état de sommeil. Le noyau ventrolatéral préoptique (VLPO) projette vers les principales

composantes du système ascendant de l'état d'éveil. Ces projections proviennent du noyau tubéromamillaire (TMN), des noyaux raphé (Raphe), du locus cœruleus (LC), des neurones de l'hypothalamus latéral (en vert) incluant les neurones de l'oréxine, les interneurones noyaux tegmental latérodorsal et pédonculopontine (LTD et PPT) et la matière grise périaqueducale (vPAG). Tiré de Saper (2005).

Le sommeil non-MOR est déclenché par l'augmentation de l'activité des récepteurs GABA, des neurones des VLPO, de l'hypothalamus antérieur et le prosencéphale (Jones, 2000; Saper et al., 2005). Ce déclenchement est coordonné par le retrait de l'activité des neurones du maintien de l'état d'éveil, incluant les neurones sérotoninergiques, noradrénergiques, histaminergiques et cholinergiques (Horner, 2011). Les neurones VLPO s'activent entre autre, suite à une baisse de la température corporelle qui accompagne le rythme circadien (McGinty et Szymusiak, 2000). L'inhibition des neurones du tronc cérébral est fournie par le GABA (McGinty et Szymusiak, 2000, Saper et al., 2005), ce qui explique l'effet hypnotique des benzodiazénines via leur interaction avec les sites de liaison des récepteurs GABAA (Franks et Zecharia, 2011). Les récepteurs GABA sont aussi très impliqués dans le contrôle de la respiration et sont présents dans tout le réseau respiratoire (McCrimmon et al., 1995), si bien qu'une stimulation excessive de ces récepteurs peut conduire à la dépression respiratoire (Robinson et Zwillich, 2000).

La variation entre l'éveil et le sommeil MOR découle d'une différence du niveau d'activation thalamocorticale (Brousseau et al., 2003). Ces constatations indiquent que la voie thalamocorticale est une station de relais où des signaux afférents subissent une manipulation électro-physiologique en fonction de l'état de vigilance. Le passage de l'état d'éveil à l'état de sommeil est le résultat d'une interaction entre les neurones promoteurs du sommeil, notamment du VLPO et ceux promoteurs de l'état d'éveil, provenant du LC, du TMN et des noyaux du Raphé. Ce passage peut parfois être brusque et se démontre par le concept de relais *'flip-flop'* proposé par Saper et al., (2005). En fait, le relais flip-flop est un concept emprunté au circuit électrique. Un circuit électrique muni d'un relais fait en sorte que l'activité de deux systèmes sont en compétition l'un contre l'autre (ouvert ou fermé). Ainsi, si l'un des systèmes se manifeste, l'autre est silencieux, ce qui rend la transition abrupte entre les deux états (lumière allumée ou fermée). Ce concept pourrait expliquer comment le sommeil peut survenir aussi rapidement que l'éveil. La figure 1.6 illustre le concept de relais *'flip-flop switch'* entre les états d'éveil et de sommeil.

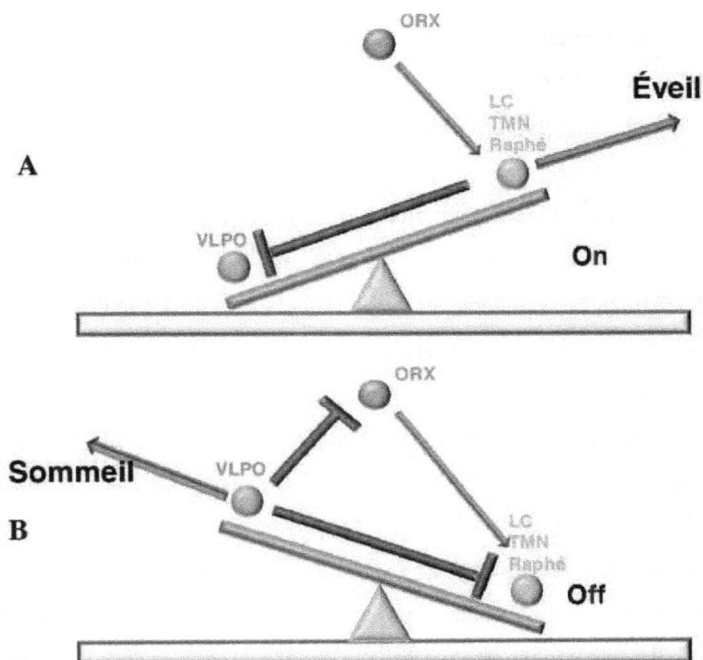

Figure 1.6. État d'éveil-sommeil et le modèle de relais *'Flip-flop switch'*.
Légende: ➡ projections excitatrices; ▬▬┤ projections inhibitrices.
A: État d'éveil. En état d'éveil, les neurones monoaminergiques
promoteurs de l'état d'éveil inhibent les neurones promoteurs du sommeil;
LC: locus cœruleus; TMN: noyau tubéromamillaire; Raphé.
B: État de sommeil. En état de sommeil, ce sont les neurones promoteurs
du sommeil qui inhibent les neurones promoteurs de l'éveil; VLPO: noyau
ventrolatéral pré optique; ORX: neurones à oréxine. Tiré de Saper et al.,
2005.

En état d'éveil (Figure 1.6 A), l'action des neurones monoaminergiques
(LC, TMN et Raphé), avec la contribution des neurones à oréxine inhibent
les neurones promoteurs du sommeil (VLPO). Puisque les VLPO n'ont pas
de récepteurs à oréxine, les neurones oréxine renforcent principalement
l'activité des neurones monoaminergiques, favorisant l'état d'éveil; le relai

est en position Éveil ('On'). En état de sommeil, (Figure 1.6 B), l'action des neurones VLPO inhibent les neurones monoaminergiques et les neurones à oréxine; le relais est en position Sommeil ('Off').

Même si l'activité thalamocorticale est atténuée pendant le sommeil non-MOR, elle persiste tout de même dans la fourchette d'ondes cérébrales à basses fréquences. Pendant les états d'éveil et de sommeil MOR, le transfert d'information au cortex sensitif est facilité et les messages arrivent avec un minimum de distorsion aux circuits thalamiques et corticaux (Saper et al., 2005). La réaction de l'axe thalamocortical aux influx sensoriels souligne l'importance de l'expression de la douleur durant le sommeil. Cette réaction est particulièrement importante durant la phase aiguë de ventilation, où une multitude d'interventions de chevet constituent des stimuli douloureux qui entrainent des intrusions dans le sommeil. En soins critiques, les signaux afférents peuvent être en constante modification selon les douleurs ressenties et le sommeil est induit à partir d'agents pharmacologiques.

En soins critiques, plusieurs facteurs influencent le sommeil et le rythme circadien (BaHammam, 2005) tels : les agents pharmacologiques (Mashour et al., 2011), la pathologie existante (Mantz, 2012) ainsi que les facteurs physiques tels le bruit, les interventions de chevet et les conditions d'éclairage.

La figure 1.7 illustre les zones cérébrales impliquées durant l'état d'éveil, durant le sommeil et durant le sommeil induit pharmacologiquement en anesthésie. Les cycles d'éveil-sommeil sont régularisés par les noyaux de l'hypothalamus et du mésencéphale. Les régions cérébrales actives sont représentées par des points **rouges**. Les zones inactives, par des points **bleus** et les zones d'activité incertaine, par des points **verts**. Force est de constater par les points verts de la figure 1.7, que durant le sommeil provoqué par des agents pharmacologiques, le rôle de plusieurs régions cérébrales n'est pas toujours connu. L'incertitude du rôle de ces régions cérébrales démontre que l'algosédation en soins critiques constitue un domaine d'une grande complexité qui nécessite une vigilance lorsque vient le titrage de l'algosédation.

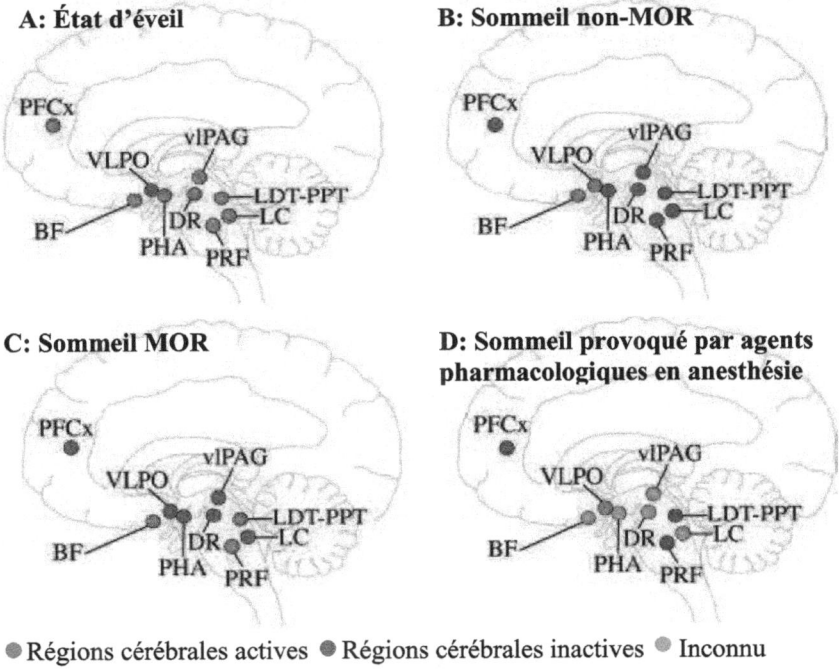

● Régions cérébrales actives ● Régions cérébrales inactives ● Inconnu

Figure 1.7. Régions des activités cérébrales impliquées durant les états d'éveil, de sommeil normal et de sommeil induit par des agents pharmacologiques en anesthésie.

Légende:
BF: Prosencéphale basal; DR: Noyau dorsal raphé; LC: Locus cœruleus; LDT-PPT: Noyaux tegmental latérodorsal et pédonculopontine; PFCx: Cortex préfrontal; PHA: Région hypothalamique postérieure; PRF: Formation pontine réticulaire; vlPAG: Matière grise ventrolatérale périaqueducale; VLPO: Région ventrolatérale préoptique. Tiré de Mashour GA et al., 2011.

Sur le plan neurophysiologique, on ne sait pas si la douleur précède un sommeil inadéquat ou si c'est un sommeil perturbé qui exacerbe l'expression de la douleur (Lavigne et al., 2011). Il apparaît plus juste de parler de causalité circulaire. En d'autres termes, plus la douleur augmente, plus le sommeil est perturbé et vice versa. Des mécanismes neurochimiques et neurophysiologiques propres au sommeil viennent complexifier davantage l'algosédation en soins critiques. La figure 1.8 illustre plusieurs de ces médiateurs neurochimiques.

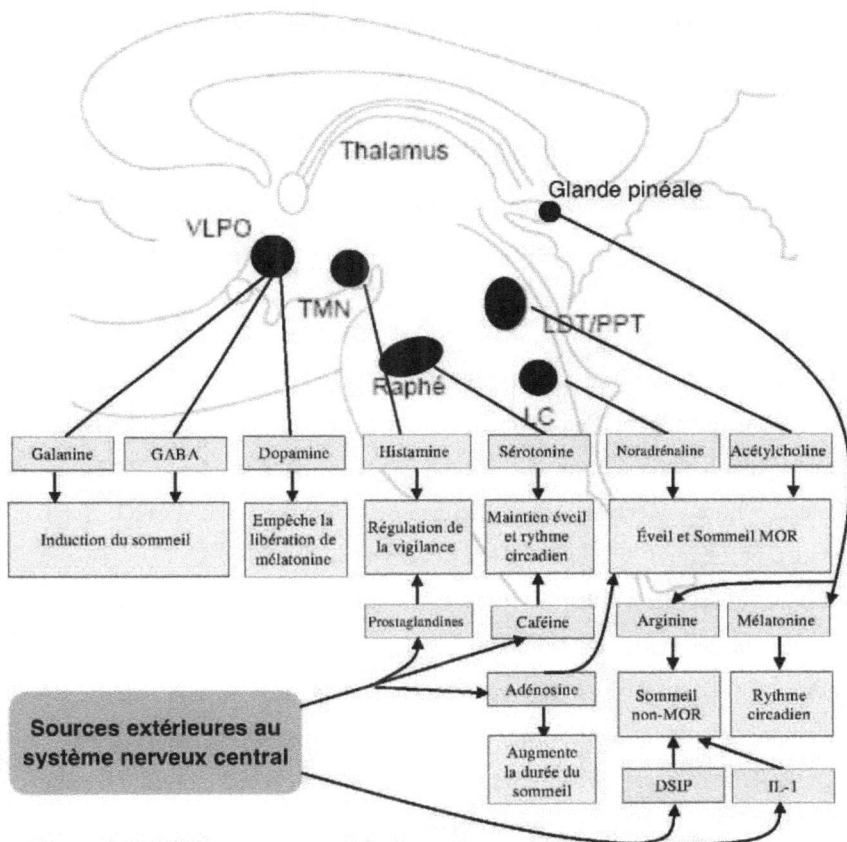

Figure 1.8. Médiateurs neurochimiques du sommeil.
Légende:
DSIP: Peptide inducteur du sommeil delta; GABA: Acide gamma aminobutyrique; IL-1: Interleukine-1; LC: Locus cœruleus; LDT/PPT: Noyau tegmental latérodorsal et noyau tegmental pédonculopontine; TMN: Noyau tubéromamillaire; VLPO: Noyau ventrolatéral préoptique. Adaptation de Saper et al., (2001).

Pour mieux saisir l'importance de ces pistes d'exploration en lien avec le sommeil, il apparaît important d'en décrire les mécanismes neurochimiques et neurophysiologiques.

49

1.1.2 Mécanismes neurochimiques du sommeil

Les éléments physiologiques qui relient algosédation et l'interaction patient-ventilateur sollicitent une multitude de mécanismes neurochimiques et neurophysiologiques impliqués dans le sommeil. Cette section aborde chacun de ces mécanismes en raison de leur impact sur l'émergence d'une algosédation et des interactions patient-ventilateur qui en découlent.

Le sommeil est un état comportemental et physiologique, caractérisé par un désengagement de l'environnement et par des micro éveils sélectifs, qui eux, sont déclenchés par des stimuli significatifs (Beaulieu, 2003). Le système noradrénergique est sollicité pour favoriser l'état d'éveil. Selon Bader et Léger (2003), les mécanismes histaminergiques contrôleraient surtout l'état de vigilance et la sérotonine serait impliquée dans la régulation des stades du sommeil. D'une part, la sérotonine serait libérée durant l'éveil au niveau de l'hypothalamus et agirait comme une neuro-hormone à action hypnogène, responsable des sommeils non-MOR et MOR. D'autre part, la sérotonine libérée dans le raphé dorsal du tronc cérébral serait aussi impliquée dans la transmission des influx nociceptifs. Elle aurait un rôle important dans le maintien de l'éveil et dans la modulation des états comportementaux. Enfin, le système cholinergique joue un rôle majeur dans le maintien de l'éveil et la régulation du sommeil MOR.

D'après Bader et Léger (2003), l'adénosine augmenterait la durée des stades de sommeil non-MOR et MOR puisqu'elle serait un médiateur endogène du besoin de sommeil dans l'induction et le maintien du sommeil. La caféine, par son action de blocage des récepteurs de l'adénosine freinerait le sommeil. Les prostaglandines auraient aussi une action sur la régulation de l'état de vigilance et le GABA jouerait un rôle important dans l'induction du sommeil. La mélatonine influence le sommeil de manière indirecte en perturbant la phase du générateur de rythme circadien (*voir glossaire*). L'arginine vasopressine semble augmenter le sommeil non-MOR. Finalement, le peptide inducteur de sommeil delta (DSIP) ainsi que l'interleukine (IL-1) favoriseraient le sommeil non-MOR. Le tableau 1.1 résume les impacts des systèmes hormonaux ainsi que plusieurs neurotransmetteurs sur l'état du sommeil.

Système hormonal	Impact sur le sommeil
Système noradrénergique	État d'éveil
Système histaminergique	État de vigilance

Neurotransmetteur	Impact sur le sommeil
Adénosine	Augmente la durée du sommeil non-MOR et MOR Médiateur endogène du besoin de sommeil
Arginine vasopressine	Augmente le sommeil non-MOR
Caféine	Blocage des récepteurs de l'adénosine
Acide gamma-aminobutyrique (GABA)	Induction du sommeil
Interleukine-1 (IL-1)	Augmente le sommeil non-MOR
Mélatonine	Action indirecte en perturbant la phase du générateur du rythme circadien
Prostaglandines	État de vigilance
Sérotonine	Maintien de l'éveil Modulation comportementale et rythme circadien
Peptide inducteur de sommeil delta (DSIP)	Favorise le sommeil non-MOR

Tableau 1.1 Systèmes hormonaux et neurotransmetteurs associés au sommeil. Adaptation de Bader et Leger (2003) et Vgontzas et al., (2004).

En plus des neurotransmetteurs décrits précédemment, l'expression de certains médiateurs pro-inflammatoires suscite aussi l'intérêt dans la privation du sommeil, mais sont aussi associés aux lésions pulmonaires induites par le ventilateur (Marini et Gattinoni, 2004) et les asynchronies patient-ventilateur. Selon Vgontzas et al., (2004), l'expression de l'interleukine-6 (IL-6) serait accrue lors de la privation du sommeil. D'autres médiateurs, tels le TNF (*Tumor Necrosis Factor*) et le cortisol sont associés à la privation du sommeil.

L'abolition du rythme circadien en contexte de soins critiques est aussi bien documentée par des courbes perturbées de production de mélatonine (BaHammam, 2006; Bader et Leger, 2003). Durant le sommeil normal, la production de mélatonine est à son plus bas niveau durant le jour, s'accroît durant la nuit et revient à son point le plus bas au matin (Olofsson et al., 2004). L'impact clinique de ces constatations est encore incertain, mais procure des pistes intéressantes pour l'étude du sommeil dans un contexte d'algosédation en soins critiques.

Le contrôle de la sédation en soins critiques à l'aide des benzodiazépines mérite une exploration des effets sur les stades du sommeil.

1.1.3 Effets des benzodiazépines sur les stades du sommeil

Le sommeil est une des composantes importantes de la sédation. Il s'apparente à un ralentissement des activités motrices souvent associé à un état hypnotique. Ainsi, pour optimiser la sédation, trois composantes physiologiques doivent être réunies :

i) l'état hypnotique (sommeil);

ii) l'amnésie;

iii) l'absence d'anxiété.

Le sommeil spontané ou provoqué par des agents assure le confort du patient. En soins critiques, la sédation est assurée avec les benzodiazépines, bien que l'analgésie par opiacés procure aussi une sédation.

Les benzodiazépines agissent sur le sommeil en potentialisant l'inhibition du système nerveux central via le complexe du récepteur postsynaptique GABA. Ce complexe règle un canal à ions Cl⁻, présent dans la membrane neuronale. En augmentant l'entrée d'ions chlore dans la cellule, les neurones s'hyper-polarisent, leur excitabilité est diminuée, ce qui procure une sédation (Mélot, 2003).

Les effets des benzodiazépines sur l'architecture du sommeil sont multiples. Ces agents diminuent le nombre de réveils, ainsi que la durée du sommeil profond ou sommeil à ondes lentes (SOL). La durée du sommeil MOR est raccourcie, mais le nombre de cycles MOR est augmenté, ce qui permet de prétendre que les benzodiazépines ont peu d'effet net sur le sommeil MOR (Roehrs, Roth, 2006). Ainsi, l'effet net des benzodiazépines est d'augmenter le temps total de sommeil en prolongeant le temps passé en stade N2. Malgré le plus grand nombre de cycles MOR, les changements vers des stades de sommeil plus légers sont diminués (Beaulieu, 2003).

Les benzodiazépines ont démontré une augmentation des effets analgésiques des opiacés et cette synergie peut diminuer la quantité nécessaire de benzodiazépines pour l'atteinte d'une sédation adéquate. La qualité du sommeil doit passer par un contrôle optimal de la douleur, ce qui pose un défi particulièrement grand chez les patients non communicatifs sous ventilation mécanique, du fait que l'expression de la douleur est évaluée habituellement par l'analyse du comportement du patient.

En lien avec la causalité circulaire de l'axe sommeil-douleur (figure 1.3) et pour mieux saisir l'importance de ces pistes d'exploration, il est approprié de décrire les mécanismes neurochimiques et neurophysiologiques de la douleur.

1.1.4 Mécanismes neurochimiques et neurophysiologiques de la douleur

L'*International Association for the Study of Pain* définit la douleur comme une expérience sensorielle et affective désagréable, associée à une lésion réelle ou potentielle ou décrite en termes évoquant une telle lésion. Selon Fields (1987) et repris par Marchand (2009), l'expression de la douleur se fait en quatre phases distinctes marquées par une série de réactions chimiques et électriques : i) la transduction sensorielle; ii) la transmission de l'influx nerveux; iii) mécanismes endogènes de la modulation de la douleur et iv) la perception de la douleur. Pour comprendre la neurophysiologie de la douleur, il apparaît important de connaître chacune de ces phases.

i) La transduction sensorielle. Un stimulus douloureux active les récepteurs nociceptifs pour véhiculer l'information via des fibres nerveuses spécifiques, et à l'aide de substances algésiogènes produites par cette stimulation. Plusieurs types de fibres nerveuses répondent à différents stimuli avec des vitesses de transmission différentes (Marchand, 2009). Les fibres de grand diamètre transmettent plus rapidement l'information que celles de plus petit diamètre. De plus, les fibres qui sont isolées par une couche de myéline ont une vitesse de transmission supérieure aux fibres non myélinisées. Les fibres afférentes périphériques se divisent en trois groupes : a) les fibres Aβ, b) les fibres Aδ et c) les fibres C et sont décrites dans la figure 1.9.

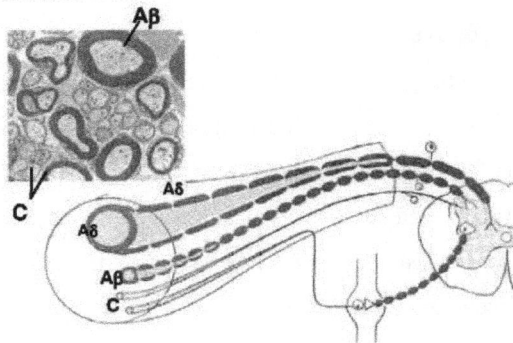

Figure 1.9 Fibres nerveuses sensorielles de la douleur. Les fibres nociceptives afférentes se distinguent par leurs caractéristiques physiques et leur vélocité de conduction. Les fibres recouvertes de myéline, d'un contour noir (gras) sont les fibres Aβ et Aδ et les fibres sans contour de myéline sont les fibres C. Tiré de Marchand (2008).

a) Les fibres Aβ

Les fibres Aβ sont principalement des mécanorécepteurs impliqués dans la transmission non nociceptive de stimuli de faible intensité tels la vibration, le mouvement et l'effleurement. Les fibres Aβ sont de larges fibres myélinisées avec une vélocité de conductivité très rapide. La stimulation de ces fibres recrute de plus des interneurones inhibiteurs qui bloquent l'information nociceptive en provenance de la corne dorsale de la moelle. En plus d'un rôle dynamique inhibiteur, les fibres Aβ peuvent jouer un rôle tonique inhibiteur dans l'entrée nociceptive (Marchand, 2009). Le blocage de l'entrée de ces fibres résulte en une réponse accrue à un stimulus nociceptif (Price, 1999).

b) Les fibres Aδ

Les fibres Aδ représentent la majorité des fibres myélinisées et sont relativement larges avec une vélocité de conduction plus faible que les fibres Aβ, mais plus grande que les fibres C. Leur grande vitesse de conduction permet de croire qu'elles sont responsables des premières douleurs ressenties (Marchand, 2009). Ces fibres se divisent en deux catégories : les nocicepteurs mécaniques et les nocicepteurs mécanothermiques, aussi appelés nocicepteurs polymodaux (Treede et al., 1998). Les nocicepteurs mécaniques répondent principalement aux stimuli intenses et susceptibles d'endommager les tissus alors que les nocicepteurs polymodaux répondent à la fois aux stimuli mécaniques, thermiques et chimiques. Lorsque ces fibres ne sont pas stimulées, elles ne présentent aucune activité spontanée.

c) Les fibres C

L'absence de myéline et leur petit calibre font en sorte que les fibres C ont une vélocité de conduction relativement lente. Elles constituent 75% des entrées sensorielles afférentes et sont principalement recrutées par des stimulations nociceptives (Marchand, 2009). Les fibres C sont des récepteurs polymodaux et lorsqu'ils sont stimulés, elles émettent une première décharge importante et la maintiennent ensuite à un degré plus faible et peut parfois persister jusqu'après la fin de la stimulation (Marchand, 1998). Toutefois, des stimulations répétées produisent un phénomène de fatigue qui peut conduire à leur inactivation (Besson et al., 1982). Les fibres C sont aussi présentes dans les alvéoles et les vaisseaux sanguins et répondent à la congestion interstitielle qui se manifeste par de la dyspnée (Murray, 1986; Manning, 1995).

ii) L'activation et la transmission de l'influx. L'activation et la transmission de l'influx, de la périphérie vers les centres supérieurs, est une étape qui entraine une succession complexe d'évènements. Dès son entrée en périphérie, le signal nociceptif recrute plusieurs groupes de récepteurs qui interprètent le message soit sous forme d'informations inhibitrices ou excitatrices (Melzack et Wall, 1989). La figure 1.10 illustre les trois séquences de cette transmission.

Le premier relais médullaire de l'information vers la corne postérieure de la moelle épinière fait un contact synaptique avec un second neurone, soit le neurone de projection vers les centres supérieurs. Parallèlement au recrutement de cette voie de transmission, des interneurones inhibiteurs ou excitateurs pourront aussi être recrutés par les afférences nociceptives et non-nociceptives. Par exemple, la stimulation des fibres non-nociceptives recrute des interneurones inhibiteurs qui vont réduire l'activité nociceptive, comme le décrit la théorie du portillon qui sera présentée plus loin (Melzack et Wall, 1965). Les neurotransmetteurs impliqués dans ces mécanismes de modulation sont multiples. Les mécanismes inhibiteurs agissent par des interneurones opioïdergiques alors que les excitateurs relâchent des peptides comme la substance P qui cause une vasodilatation et de l'œdème, en plus de libérer l'histamine (Beaulieu, 2003).

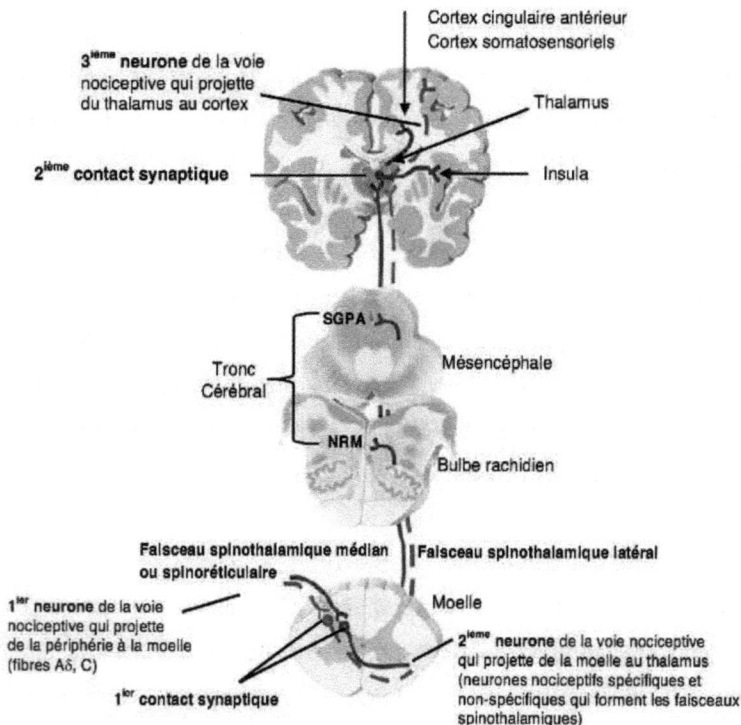

Figure 1.10 Les voies de la douleur. Le premier neurone exposé au stimulus active les récepteurs nociceptifs des fibres nerveuses qui acheminent l'information dans les cornes postérieures de la moelle. C'est à cet endroit qu'un **premier** contact synaptique se produit avec le second neurone. L'information emprunte le faisceau spinothalamique latéral pour s'acheminer à différentes régions du thalamus pour un deuxième contact synaptique avec le troisième neurone. Le **second** neurone établit aussi des contacts synaptiques dans différentes régions spécialisées du tronc cérébral,

la substance grise périaqueducale (SGPA) et le noyau raphé (NRM – *nucleus raphé magnus*). Enfin, le **troisième** neurone conduit l'information nociceptive vers les régions des cortex somatosensoriels et le cortex cingulaire antérieur. Tiré de Marchand, (2008) et (2009).

iii) Mécanismes endogènes de la modulation de la douleur. Un signal nociceptif subit une modulation à différents niveaux du SNC avant que la douleur soit complètement perçue (Marchand, 2008). La modulation d'un signal nociceptif débute en périphérie et implique plusieurs structures du système nerveux central, incluant les mécanismes excitateurs et inhibiteurs du tronc cérébral, du système nerveux autonome et les structures corticales responsables de la perception des aspects émotionnels et cognitifs de la douleur. La figure 1.11 illustre les trois niveaux d'inhibition des afférences nociceptives : a) les mécanismes spinaux qui produisent des effets locaux; b) des contrôles inhibiteurs descendants qui produisent des effets diffus; et c) des mécanismes des centres supérieurs qui, selon les conditions, seront de nature diffuse ou locale (Marchand, 2009).

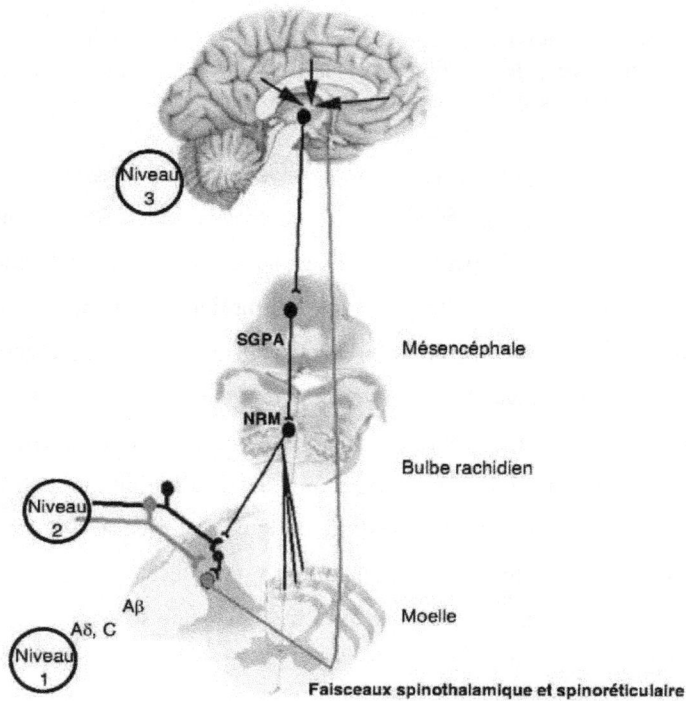

Figure 1.11 Modulation endogène de la douleur. Représentation des trois niveaux de modulation de la douleur: a) mécanismes spinaux qui produisent des effets localisés; b) les contrôles inhibiteurs descendants qui produisent des effets diffus et c) des mécanismes inhibiteurs des centres supérieurs qui selon les conditions sont de nature diffuse ou locale. Tiré de Marchand, (2008).

a) Les mécanismes spinaux (niveau 1 de la figure 1.11).

À cause de la plasticité et des caractéristiques dynamiques du système nerveux, l'information de la région médullaire est acheminée au thalamus via les faisceaux spinothalamique et le spinoréticulaire. Le faisceau spinothalamique projette principalement vers les régions responsables de la composante sensorielle de la douleur, soit le cortex somatosensoriel primaire et secondaire, tandis que la voie spinoréticulaire projette vers les régions responsables de la composante affective de la douleur, dont le cortex cingulaire antérieur et l'insula.

Au niveau spinal, le GABA est un des principaux neurotransmetteurs impliqués dans les contrôles inhibiteurs spinaux. Une étude de Kohno et al., (2006) affirme que le midazolam, par son inhibition dans la transmission synaptique, et en agissant sur le récepteur GABA, conduit à l'atténuation de l'excitabilité de la corne dorsale, ce qui pourrait expliquer un mécanisme d'anti-nociception de ce dernier.

La modulation de l'afférence nociceptive à l'entrée de la corne postérieure est bien décrite depuis la théorie proposée par Melzack et Wall (1965). La figure 1.12 illustre la théorie du portillon.

Selon cette théorie, l'activation des fibres afférentes Aβ sollicite des interactions de neurones qui inhibent la transmission d'influx nociceptifs et ferment la porte à l'expression de la douleur. À l'inverse, l'activation des fibres Aδ et C qui transportent les influx nociceptifs inhibent le tonus inhibiteur et ouvre la porte, facilitant la transmission nociceptive. La force de cette théorie repose dans son aspect prédictif sur le plan clinique (Marchand, 2008). Selon ce modèle, il serait possible de réduire la douleur en stimulant sélectivement les afférences de gros calibre dont le seuil de réponse est bas (Marchand, 2009).

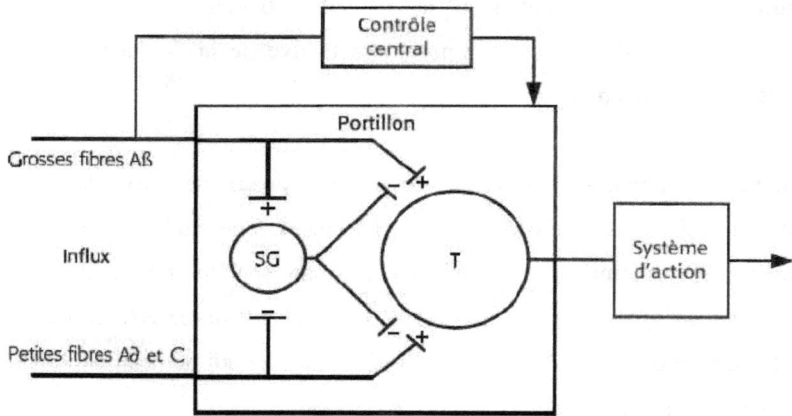

Figure 1.12. Représentation schématique de la théorie du portillon de Melzack et Wall (1965). Selon cette théorie, il y a dans la substance gélatineuse (SG) de la moelle des interneurones qui inhibent les signaux vers les cellules responsables de la transmission (T) de l'information douloureuse. Ces cellules inhibitrices sont recrutées par la stimulation sélective des afférences non nociceptives (Aβ) et inhibées par le recrutement des afférences nociceptives (Aδ et C). Tiré de Marchand (2009).

b) Les mécanismes inhibiteurs descendants (niveau 2 de la figure 1.11).

C'est après l'élaboration de la théorie du portillon qu'il est reconnu que la région du tronc cérébral, la substance grise périaqueducale (SGPA) et le noyau raphé (NRM) sont ciblées comme étant à l'origine des voies descendantes sérotoninergique et noradrénergique (Fields et Basbaum, 1979). Ces voies auraient pour fonction de recruter les interneurones enképhalinergiques dans la moelle et de produire ainsi une réponse analgésique par une réduction de l'activité des afférences nociceptives (Marchand, 2009). Le deuxième niveau de la modulation de la douleur passe par le contrôle inhibiteur diffus nociceptif (CIDN).

Le concept CIDN est proposé par Le Bars et al., (1979). Ce modèle, illustré au niveau 2 de la figure 1.11, fait état qu'une stimulation nociceptive localisée peut arriver à produire une hypoalgésie généralisée diffuse des afférences nociceptives. Le modèle des CIDN soutient qu'une stimulation douloureuse, en plus de conduire l'information nociceptive vers les centres supérieurs par la voie spinothalamique, envoie des afférences vers différents centres du tronc cérébral, dont la SGPA et les NRM. Ces derniers envoient des efférences inhibitrices vers les divers segments spinaux et ainsi produire une inhibition diffuse de la douleur.

c) Les mécanismes inhibiteurs des centres supérieurs (niveau 3 de la figure 1.11). Le rôle inhibiteur des centres supérieurs fut démontré avec le perfectionnement des techniques d'imagerie cérébrale. Plusieurs régions corticales responsables des composantes sensorielles et émotionnelles de la douleur sont identifiées, permettant de mettre en évidence les composantes motivo-affectives de la perception de la douleur (Marchand, 1999).

C'est à partir du thalamus que l'information est intégrée vers les zones corticales de la douleur qui sollicitent deux types de contrôles inhibiteurs descendants de la douleur, soient: les contrôles déclenchés par des stimulations cérébrales et les contrôles inhibiteurs déclenchés par les stimulations nociceptives elles-mêmes (CIDN) (Le Bars, Dickenson et Besson 1979). C'est aussi la réponse thalamique qui fait intervenir les phénomènes d'éveil en réponse à la douleur (Payen, 2002). Toujours selon Payen, (2002), l'attention au stimulus douloureux fait intervenir le cortex pariétal postérieur et le cortex préfrontal dorsolatéral droit qui participent au réseau attentionnel et/ou amnésique, deux composantes de la sédation.

Bien que chacune de ces phases d'expression de la douleur soient toutes aussi importantes les unes que les autres, cette étude s'intéresse uniquement aux éléments communs au sommeil et à l'expression de la douleur. Pour que le sommeil permette une synchronie patient-ventilateur, le soulagement de la douleur est essentiel. En contexte de soins critiques, les douleurs aiguës sont celles qui retiennent le plus l'attention, bien que les douleurs chroniques puissent conduire à un excès de nociception. La perception de la douleur est l'aboutissement de plusieurs étapes dans la transmission des stimuli. L'importance est accordée aux récepteurs de douleur associés au système opioïde et les neurotransmetteurs impliqués, puisque ce système de contrôle de la douleur est très sollicité en soins critiques.

iv) Perception de la douleur. Comme il fut décrit précédemment, la transmission de stimuli douloureux franchit plusieurs étapes successives où ils sont modulés. Après que l'information nociceptive ait franchi les voies de transmission, elle aboutit à la conscience, où elle est perçue comme un stimulus douloureux.

La perception de cette douleur est ainsi un phénomène qui relève à la fois de la situation émotionnelle, mais aussi des expériences du passé. Les réactions face à la douleur sont détectées par l'observation du patient, qui elles peuvent être volontaires ou involontaires (Marchand, 2009). Certaines de ces réactions peuvent survenir avant que l'information se rendent à la conscience, mais d'autres transigent par le système nerveux sympathique (rythme cardiaque ou dilatation pupillaire) et peuvent s'observer par l'expression faciale.

Dans le contexte des soins critiques et particulièrement de cette recherche, l'expression faciale de la douleur s'inscrit comme un élément central dans plusieurs échelles comportementales de la douleur. Le contrôle de la douleur par les opiacés en soins critiques passe par les récepteurs de la douleur des récepteurs viscéraux et du système opioïde.

Les récepteurs viscéraux

Dans le contexte particulier des soins critiques, il importe de soulever que la douleur provenant de viscères n'est pas entièrement comprise. Selon Marchand (2004), on ne peut véritablement affirmer si la douleur viscérale résulte de l'excitation de nocicepteurs spécifiques ou si elle origine plutôt de l'excitation de récepteurs qui, dans des conditions normales, participent à la régulation de la fonction réflexe du viscère. Des fibres Aδ et C ont été observées au niveau du cœur, de la plèvre, de la cavité abdominale, de la vésicule biliaire et des testicules. Leur excitation déclenche des réactions qui portent à penser qu'elles agissent uniquement comme nocicepteurs (Cervero et Jänig, 1992). Cervero et Laird (2004), proposent que des éléments non neuronaux des parois épithéliales des viscères participent à la transduction du signal nociceptif. Selon Marchand (2009), un exemple serait que ce sont ces cellules qui font passer le signal initial d'une simple envie d'uriner quand la vessie commence à se remplir à une sensation graduellement désagréable, puis franchement douloureuse au fur et à mesure que la vessie se remplit. Il est important de noter que les viscères représentent un système très complexe de transmission de l'information sensorielle. Au niveau de l'intestin se trouve un système neuronal complexe qui fonctionne à la fois de manière indépendante, mais aussi en étroite relation avec le SNC, et qui est connu sous le nom de l'axe cerveau-

65

intestin (*brain-gut axis*) pour souligner la communication bidirectionnelle entre les deux pôles (Jones et al., 2006).

Système opioïdergique et douleur

Ce système est sollicité en soins critiques avec l'utilisation d'opioïdes tels la morphine et le fentanyl. Trois grandes classes de récepteurs de la douleur sont associées à ce système: mu (μ), kappa (κ) et delta (δ). Des sous-classes sont associées à chaque grande classe (Beaulieu, 2003). Le tableau 1.2 décrit chaque récepteur opiacé et ses fonctions associées.

Récepteur opiacé	Fonction
mu (μ)	Analgésie, sédation, dépression respiratoire, myosis, réduction de la motilité gastrique, euphorie
kappa (κ)	Analgésie, sédation, dépression respiratoire ($<\mu$), myosis ($<\mu$), réduction de la motilité gastrique, dysphorie, effets psychotoniques
delta (δ)	Analgésie

Tableau 1.2 Récepteurs opiacés et leurs fonctions physiologiques. Tiré de Hall, Oyen et Murray (2001).

Les récepteurs μ sont définis à cause de leur affinité pour la morphine. Deux sous-classes sont décrites en fonction de l'endroit qu'ils occupent dans le système nerveux : les sous-types μ_1 (spinaux) et les μ_2 (supra spinaux). La stimulation de ces récepteurs produit entre autres, l'analgésie en bloquant les réponses aux stimuli nociceptifs mécaniques, thermiques ou chimiques, la dépression respiratoire et la sédation. Le fentanyl et la morphine stimulent principalement les récepteurs μ.

66

Les récepteurs κ élicitent l'analgésie spinale et supra-spinale. Deux sous-types sont aussi décrits : les récepteurs $κ_2$, peu connus, et les récepteurs $κ_3$, associés à l'analgésie supra-spinale. Les agents pharmacologiques sollicitant l'affinité avec les récepteurs κ sont le butorphanol, le lévorphanol, la naloxone et la nalbuphine. Bien que ces agents ne soient pas tous utilisés couramment en soins critiques, la naloxone est reconnue comme antidote aux opiacés.

Les récepteurs δ sont sollicités par l'activité primaire de l'enképhaline, un peptide endogène analgésique. Les endorphines sollicitent les récepteurs δ et induisent l'analgésie spinale et supra-spinale. Deux sous-types sont connus: les $δ_1$ et les $δ_2$. Le sufentanil est le seul analgésique connu comme agoniste des récepteurs δ, même s'il a moins d'affinité pour les récepteurs δ et κ que les récepteurs μ. Certains protocoles d'analgésie sont associés avec l'utilisation du sufentanil en soins critiques.

Les mécanismes inhibiteurs peuvent aussi provenir d'activités supra-spinales par l'intermédiaire d'acides aminés inhibiteurs comme la glycine ou le GABA qui sont aussi associés au sommeil. Les neurotransmetteurs de la douleur se retrouvent dans les peptides et les acides aminés excitateurs et peuvent provenir de trois sources différentes (Marchand, 2009): i) des cellules endommagées elles-mêmes, ii) directement produits sur place et iii) des nocicepteurs eux-mêmes. Le tableau 1.3 décrit les substances chimiques périphériques associées à la douleur.

Source	Substances	Actions
Cellules endommagées	Potassium Histamine Sérotonine Bradykinine Adénosine triphosphate	Algésiogène vis-à-vis les polymodaux Algésiogène vis-à-vis les polymodaux Activation ou sensibilisation Activation ou sensibilisation Activation ou sensibilisation
Tronc cérébral (NRM et SGPA)	Sérotonine Noradrénaline	Rôle dans la perception sensorielle Active la division sympathique du SNA
Produits synthétisés sur place	Prostaglandine Leukotriènes	Hyperalgésie et sensibilisation des nocicepteurs
Nocicepteurs	Substance P	Vasodilatation et production d'œdème Libération d'histamine favorisée
Acides aminés inhibiteurs	Glycine GABA	Mécanismes inhibiteurs
Macrophages alvéolaires	Cytokines : TNF, Interleukine-1, Interleukine-6, Interleukine-8 Catécholamines	Inflammation tissulaire Augmentent l'Index de travail cardiaque, la postcharge systémique, la consommation en oxygène du myocarde

Tableau 1.3 Substances chimiques périphériques associées à la douleur. NRM : Noyau raphé magnus; SGPA : Substance grise périaqueducal; SNA Système nerveux autonome; TNF Tumor necrosis factor. Tiré de Marchand (2009) sauf cytokines, tiré de Hall, Oyen et Murray (2001) et catécholamines de Parthasarathy (2005).

Si l'effet des benzodiazépines sur le sommeil est connu, il importe de décrire l'impact des opiacés sur les stades du sommeil.

1.1.5 Effets des opiacés sur les stades du sommeil

Bien que plusieurs agents pharmacologiques soient utilisés en soins critiques pour le soulagement de la douleur, les opiacés sont les plus recommandés et plus fréquemment utilisés (Fricchione, 1998; Barr et al., 2013). L'effet des opiacés sur l'architecture du sommeil n'est pas tellement connu, mais il est toutefois démontré que les opiacés accroissent le temps d'éveil et réduisent les stades de sommeil SOL et le sommeil MOR (Fricchione, 1998; Mantz, 2012).

Les opiacés réduisent la durée totale du sommeil et son pouvoir récupérateur, tout en augmentant la fréquence des changements de stades du sommeil (Bahammam, 2006). D'autres auteurs soutiennent que chez les patients qui souffrent de troubles du sommeil, il semblerait que l'effet principal des opiacés est de supprimer le sommeil MOR et d'augmenter le nombre de réveils. De plus, le sommeil non-MOR peut être également touché avec une suppression du SOL.

Dans la perspective où le confort du patient est l'objectif de l'algosédation et que l'axe sommeil-douleur est au centre de tout le raisonnement de cette problématique, il faut se questionner à savoir si l'analgésie doit prévaloir sur la sédation.

1.1.6 Analgésie avant sédation

Le confort doit passer par le soulagement de la douleur (Payen, 2001; Puntillo, 2001; Gélinas, 2004). Le confort du patient est recherché avant tout et en tout temps, indépendamment de la condition clinique. Cet objectif pose un défi chez les patients non communicatifs et c'est dans cette condition que les dimensions analgésie et sédation prennent un sens particulier.

Douleur et perturbation du sommeil viennent en tête de liste parmi les causes de stress les plus souvent rapportées en soins critiques (Bahammam, 2006). De plus, la ventilation mécanique, la perte d'autonomie et de contrôle, ainsi que l'immobilité prolongée contribuent à rendre un séjour en soins critiques une expérience unique et souvent traumatisante si l'analgésie et la sédation sont inadaptées (Kierzek et Pourriat, 2005).

Assurer l'analgésie chez les patients non communicatifs est un défi de taille et doit être priorisé par rapport à la sédation. Analgésie et sédation se conjuguent pour procurer un état de confort et prédisposer le patient au sommeil. Le sommeil est un phénomène complexe et le fait d'être associé au contexte d'algosédation en soins critiques ne fait que compliquer davantage l'interaction patient-ventilateur. L'architecture du sommeil s'en voit fragmentée, ce qui interpelle une dynamique interdisciplinaire intéressante pour en comprendre l'impact sur l'interaction patient-ventilateur. Température ambiante, intensité lumineuse, stimulation auditive via les alarmes des technologies, procédures de chevet sont tous des facteurs qui contribuent à accroître l'anxiété et possiblement les rappels explicites associés à des conditions inadéquates d'algosédation (Puntillo, 2001; Hall, 2001). Les rappels explicites en soins critiques sont fréquents et témoignent d'une algosédation inadéquate durant la période de ventilation (Cabello et al., 2007). De là, l'importance de pouvoir évaluer la douleur chez les patients en soins critiques, spécialement durant la phase aiguë de ventilation.

Un guide de pratiques cliniques pour la gestion de la douleur, émis en juin 2006 par *l'American Society for Pain Management Nursing* rappelle qu'aucune stratégie objective dans l'évaluation de la douleur n'est encore validée ou disponible et que le jugement clinique des professionnels de chevet ne reflète pas l'intensité de la douleur chez les patients non communicatifs (Herr et al., 2006).

Pour leur part, les lignes directrices de la *Society of Critical Care Medicine* émises en matière de sédation et d'analgésie en soins critiques révèlent qu'il existe peu d'outils pour décrire et quantifier la douleur, chez les patients non communicatifs (Jacobi, 2001). Le fait de ne pas pouvoir communiquer avec un patient pour évaluer son niveau de douleur a poussé des chercheurs à associer certains comportements à l'expression de la douleur. Actuellement, deux échelles de soulagement de la douleur sont validées; la *Behavioral Pain Scale* (BPS) de Payen (2001) et le *Critical Care Pain Observation Tool* (CCPOT) de Gélinas (2006). Tous deux associent le comportement du patient à la douleur sous trois axes: i) l'expression faciale, ii) le mouvement des membres supérieurs et iii) l'interaction patient-ventilateur (Payen, 2001; Gélinas, 2006).

i) L'expression faciale. La description de l'expression faciale est dérivée de l'étude de Prkachin (1992). L'adaptation faite par Payen (2001) regroupe quatre actions faciales : abaissement des sourcils, resserrement

71

des orbites, la fermeture des paupières et soulèvement de la lèvre supérieure.

ii) Les mouvements des membres supérieurs et iii) l'interaction patient-ventilateur. Ces deux composantes sont adaptées à partir de l'échelle COMFORT proposée par Ambuel et al., (1992) et comparée favorablement avec la technologie BIS (Crain et al., 2002; Courtman et al., 2003; Triltsh et al., 2005). C'est Payen qui s'est inspiré de cette échelle pour proposer l'échelle comportementale de la douleur (BPS) (Payen, 2001) chez les patients adultes. Le tableau 1.4 décrit l'échelle COMFORT traduite par Payen et le tableau 1.5 décrit l'Échelle comportementale de la douleur BPS de Payen.

Critère	Aspect	Score
Vigilance	Profondément endormi	1
	Légèrement endormi	2
	Somnolent	3
	Complètement éveillé	4
	Très actif	5
Degré d'agitation	Calme	1
	Légèrement anxieux	2
	Anxieux	3
	Très anxieux	4
	Enclin à la panique	5
Réponse respiratoire	Ni toux ni respiration spontanée	1
	Peu ou pas de réponse au ventilateur	2
	Toux occasionnelle, résistance au ventilateur	3
	Toux régulière, lutte active contre le vent.	4
	Toux, suffocation, lutte constante contre le ventilateur	5
Mouvements physiques	Pas de mouvement	1
	Mouvements légers et occasionnels	2
	Mouvements légers fréquents	3
	Mouvements énergiques des extrémités	4
	Mouvements énergiques de tout le corps	5
Pression artérielle	< à la valeur initiale	1
	Égale à la valeur initiale	2
	Rares élévations > 15% de la valeur initiale	3
	Fréquentes élévations > 15% (valeur initiale)	4
	Élévations prolongées > 15% (valeur initiale)	5
Fréquence cardiaque	< à la valeur initiale	1
	Égale à la valeur initiale	2
	Rares élévation > 15% de la valeur initiale	3
	Fréquentes élévations > 15% (valeur initiale)	4
	Élévation prolongée > 15% (valeur initiale)	5
Tension faciale	Visage relâché	1
	Tonus musculaire facial normal	2
	Tension au niveau de certains muscles	3
	Tension au niveau de toute la face	4
	Grimace permanente	5
Tonus musculaire	Aucun	1
	Tonus réduit	2
	Tonus normal	3
	Flexion des doigts et des orteils	4
	Rigidité musculaire extrême	5

Tableau 1.4 Échelle COMFORT. Traduction selon Payen (2002).

Le tableau 1.5 décrit l'échelle de comportement de la douleur selon Payen (2001).

Critère	Aspect	Score
Expression du visage	Détendue	1
	Plissement du front	2
	Fermeture des yeux	3
	Grimace	4
Tonus des membres supérieurs	Aucun	1
	Flexion partielle	2
	Flexion complète	3
	Rétraction	4
Adaptation au ventilateur	Adaptée	1
	Déclenche ponctuellement le ventilateur	2
	Lutte contre le ventilateur	3
	Ventilation impossible à contrôler	4

Tableau 1.5 Échelle comportementale de la douleur selon Payen (2001).

Le non-soulagement de la douleur chez les patients sous ventilation mécanique peut entraîner des conséquences graves. En effet, selon Pelosi et al. (1995) le non-soulagement de la douleur est une des causes principales de l'asynchronie patient-ventilateur. Dans cette condition, l'asynchronie qui s'installe compromet la guérison et peut accentuer les lésions et même conduire au décès.

Les lignes directrices de plusieurs sociétés savantes soutiennent que le contrôle de la douleur doit primer sur la sédation, et ce, qu'il s'agisse de soins palliatifs ou de soins critiques (Jacobi et al., 2002; Sauder et al., 2008, Sztark et Lagneau, 2008). Elles recommandent de plus qu'en soins critiques, l'algosédation soit guidée par protocoles.

Selon Puntillo et al. (2001), lors de l'évaluation des besoins en algosédation, il est de mise d'assumer que la douleur est présente (*Assume Pain is Present*). Dans le même ordre d'idée, Hall, Oyen et Murray (2001) supportent qu'en soins critiques, il est préférable d'interrompe la réponse neurale de la douleur avant qu'elle se manifeste. Ainsi, la présomption de douleur en soins critiques est favorisée, ce qui permet de supporter que l'analgésie doit toujours avoir préséance sur la sédation. Le défi demeure toutefois de soulager la douleur sans prolonger la durée de ventilation.

Le temps d'émergence prolongé après une perfusion prolongée d'opiacés est relié à la difficulté à prévoir le contexte de demi-vie de ces agents, à cause de leur distribution dans les graisses tissulaires, la transformation et l'élimination des métabolites. Des outils précis et validés pour reconnaître l'expression de la douleur chez les patients non communicatifs constitueraient un avancement important et grandement utile pour titrer l'algosédation en soins critiques.

1.2 Algosédation en soins critiques

Le confort du patient se reconnait par son sommeil et le contrôle de sa douleur. Les opiacés et les benzodiazépines sont les classes d'agents pharmacologiques qui se prêtent bien à un protocole d'algosédation. Plus spécifiquement, le fentanyl et le midazolam sont fréquemment utilisés comme agents d'algosédation pour la ventilation mécanique. Appartenant à une autre classe d'agents sédatifs, le propofol est aussi utilisé en soins critiques à cause de son effet hypnotique très rapide et de son temps d'émergence très court.

Pour éviter la douleur, la sédation excessive, ou la sous-sédation, il faut contrôler les outils qui servent à titrer les perfusions d'agents pharmacologiques à l'aide d'un protocole d'algosédation. La littérature supporte l'approche de l'algosédation par protocole dans une perspective où la durée de ventilation, le confort et la sécurité du patient constituent les principaux enjeux (Bonnet et Lescot, 2010). En outre, d'après Constantin (2010), même si plus des deux tiers des services de soins critiques effectuent le monitorage de l'algosédation, les fréquences d'évaluations objectives de la douleur chez les patients non communicatifs y demeurent faibles et l'utilisation de procédures écrites est rarissime, en dépit du fait que l'impact de l'algosédation inadéquate est connu.

Soliman (2001) a mis en évidence une grande hétérogénéité de pratique en matière d'algosédation en soins critiques, même si l'approche par protocoles constitue la pratique recommandée. Dans un même ordre d'idées, Gill et al. (2012) rapporte qu'aux États-Unis, il y a sous-utilisation d'algorithmes pour titrer l'algosédation.

Le titrage de l'algosédation durant la phase aiguë de ventilation est au centre des préoccupations cliniques. Un titrage imprécis entraine des niveaux de sédation qui fluctuent, allant de la sédation excessive à la sous-sédation. Selon Kaplan et Bailey (2000), en soins critiques, 54 % des patients en soins critiques seraient sursédatés et la sous-sédation surviendrait dans 15 % des cas. À peine 31 % des patients seraient sous sédation adéquate. À la cessation de l'algosédation, ces écarts de sédation entrainent possiblement des impacts sur le temps d'émergence.

En fait, la sédation excessive découle de l'accumulation d'agents de l'algosédation et conduit à la prolongation simultanée du temps d'émergence et de la période de ventilation (Kollef et al., 1998). Même avec l'utilisation d'agents possédant un faible taux d'accumulation comme le propofol, la sédation excessive conduit à la prolongation de la ventilation (Kress et al., 2000). Selon Pandharipande et Ely (2006), ce résultat suppose que d'autres facteurs expliquent les délais d'émergence en sédation excessive. Parmi ces facteurs, retenons les épisodes hypotensifs répétés, l'immobilité aussi associée au risque de neuromyopathies des soins critiques et les pneumonies acquises sous ventilateur.

Pour sa part, la sous-sédation entraine des effets délétères tout aussi importants. Selon Bonnet et Lescot (2010), le contrôle insuffisant de la sédation reste fréquent. La sous-sédation prédispose aussi à l'agitation, qui peut entrainer l'extubation accidentelle (Boulain, 1998). Chez les patients atteints de maladies coronariennes, le stress engendré par la sous-sédation peut déclencher et aggraver l'ischémie coronarienne (Edwards et Nirmalan, 2010) ainsi que les rappels explicites.

Selon Magarey et McCutcheon (2005), dans les conditions d'incapacité des patients à communiquer, le rappel d'évènements interprétés comme hostiles de la part de ceux-ci peut avoir des répercussions importantes sur la survie. En fait, des soins de chevet tels l'aspiration de sécrétions, les pansements et les changements de position sont perçus comme étant hostiles de la part de ces patients. Toujours selon ces deux auteurs, les rappels explicites (*voir glossaire*) d'évènements au départ anxiogènes, démontrent que le non-soulagement de la douleur est le dénominateur

77

commun de ces conditions. D'ailleurs, les rappels explicites sont précurseurs du syndrome de stress post-traumatique chez ces patients (Mashour et al., 2011).

L'algosédation inadéquate entraîne de plus des rappels explicites d'évènements anxiogènes durant le séjour en soins critiques. Dans ce contexte, 38 % des patients sous algosédation vivent des rappels explicites (Löf, Berggren et Ahlstrom, 2006). Plus spécifiquement, il s'agit de rappels explicites de nature factuelle dans 17 % des cas, alors que 21 % des patients rapportent des rappels d'évènements non réels (Stroli et al., 2008). Enfin, de tels rappels explicites sont associés au syndrome de stress post-traumatique (Epstein et Breslow, 1999; Tonner et al., 2005; Löf et al., 2006; Weinert et Sprenkle, 2008).

À l'inverse et en plus de prédisposer le patient à des lésions pulmonaires et diaphragmatiques induites par le ventilateur, l'asynchronie patient-ventilateur accroît le travail de la ventilation, le besoin en oxygène (Hooper, 1997) et affecte négativement l'architecture du sommeil (Ozancak, 2008). L'algosédation en soins critiques doit être adaptée en vue d'améliorer l'oxygénation et assurer une ventilation synchrone, tout en facilitant la compliance de la cage thoracique et le contrôle des temps inspiratoires et expiratoires (Mazzeo, 1995). Une stratégie adéquate d'algosédation favorise une approche orientée vers le patient en incorporant des outils de détection et de gestion des facteurs prédisposant à l'inconfort et aux blessures.

78

Pour éviter à la fois la sédation excessive et la sous-sédation, Kress (2000) propose l'arrêt quotidien de l'algosédation et ainsi d'éviter la prolongation de la période de ventilation. L'arrêt de l'algosédation est maintenu jusqu'à ce que le patient ait démontré un niveau de sédation déterminé par le clinicien, après quoi, la perfusion est reprise (Kress et Hall, 2006). Toutefois, la réduction de la posologie qu'impose l'arrêt quotidien peut précipiter l'apparition d'asynchronies durant une phase aiguë de ventilation où la synchronie est une condition en tout temps recherchée. Bien que l'arrêt quotidien ait démontré dans plusieurs études des bienfaits en réduisant à la fois le temps de ventilation mécanique, la durée de séjour en soins critiques ainsi que la prévention de la sédation excessive, elle apparaît néanmoins comporter des difficultés importantes.

D'apparence simpliste, la cessation quotidienne de la perfusion de l'algosédation n'apparaît pas livrer ses avantages dans plusieurs contextes cliniques. Une difficulté associée à la cessation quotidienne est qu'elle ne discrimine pas les besoins en analgésie de ceux en sédation. Bien qu'elle ait permis de diminuer la durée de ventilation, les critères pour le rétablissement de la perfusion d'algosédation demeurent mal définis, laissant aux cliniciens le choix de décider du moment opportun de ré-instituer les perfusions. Une telle pratique rend arbitraire le choix des observations qui guident la reprise de la sédation. À l'inverse, le maintien de la posologie sans évaluation ponctuelle appropriée peut entrainer une sédation excessive, condition fréquemment observée avec des impacts délétères sur plusieurs plans cliniques, entre autres, le temps nécessaire pour le sevrage du ventilateur.

Dans les études qui ont démontré des avantages de l'arrêt quotidien, la prise en charge de la cessation et la reprise de la perfusion étaient sous la responsabilité d'un médecin intensiviste spécialisé dans la gestion de l'algosédation. Ceci constitue une condition rare en dehors des grands centres spécialisés. De ce fait, il n'est pas très clair quand et comment une séance d'arrêt de l'algosédation doit s'opérer en dépit de l'existence de critères généraux.

De plus, l'interruption quotidienne à la fois de la sédation et de l'analgésie ne garantit pas la préservation d'une analgésie adaptée et risque même de générer l'asynchronie patient-ventilateur. Pour ajouter aux difficultés, cette pratique ne requiert pas d'avoir un protocole d'algosédation, si bien que selon ses préférences de pratique, chaque clinicien peut utiliser les posologies d'algosédation indépendamment du ou des besoins des patients, contrevenant ainsi aux principes généraux d'un protocole d'algosédation.

Les limites de l'arrêt quotidien sont décrites dans une mise au point de Chanques et al. (2012). Ces auteurs rappellent le manque de critères précis pour instaurer l'arrêt quotidien et proposent qu'une stratégie de prise en charge de la douleur devra être développée afin d'optimiser ce concept et possiblement le réserver à un groupe restreint de patients. Dans un même ordre d'idée, une étude réalisée par DeWit et al. (2008) fût cessée prématurément après que le groupe d'arrêt quotidien ait démontré un taux de mortalité en milieu hospitalier plus élevé qu'un groupe dont l'algosédation était titrée par protocole. Toutefois, aucun lien de cause à effet n'a été identifié.

Une étude canadienne (Mehta et al., 2012) a démontré que l'arrêt quotidien de la sédation ne permet pas de réduire la durée de ventilation. Il apparait ainsi que l'utilisation d'un protocole d'algosédation est une démarche qui conduit vers une utilisation rationnelle d'agents sédatifs et analgésiques en ventilation mécanique.

1.2.1 Utilisation de protocoles d'algosédation

Tel que mentionné plus haut, plusieurs sociétés savantes supportent l'implantation de protocoles d'algosédation (Jacobi, 2002; Sauder et al., 2008; Sztark et Lagneau, 2008). Tout protocole doit inclure les trois éléments suivants:

- Perfusion intraveineuse continue (Playfor et al., 2006) avec bolus d'appoint au besoin pour assurer le confort du patient (Brooks, Ahrens et Schaiff, 1999);
- Utilisation à la fois d'agents analgésiques et sédatifs (Richman, Baram, Varela et Glass, 2006);
- Administration de façon à minimiser l'accumulation des agents, tout en visant le confort des patients (Kress et Hall, 2006).

Pour rendre un protocole d'algosédation adapté au contexte clinique, Blasco, Ritcher et Albanèse (2010) soutiennent qu'il faut mettre en œuvre les quatre actions fondamentales suivantes:

- Définir l'objectif thérapeutique;
- Procéder à l'évaluation fréquente et régulière du patient;
- Adapter les posologies plusieurs fois par jour;
- Transférer une partie importante de la gestion de l'algosédation du médecin vers d'autres professionnels de la santé.

Pour bien appliquer ces quatre actions, il faut disposer d'outils de mesure pour guider le protocole d'algosédation.

1.2.2 Nécessité d'un protocole d'algosédation

L'utilisation d'échelles de mesure pour guider la sédation en ventilation mécanique n'est toujours pas appliquée universellement. En France, dans une étude de Payen (2007), environ 60 % des patients sous algosédation en soins critiques n'ont pas d'évaluation ponctuelle de leur niveau d'algosédation. Toujours selon cette étude, dans 44 services de réanimation qui disposent d'échelles de sédation, seulement 43 % des patients au jour 2 et 31 % au jour 6 avaient une évaluation appropriée du niveau de sédation. Finalement, 57 % des patients au jour 2 et 41 % au jour 6 se retrouvent en sédation profonde (Payen, 2007). Au Canada, la dernière étude sur les pratiques de l'algosédation remonte à 2002 et a été publiée en 2006 par Mehta. Cette étude révèle que 29 % des unités de soins critiques utilisent un protocole de sédation et seulement 49 % des répondants affirment utiliser une échelle de sédation. Encore aujourd'hui, là où les échelles sont utilisées, l'on ne s'entend toujours pas sur laquelle devrait être adoptée. Les échelles conventionnelles présentent trois problèmes majeurs:

- Aucune n'intègre à la fois les notions de sédation et d'analgésie;
- Toutes atteignent leurs limites dès que le patient est en sédation profonde;
- Toutes nécessitent l'interpellation verbale et/ou tactile du patient, affectant possiblement le sommeil et le confort.

Les conditions cliniques changeantes peuvent nécessiter différentes quantités d'agents pour atteindre les buts cliniques, autant chez les patients manifestant des douleurs chroniques sous-jacentes, que les douleurs aiguës associées aux conditions cliniques. Les conditions cliniques peuvent aussi influencer la durée du support de la ventilation mécanique. Ainsi, les patients avec moins de trois jours de ventilation nécessitent évidemment moins d'agents d'algosédation qu'une ventilation de dix jours. Ceci pourrait en fait influencer la durée du temps d'émergence en fonction de la quantité d'agents administrés.

En résumé, il existe de moins en moins de raisons pour ne pas guider l'algosédation en soins critiques à l'aide d'un protocole. L'absence de protocole mène à l'algosédation empirique. Avec l'algosédation empirique, la faible prévisibilité des effets des agents pharmacologiques prédispose soit à la sédation excessive ou à la sédation insuffisante (Blasco, Richer et Albanèse, 2010). Le maintien de l'algosédation par protocole procure une constance dans divers aspects des soins et la posologie des agents utilisés en est mieux contrôlée. L'éducation, l'entraînement et la formation de la compétence du personnel soignant sont des éléments plus difficiles à contrôler.

Ces difficultés sont d'autant plus réelles lorsque les échelles sont basées sur des comportements cliniques. Dès que le patient entre en condition où il devient non communicatif, les échelles comportementales perdent leur valeur. Une de ces échelles est l'échelle de Ramsay.

1.2.3 Échelle de Ramsay

Pas moins de dix échelles comportementales permettent de qualifier les niveaux de sédation. L'échelle de Ramsay est la plus ancienne. Bien qu'elle ne fut jamais validée chez les patients sous ventilation mécanique (Jacobi et al., 2002), elle est tout de même fréquemment utilisée mondialement, incluant le Canada (Mehta et al., 2009). C'est Ramsay qui fut le premier à décrire cette échelle qui porte son nom (Ramsay, 1974). Elle décrit six comportements décrits au tableau 1.6.

Valeur	Réponse
1	Anxiété, agitation sans repos
2	Coopératif, orientation, tranquillité
3	Somnolent, réaction à un stimulus auditif
4	Sommeil moyen, réveil facile
5	Sommeil profond, réveil difficile
6	Sommeil très profond, aucune réaction à un stimulus

Tableau 1.6 Échelle de Ramsay. Ramsay (1974).

Il a été longtemps admis qu'un score Ramsay de 3 soit ciblé comme objectif, indépendamment de l'interaction patient-ventilateur (Ramsay, 1974). La réalité est qu'un score plus élevé est toléré pour permettre l'adaptation du patient au ventilateur (Martin et al., 2006), ce qui conduit à la sédation excessive et entraîne des délais d'émergence lors de l'arrêt de la perfusion. Les conditions cliniques changeantes font en sorte que toutes les échelles comportementales atteignent tôt ou tard leurs limites.

1.2.4 Limites des échelles comportementales

Toutes les échelles comportementales de mesure de la sédation, incluant l'échelle de Ramsay, démontrent une bonne fiabilité pour décrire les conditions de sédation légère. En condition de sédation profonde, chez les patients non communicatifs, elles atteignent leur limite (Fraser et Riker, 2005). Plus spécifiquement, en sédation profonde, le plafonnement des échelles ne permet pas de discriminer autre chose que «la sédation est profonde». Une autre limite de l'échelle de Ramsay s'applique aux conditions complexes de soins critiques; un patient en état de sommeil profond avec un réveil difficile (Ramsay 5) peut aussi être anxieux et agité lorsqu'il est stimulé (Ramsay 1). Universellement reconnues, ces limites constituent un obstacle majeur pour titrer la sédation lorsqu'une sédation profonde est requise (Riker et Fraser, 2005) et en conditions cliniques complexes telles le sepsis et les défaillances multi systèmes (Papadakos et Compolo, 2011).

En plus des limites générales des échelles comportementales déjà décrites, l'échelle de Ramsay ne décrit pas le délirium ni le niveau d'agitation et présente trois limites majeures en lien avec cette recherche:
- La variabilité inter-observateur;
- N'a jamais été validée chez les patients sous ventilation mécanique;
- Aucune appréciation du niveau de la douleur.

Ces limites sont confirmées par l'étude de Olson et al., (2007), regroupant 237 infirmières formées pour l'évaluation du niveau de sédation à partir de l'échelle de Ramsay. L'étude révèle un kappa d'à peine 0,28, conduisant ces auteurs à conclure au manque de fiabilité inter-observateur de l'échelle de Ramsay pour décrire l'état de sédation.

Il n'y a aucune raison de mettre ces constatations en doute, compte tenu du temps d'émergence qui apparait élevé dans le contexte de la recherche. De plus, le manque de validité de l'échelle auprès de patients sous ventilation mécanique fait en sorte que les asynchronies patient-ventilateur constituent un obstacle majeur à son utilité durant la phase aiguë de ventilation, malgré son haut niveau de popularité.

Ces deux limites, à elles seules viennent en quelque sorte circonscrire la problématique opérationnelle en lien avec le temps d'émergence et l'interaction patient-ventilateur durant la phase aiguë de ventilation. Le manque de descripteurs pour le niveau de douleur limite l'échelle de Ramsay uniquement à la sédation chez les patients communicatifs. Cette limite s'applique à la plupart des échelles comportementales en ce qui concerne l'évaluation de la douleur. Les indicateurs traditionnels, associés à la douleur comme les fluctuations de paramètres hémodynamiques, ne constituent pas des outils précis d'évaluation (Young et al., 2006). Étant donné ces limites, l'exploration de l'activité du signal électroencéphalographique et les ondes cérébrales pourraient fournir des données en lien avec l'algosédation.

1.2.5 Signal électroencéphalographique et ondes cérébrales

Le confort du patient durant la phase aiguë de ventilation requiert une algosédation adaptée pour permettre le sommeil et procurer un soulagement de la douleur (Mantz, 2012). Le sommeil et le soulagement de la douleur transitent par le niveau d'activité du cortex cérébral. Le signal électroencéphalographique (EEG) représente l'activité du cortex cérébral en fonction du temps (Trouiller et al., 2011).

C'est Hans Berger en 1929 qui a décrit le premier le rythme cérébral. Le rythme cérébral correspond au tracé de base d'un sujet réveillé, yeux fermés avec des fréquences d'ondes cérébrales variant entre 7 et 12,5 Hz. Cette bande de fréquences constitue la bande de fréquences α (alpha). Les ondes delta, thêta et bêta furent subséquemment décrites. Le tableau 1.7 décrit les quatre bandes de fréquences d'ondes cérébrales et l'état de conscience associé.

Onde	Fréquences (Hz)	État de conscience
Delta (δ)	0,5 – 3,5 (Très basses fréquences)	Sommeil profond
Thêta (θ)	3,5 – 7 (Basses fréquences)	Stade 2-3 d'anesthésie
Alpha (α)	7 – 12,5 (Moyennes fréquences)	Réveillé et calme
Bêta (β) Bêta 2 (β2)	12,5 – 50 (Hautes fréquences) 30 – 50 (Hautes fréquences)	Réveillé et alerte

Tableau 1.7 Tableau des ondes cérébrales. Tiré de Rampil (1998).

En raison de la grande différence dans les longueurs d'ondes, différentes méthodes d'exploration sont nécessaires pour en faire l'analyse. Le tableau 1.8 résume les méthodes d'exploration des ondes EEG.

Domaines d'analyse	Paramètre
Transformée de Fourier	• Puissance spectrale totale (PST) • Front de fréquence spectrale 95% (FFS 95%) • Rapport de fréquence α/β
Analyse du domaine bispectral	• SyncFastSlow
Analyse du domaine fréquentiel	• Rapport β
Analyse du domaine temporel	• Ratio de suppression (BSR) • Pourcentage du tracé presque plat (QUAZI)

Tableau 1.8 Méthodes d'analyse des ondes EEG. La transformée de Fourier est le départ de l'exploration et permet de déterminer la puissance spectrale (PST), le front de fréquences spectrales 95% (FFS 95%) et le rapport de fréquences α/β. La transformée de Fourier et nécessaire pour les autres méthodes d'analyse des ondes EEG que sont l'analyse bispectrale, l'analyse fréquentielle et l'analyse temporelle.

L'analyse du signal EEG se fait à partir de la transformée de Fourier. C'est Jean Fourier en 1822 qui propose la transformée qui porte son nom, pour l'analyse des signaux périodiques (Meyer et Rioul, 1987). Ce sont Grass et Gibbs en 1938 qui appliquèrent la transformée de Fourier aux ondes EEG (Bonnet et Lescot, 2010). La transformée de Fourier consiste à transformer une sinusoïde complexe en une somme de sinusoïdes simples, de fréquence (Hz) et de tension (μVolts) différents, redonnant ainsi le signal EEG initial (Rampil, 1998). C'est à partir de cette transformée que plusieurs caractéristiques des ondes cérébrales sont calculées.

De la transformée de Fourier, il faut retenir que deux caractéristiques du signal EEG en sont déduits : i) la puissance spectrale totale de chacune des bandes et ii) le rapport des bandes exprimées en pourcentage de la fréquence spectrale totale. En plus de la transformée de Fourier, il y a d'autres méthodes d'analyse des ondes cérébrales: iii) l'analyse du domaine bispectral, iv) l'analyse du domaine fréquentiel, et v) l'analyse du domaine temporel.

i) *La puissance spectrale totale de chacune des bandes* : Elle est représentée par la puissance spectrale α (alpha 7-12,5 Hz), la puissance spectrale β (bêta 12,5-50 Hz), la puissance spectrale δ (delta 0,5-3,5 Hz) et la puissance spectrale θ (thêta 3,5-7 Hz). La figure 1.13 illustre l'application de la transformée de Fourier à la puissance spectrale.

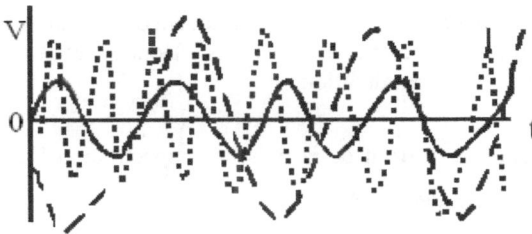

Figure 1.13 Analyse spectrale par la transformée de Fourier. Tiré de Hamada, Trouiller et Mantz 2010. Dans: Bonnet et Lescot, (2010). Analgésie et sédation en réanimation.

De la puissance spectrale totale, le front de fréquence spectrale 95% (FFS 95%) est calculé. Le FFS 95% constitue la fréquence en dessous de laquelle se retrouve 95% de la puissance électrique totale du tracé EEG (Rampil, 1998). La *Median power frequencies* (MPF) est aussi calculée à partir de la puissance spectrale totale. Elle correspond à la fréquence en dessous de laquelle se retrouve 50% de la puissance EEG. L'intérêt du FFS et de la MPF est de pouvoir effectuer des comparaisons statistiques de différents tracés. La figure 1.14 illustre le traitement du spectre comme une série statistique.

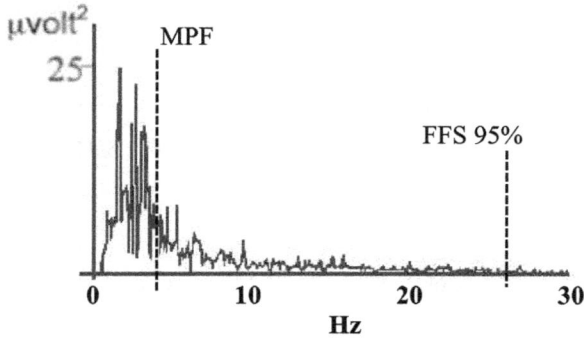

Figure 1.14 Traitement du spectre comme une série statistique. MFP: Median power frequencies, FFS: Front de fréquence spectrale 95%. Tiré de Hamada, Trouiller et Mantz 2010. Dans: Bonnet et Lescot, 2010. Analgésie et sédation en réanimation.

La figure 1.15 illustre le front de la puissance spectrale et l'analyse d'un segment typique des ondes EEG.

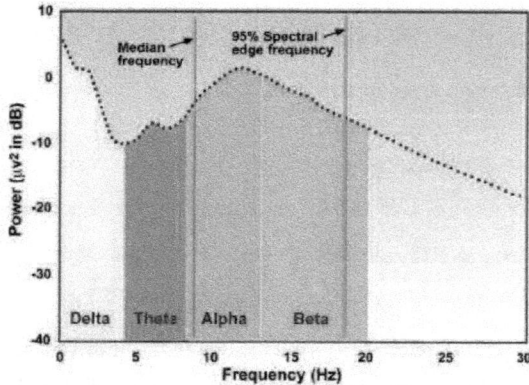

Figure 1.15 Front de la puissance spectrale des ondes EEG. Les bandes classiques des ondes EEG sont définies par les fourchettes de fréquence. (Tiré de Kelley, 2003).

ii) *Le rapport des bandes exprimées en pourcentage de la fréquence spectrale totale* : Il s'applique aux bandes d'ondes α (7-12,5)/β (12,5-50). Ce paramètre fut corrélé de manière significative aux scores de profondeur d'anesthésie et de sédation (Rampil, 1998). Le rapport de la puissance α/β est élevé en condition de sédation/anesthésie profonde et vice versa.

iii) *L'analyse du domaine bispectral* : Elle consiste à comparer deux à deux les ondes sinusoïdales du spectre et de rechercher dans l'ensemble des ondes sinusoïdales une troisième sinusoïde corrélée aux deux autres par sa phase à l'origine (Kelley, 2003, Trouiller et al., 2010). Cette analyse constitue une équation du troisième ordre (Rampil, 1998). Si la corrélation existe, cette troisième sinusoïde est dite harmonique (Rampil, 1998). En étendant cette analyse à toutes les sinusoïdes, on peut ainsi calculer le degré de synchronisation (nombre d'harmoniques/nombre de sinusoïdes) (Billard et Constant, 2001). Il y a synchronisation des cellules cérébrales pyramidales lorsque le cortex est sans stimulation et qu'elles produisent des ondes larges et lentes (anesthésie) et inversement; les cellules sont désynchronisées lors de la stimulation corticale et que le signal est constitué d'ondes rapides et de faible amplitude (état de réveil) (Bonnet et Lescot, 2010). Le degré de synchronisation se nomme SyncFastSlow. Une valeur près de zéro s'apparente aux conditions de réveil et cette valeur s'accroit avec la profondeur de la sédation.

iv) *L'analyse du domaine fréquentiel* : Elle consiste à comparer les pourcentages d'ondes à fréquences rapides, et porte le nom de rapport β (β ratio). Cette analyse s'apparente aux conditions associées à l'état d'hypnose et à la perte de conscience (Kisimoto et al., 1995).

Parallèlement à l'approfondissement de l'hypnose, la puissance β diminue alors que la puissance δ augmente. La figure 1.16 illustre l'analyse spectrale dans le domaine fréquentiel.

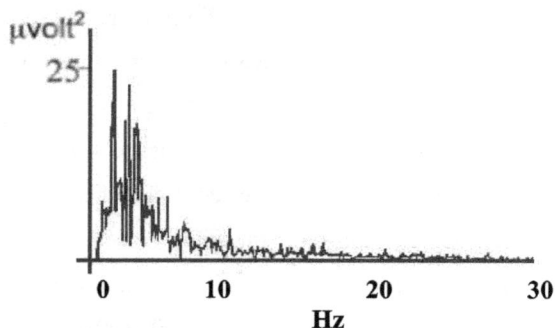

Figure 1.16 Analyse spectrale dans le domaine fréquentiel, présentant le carré de l'amplitude du spectre en fonction de la fréquence. Tiré de Hamada, Trouiller, Mantz 2010. Dans: Bonnet et Lescot (2010). Analgésie et sédation en réanimation.

v) *L'analyse du domaine temporel :* Elle consiste à calculer la portion de temps où le tracé EEG est plat; le ratio de suppression (*Burst Suppression Ratio*) et le pourcentage de tracé presque plat (QUAZI) (Bruhn et al., 2000). Un tracé presque plat se définit comme une période de temps supérieure à 0,5 seconde, pendant laquelle la tension de l'EEG n'excède pas 0,5 µV (Rampil, 1998). La figure 1.17 illustre un tracé dans le domaine temporel.

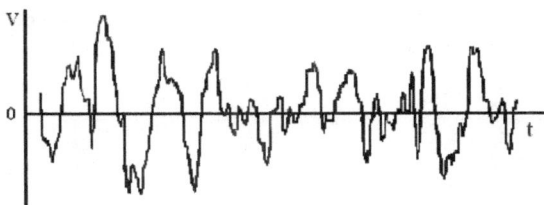

Figure 1.17 Tracé EEG dans le domaine temporel d'une onde sinusoïde complexe (V Volts, t secondes). Tiré de Hamada, Trouiller, Mantz 2010. Dans: Bonnet et Lescot (2010). Analgésie et sédation en réanimation.

C'est à partir de ces quatre méthodes d'analyse des ondes EEG que plusieurs technologies d'analyse brevetées des ondes cérébrales sont conçues à partir de 2001, telles la technologie BIS, l'Entropy, le Narcotrend, le Neurosense, le Patient State Analyser. Bien que ces technologies sont toutes validées et disponibles, la technologie BIS s'est démarquée au point de devenir la référence en mesure et interprétation brevetée de l'activité EEG (Bein, 2006).

1.2.6 Technologie BIS

L'activité EEG de la technologie BIS du manufacturier Covidien est obtenue par une électrode placée sur la région fronto-temporale. L'algorithme breveté d'analyse du signal EEG de la technologie BIS intègre tous les éléments d'analyse d'ondes EEG décrites dans la section précédente: la transformée de Fourier, le domaine d'analyse bispectrale, le domaine d'analyse fréquentielle et le domaine d'analyse temporelle. La technologie BIS émet les paramètres suivants : l'Index BIS, la puissance de l'EMG du muscle sourcilier, le rapport de suppression corticale et l'Index de qualité du signal.

La figure 1.18 illustre les composantes pour en arriver au calcul breveté de l'Index BIS.

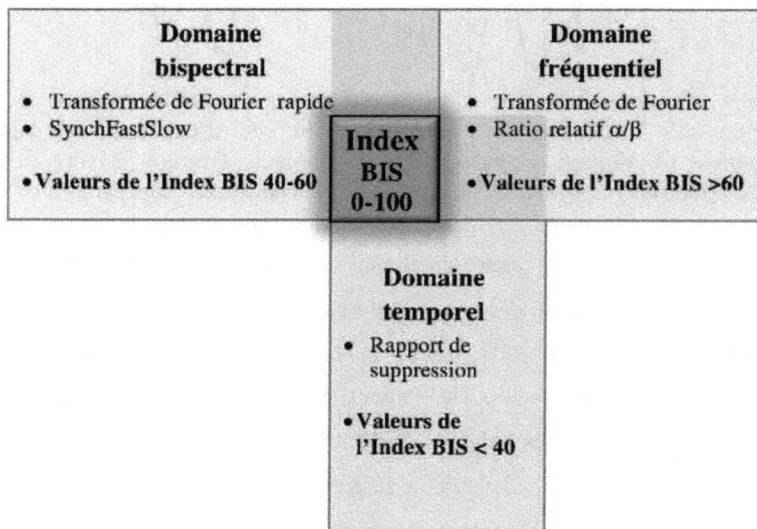

Domaine bispectral
- Transformée de Fourier rapide
- SynchFastSlow

- **Valeurs de l'Index BIS 40-60**

Index BIS 0-100

Domaine fréquentiel
- Transformée de Fourier
- Ratio relatif α/β

- **Valeurs de l'Index BIS >60**

Domaine temporel
- Rapport de suppression

- **Valeurs de l'Index BIS < 40**

Figure 1.18 L'index BIS. L'index BIS est un nombre composite allant de 0 (sommeil très profond, EEG plat et synchronisé) à 100 (état d'éveil, EEG sans tracé plat et asynchrone) (Billard, 2001). Il est obtenu à la suite du traitement de données par trois domaines d'analyse : **le domaine fréquentiel** permet de traiter les données par la transformée de Fourier et le ratio relatif des ondes α/β et représente les valeurs de l'Index BIS > 60; **le domaine bispectral** permet de traiter les données aussi par la transformée de Fourier et la synchronisation Fast/Slow et représente les valeurs de l'Index BIS 40 – 60; **le domaine temporel** permet de traiter les données par le rapport de suppression et représente les valeurs de l'Index BIS < 40. L'Index BIS est calculé à partir d'un enregistrement EEG de 30 secondes et un nouvel Index est calculé tous les deux à cinq secondes. Un délai de cinq à dix secondes est nécessaire pour constater une variation de l'Index BIS secondaire à une modification rapide de la profondeur de la sédation (Kelley, 2003). La figure est une interprétation personnelle du calcul de l'Index BIS.

La technologie BIS est originalement manufacturée par Aspect Medical Inc. C'est depuis 2010 que Covidien s'est porté acquéreur d'Aspect Medical Inc. La technologie BIS capte le signal EEG à partir d'une électrode fronto-temporale munie de quatre capteurs. Le signal EEG est continuellement monitoré et sa qualité est affichée sous l'appellation de l'Index de qualité du signal (IQS). Ce dernier s'exprime en pourcentage du temps que le signal est de qualité à pouvoir calculer l'Index BIS, qui reflète la condition d'activité corticale. Un IQS > 80 est recommandé par le manufacturier pour une interprétation des données. Les signaux sont filtrés, amplifiés et analysés par un module qui peut être directement interfacé avec le moniteur de chevet ou un moniteur spécifiquement dédié à la technologie BIS. La figure 1.19 illustre les composantes de la technologie BIS.

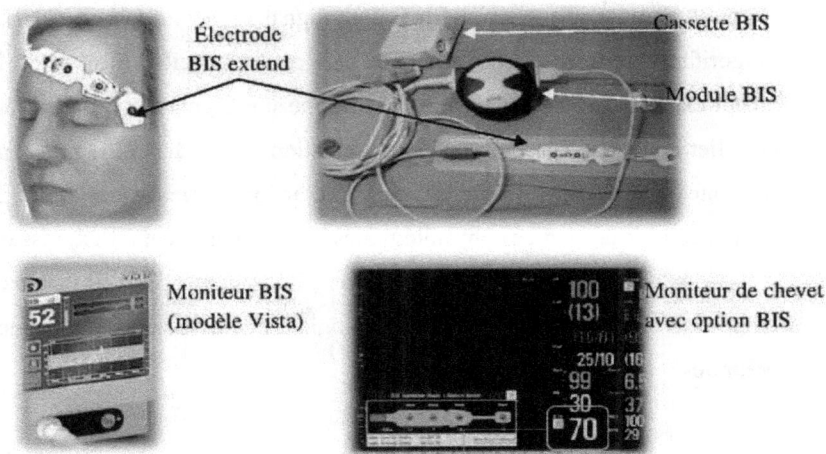

Figure 1.19 Composantes matérielles de la technologie BIS. Après un nettoyage soigneux de la peau de la région fronto-temporale, l'électrode est appliquée selon les repères anatomiques précis. L'électrode est branchée au

module BIS qui lui, est branché à la cassette BIS. Deux versions de moniteurs BIS sont disponibles : un modèle Vista fabriqué par Covidien, et un modèle selon le manufacturier du moniteur de chevet. Le moniteur de chevet permet de réconcilier à la fois les données de la technologie BIS avec les autres données physiologiques. (Aspect Medical Systems et collection personnelle).

La technologie BIS capte aussi les activités extracorticales, entre autres, l'activité électromyographique (EMG) du muscle sourcilier. Les ondes cérébrales sont distribuées dans la fourchette de 0-50 Hz. Les longueurs d'onde associées à l'EMG du muscle sourcilier se situent entre 30-300 Hz. Il y a donc chevauchement d'ondes électriques dans la fourchette de 30-50 Hz provenant à la fois de l'activité corticale et de l'EMG.

La technologie BIS tient compte de ce fait dans son algorithme d'interprétation. Puisque l'EMG s'exprime jusqu'à 300 Hz, l'algorithme interprète comme une activité EMG tout signal capté au-delà de 70 Hz. L'algorithme transpose la puissance de ce signal en décibel (db), selon la force d'expression du muscle sourcilier. Même si le signal EMG du muscle sourcilier constitue à la base une contamination de l'Index BIS, prit dans un contexte de soins critiques et d'interaction patient-ventilateur, il pourrait fournir des indices physiologiques qui s'apparentent à l'expression de la douleur (Fraser et Riker, 2005). La figure 1.20 illustre les composantes de l'EMG de la technologie BIS associées aux ondes cérébrales.

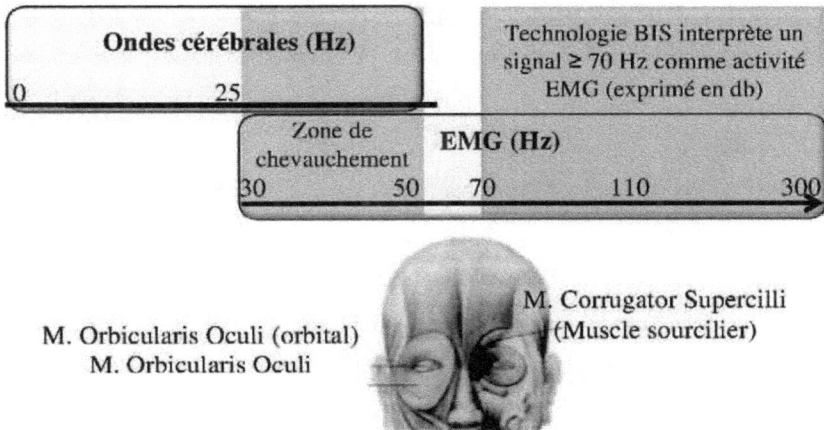

Figure 1.20 Impacts de l'EMG de la technologie BIS sur l'Index BIS. Les ondes cérébrales sont comprises entre 0 et 50 Hz. L'EMG du muscle sourcilier s'exprime dans la fourchette de 30-300 Hz. Entre 30 et 50 Hz, il y a chevauchement entre les ondes cérébrales et celles de l'EMG. Puisque les ondes de l'EMG s'expriment jusqu'à 300 Hz, la technologie interprète des signaux ≥ 70 Hz comme une activité EMG. Les activités électriques à 70 Hz ne correspondent pas à des activités corticales, mais plutôt à celles de l'EMG. La puissance du signal acoustique de l'EMG est convertie en décibels. (Adaptation personnelle et Hemmerling et Donati, 2003).

La technologie BIS permet donc de quantifier l'activité corticale par : i) un algorithme d'analyse breveté (Index BIS) se souciant de ii) l'Index de la qualité du signal cortical (IQS) et des électrodes, ainsi que iii) la puissance de l'expression de l'EMG du muscle sourcilier. Les effets des agents de sédation et d'analgésie peuvent perturber ces derniers paramètres.

i) *Algorithme d'analyse breveté :* L'algorithme d'analyse initial de la technologie BIS fut développé à partir de patients sous anesthésie. Il fut par la suite introduit en soins critiques sans en avoir été modifié pour refléter ce contexte particulier. Bien que les deux contextes aient des

97

similitudes et que sur le plan clinique, l'activité corticale est au centre de ce monitorage, il existe néanmoins des différences majeures, tant sur le plan environnemental que sur le plan clinique. Même si la technologie BIS ne dispose que d'un seul algorithme, celui-ci fut néanmoins validé pour son utilisation en soins critiques par Simmons et al. en 1999.

ii) Qualité du signal cortical et les électrodes : La qualité du signal capté influence l'exactitude de la valeur de l'Index BIS, spécialement dans les environnements électriquement hostiles que sont les soins critiques. L'Index de qualité du signal (IQS), continuellement affiché à l'écran du moniteur BIS, en révèle les impacts. Un IQS > 80 % indique une transmission adéquate des signaux EEG. L'électrode fronto-temporale qui capte l'activité corticale peut aussi constituer un élément d'inquiétude quant aux résultats. Depuis 2003, l'électrode *'BIS extend'* est celle recommandée par le manufacturier pour une utilisation en soins critiques. Les études recensées sur l'utilisation de la technologie BIS en soins critiques ne révèlent généralement pas le type d'électrodes utilisées, ce qui impose aux lecteurs une mise en garde dans l'interprétation judicieuse des résultats d'études antérieures à 2003 sur l'utilisation de la technologie BIS en soins critiques.

iii) L'EMG du muscle sourcilier : En plus de fournir le niveau d'activité corticale relatif à la profondeur du sommeil, la technologie BIS mesure aussi la puissance acoustique de l'EMG du muscle sourcilier. Le muscle sourcilier se contracte en réponse à un stress (Shelly, 1995). L'activité neuromusculaire est minimale lors d'un blocage neuromusculaire et lors d'anesthésie profonde. Le signal EMG du muscle sourcilier s'ajoute à l'activité corticale et influence la valeur de l'Index BIS (Aspect Medical Systems, 2000).

La corrélation entre l'EMG et l'Index BIS est connue (Renna et al., 2002) selon l'équation suivante: Index BIS = 3,7 + (1.6 x EMG).

D'après ces auteurs, en présence d'une valeur élevée d'EMG (> 40 db), la valeur de l'Index BIS peut ne pas coïncider avec le niveau réel de sédation. Il faut aussi rappeler qu'un groupe de six volontaires (les auteurs de l'article) se sont soumis à l'administration de bloqueurs neuromusculaires sans algosédation (Messner et al., 2003). Lors de cet essai, la valeur de l'Index BIS a diminué jusqu'à 33 et a coïncidé avec la diminution de l'EMG.

D'autres auteurs ont remis en cause l'utilisation de la technologie BIS en raison de ce qu'ils décrivent comme une contamination de l'Index BIS par l'EMG (Fraser et Riker, 2005). Bien qu'en partie vrai, le chevauchement du signal EMG avec les ondes cérébrales peut représenter un élément d'importance en soins critiques. C'est en 2006 qu'un comité ad hoc (Task force) de *l'American Society of Anesthesiologists,* formé pour évaluer les rappels explicites en période peropératoire confirme que la surveillance de l'activité électrique du cerveau peut contribuer à fournir de l'information insoupçonnée en matière d'analgésie. Ce groupe va jusqu'à affirmer qu'en anesthésie, l'activité EMG du muscle sourcilier suggère une réponse somatique à une stimulation nociceptive et peut signaler un éveil éminent. Ainsi, l'EMG offre aux cliniciens un espoir de guider et titrer continuellement et adéquatement l'analgésie et la sédation chez les patients non communicatifs sous ventilation mécanique (Kelly, 2003).

Des sources exogènes peuvent affecter le signal EMG. Selon Rampil (1998), l'utilisation d'accessoires électriques de chevets telles les couvertures chauffantes peuvent entrainer l'augmentation de la valeur EMG. La prudence et la vigilance sont donc de mise, comme dans l'utilisation de n'importe quelle technologie de chevet.

Pour ce qui est de l'effet des agents de sédation et d'analgésie sur l'Index BIS, il est reconnu que ces agents ont une signature sur l'EEG (Dahaba et al., 2004). Les opiacés ont un impact sur l'EEG lorsque les doses dépassent plus de cinq fois les concentrations nécessaires pour produire une analgésie. Contrairement aux autres agents inhalés en anesthésie ou intraveineux, les opiacés ne produisent que peu ou pas d'altération électro-physiologique du cortex cérébral. Toutefois, les opiacés peuvent influencer l'Index BIS en atténuant l'effet des stimuli nociceptifs (Kelly, 2003). Ce fait implique que la valeur de l'Index BIS, sous un régime constant d'anesthésie, n'indique pas uniquement le niveau d'hypnose mais reflète également le degré d'inhibition de la douleur induit par les opiacés, puisqu'un éveil cortical peut témoigner d'un déficit en analgésie.

Les tableaux 1.9 et 1.10 forment une paire et décrivent les composantes de la technologie BIS en lien avec les ondes cérébrales et l'état de conscience. Le tableau 1.9 décrit les valeurs de l'Index BIS associées à l'état de conscience, les bandes d'ondes cérébrales et les descripteurs de l'algorithme breveté d'analyse pour chacune des bandes d'ondes. Le

100

tableau 1.10 décrit les gammes de l'Index BIS et les conditions cliniques associées.

Index BIS	État de conscience	Onde cérébrales (Hz)	Quatre domaines d'analyse de l'onde EEG
100	Éveillé	Alpha (α) (7 – 12,5)	Transformée de Fourier Domaine fréquentiel • Ratio relatif α/β
80	État hypnotique léger	Bêta (β) (12,5 – 50)	
60	État hypnotique modéré	Delta (δ) (0,5 – 3,5)	Domaine bispectral • SynchFastSlow
40			
30	Anesthésie	Thêta (θ) (3,5 – 7)	
20			
10	Suppression corticale	Isoélectricité	Domaine temporel • Rapport de suppression (Burst suppression ratio)
0	Silence cortical		

Tableau 1.9 Index BIS et l'état de conscience, bandes de fréquences des ondes cérébrales et les domaines d'analyse. Aspect Medical Systems (2000).

Index BIS	Conditions cliniques associées
80 – 100	Éveil et réponse à un stimulus auditif normal
60 – 80	Réponse à un stimulus auditif et tactile
40 – 60	Aucune réponse à un stimulus auditif, faible probabilité de rappels explicites
20 – 40	État hypnotique profond
00 – 20	Silence électrocérébral

Tableau 1.10 Index BIS et conditions cliniques associées. Aspect Medical Systems (1997).

Comme en anesthésie, il est admis qu'en soins critiques, la fourchette de l'Index BIS 40-60 constitue un niveau d'activité corticale associé à une absence de réaction à un stimulus verbal et une faible probabilité que le patient démontre des rappels explicites à son réveil. L'Index BIS < 40 signe un état hypnotique profond qui s'apparente à la sédation excessive. Quant aux valeurs de l'Index BIS > 60, elles s'apparentent à un état de conscience qui permet une réponse à un stimulus auditif et tactile et d'un score Ramsay 3-4.

L'utilisation de la technologie BIS comme outil de mesure en soins critiques est confirmée et la corrélation avec l'échelle de Ramsay est attribuée aux travaux de Simmons et al. 1999; Berkenbosh Fichter et Tobias, 2002; et Consales et al. 2005. L'équipe de Consales a de plus validé la fourchette de l'Index BIS 40-60 comme cible adaptée aux soins critiques. Il faut toutefois mentionner que lors de l'étude de Consales, la cible de sédation était un score Ramsay 6 (sédation profonde).

En lien avec les échelles comportementales de la douleur décrites en 1.2.4 qui rapportent que l'expression de la douleur passe par trois comportements, soit: l'expression faciale, la contraction des membres supérieurs et l'adaptation du patient au ventilateur. L'EMG de la technologie BIS offre un élément intéressant en soins critiques. De ces trois comportements, l'expression faciale se traduit par des contractions du muscle sourcilier qui peuvent être reconnues par l'EMG de la technologie BIS.

L'EMG offre donc aux cliniciens un espoir de guider et titrer continuellement l'analgésie chez les patients non communicatifs sous ventilation mécanique. La fiabilité du muscle sourcilier pour signaler la douleur sous sédation n'est pas étonnante. Selon Brousseau, Mayer et Lavigne, (2003), au réveil, l'expression de la douleur s'effectue en cinq étapes:

- Abaissement des sourcils;
- Plissement du nez;
- Soulèvement de la lèvre supérieure;
- Rétrécissement des orbites;
- Fermeture des paupières sous l'action respectivement du muscle sourcilier, de l'élévateur de la lèvre supérieure et de l'orbiculaire des paupières.

À ces cinq actions spécifiques peuvent s'ajouter, de façon non consistante toutefois, l'ouverture de la bouche, l'étirement oblique des lèvres (muscle risorius) et une diminution de la fréquence des clignements des paupières (Ekman, 2003).

En lien avec les échelles de la douleur, Courtman et al. (2003) ont confirmé chez les enfants la corrélation (r=0,5, r^2 =0,25, p<0,001) de l'Index BIS avec l'échelle comportementale COMFORT (décrite à la section 1.1.5). Triltsch et al. (2004) ont démontré une corrélation similaire (r= 0,65, p<0,001).

Les résultats parfois divergents de la littérature concernant la corrélation entre les échelles de sédation et la technologie BIS sont réels. Comme il fut déjà mentionné auparavant, lorsqu'un patient, en raison de l'algosédation devient non communicatif aux stimuli verbaux et tactiles, les échelles comportementales atteignent leur limite pour décrire cet état de sédation profond sans en connaître la réelle profondeur. Or, le niveau d'activité corticale quantifié par électroencéphalographie va de l'éveil jusqu'au silence électrocérébral.

Cette possibilité de quantifier le niveau de sédation profond offre un avantage par rapport aux échelles comportementales. Ceci justifie en quelque sorte la nécessité de cette recherche afin de permettre une évaluation objective de l'activité corticale en absence de réponse motrice. À l'autre extrémité du spectre, où l'agitation est accrue, les conditions comportementales des échelles peuvent parfaitement témoigner de l'intensité de l'agitation, alors que la technologie BIS est pratiquement inutile dans ces conditions. Ainsi, un patient alerte et calme qui devient agité peut présenter un Index BIS qui passe de 90 à 100, ne reflétant pas nécessairement la gravité de la situation (Riker et Fraser, 2005).

En résumé, la technologie BIS est une technologie qui intègre dans un algorithme breveté cinq paramètres dérivés des quatre domaines d'analyse de l'onde EEG : i) la transformée de Fourier, ii) le domaine bispectral, avec l'harmonisation les ondes sinusoïdes (SynchFastSlow), iii) le domaine fréquentiel, avec le pourcentage rapide β et iv) le domaine temporel, avec le pourcentage du temps où l'EEG est plat où tracé est presque plat, pour livrer le calcul de l'Index BIS.

Parmi les autres paramètres de la technologie BIS, il faut retenir l'EMG du muscle sourcilier et l'Index de qualité du signal EEG (IQS) et le rapport de suppression cortical (BSR). L'EMG du muscle sourcilier pourrait aussi être en lien avec l'expression de la douleur. Sédation et sommeil sont fortement liés, amenant la technologie BIS comme un outil approprié au contexte des soins critiques.

En raison de la forte liaison entre sédation et sommeil, il apparait nécessaire d'associer les stades du sommeil avec la technologie BIS. La figure 1.21 résume les ondes cérébrales associées aux stades du sommeil et à la technologie BIS.

```
┌─────────────────────────────────────────────────────────────┐
│                      Ondes cérébrales                        │
└─────────────────────────────────────────────────────────────┘
            │                                    │
┌───────────────────────────┐      ┌───────────────────────────┐
│       Ondes rapides        │      │        Ondes lentes        │
│        (7 – 15 Hz)         │      │        (0,5 – 7 Hz)        │
└───────────────────────────┘      └───────────────────────────┘
       │            │                      │             │
┌──────────────┬──────────────┐    ┌──────────────┬──────────────┐
│   État de    │   Sommeil    │    │   Sommeil    │              │
│  relaxation  │  superficiel │    │   profond    │  Anesthésie  │
└──────────────┴──────────────┘    └──────────────┴──────────────┘
       │              │                    │              │
┌──────────────┐┌──────────────┐  ┌──────────────┐┌──────────────┐
│ Ondes α (Hz) ││*Ondes β (Hz) │  │ Ondes θ (Hz) ││ Ondes δ (Hz) │
│  7,0 – 12,5  ││ 12,5 – 50,0  │  │  3,5 – 7,0   ││  0,5 – 3,5   │
│ Stade N1 du  ││ Stade N2 du  │  │ Stade N3 du  ││ Stade N3 du  │
│   sommeil    ││   sommeil    │  │   sommeil    ││   sommeil    │
└──────────────┘└──────────────┘  └──────────────┘└──────────────┘
       │              │                    │              │
┌──────────────┐┌──────────────┐  ┌──────────────┐┌──────────────┐
│  Transformée ││ Ratio relatif│  │    Synch     ││  Rapport de  │
│  de Fourier  ││     α/β      │  │  fast/slow   ││  suppression │
└──────────────┘└──────────────┘  └──────────────┘└──────────────┘
       │              │                    │              │
┌─────────────────────────────┐  ┌──────────────┐┌──────────────┐
│          Domaine            │  │   Domaine    ││   Domaine    │
│         d'analyse           │  │  d'analyse   ││  d'analyse   │
│        fréquentiel          │  │  bispectral  ││  temporel    │
└─────────────────────────────┘  └──────────────┘└──────────────┘
┌─────────────────────────────────────────────────────────────┐
│                   Somme intégrée de la                       │
│                     Technologie BIS                          │
└─────────────────────────────────────────────────────────────┘
            │                                    │
┌───────────────────────────┐      ┌───────────────────────────┐
│ Index BIS                 │      │ EMG de la technologie BIS  │
│ • 80 – 100 Prédominance des α │  │ • 30 – 300 Hz             │
│ • 60 – 80  Prédominance des β │  │ • Index BIS = 3,7 + (1,6 x EMG) │
│ • 40 – 60  Prédominance des θ │  │ • Pouvoir de EMG 40 – 50 db │
│ • 20 – 40  Prédominance des δ │  │                            │
│ • 10 – 20  Suppression corticale │                           │
│ • 0 – 10   Silence cortical │     │                            │
└───────────────────────────┘      └───────────────────────────┘
```

* ondes β : β$_1$ 12,5 – 30 Hz, β$_2$ 30 – 50 Hz

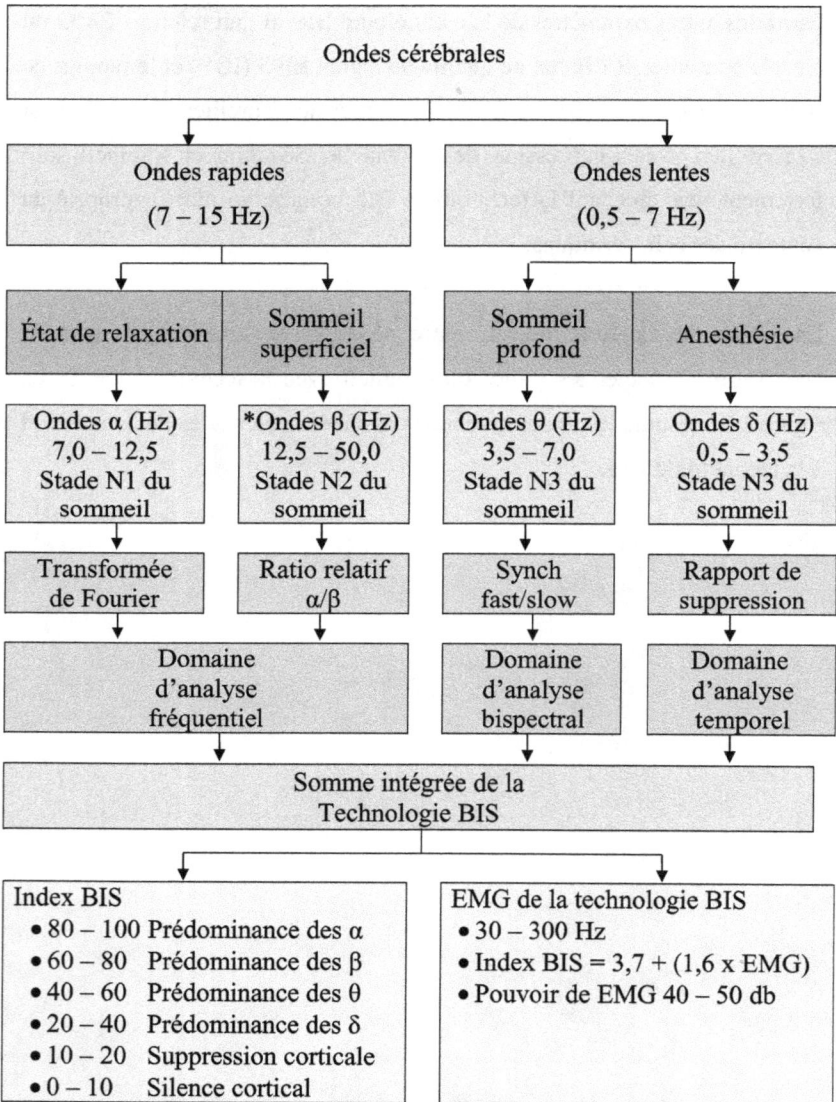

Figure 1.21 Ondes cérébrales en référence avec la technologie BIS. Tirée et adaptée d'Aspect Medical Systems, Natick MA (2000).

Les pages précédentes ont permis de présenter les particularités et les limites de deux outils (l'échelle de Ramsay et la technologie BIS) qui servent à titrer les perfusions d'agents requis par un protocole d'algosédation. La section suivante décrit le temps d'émergence, un élément central de tout protocole d'algosédation en soins critiques et une variable dépendante de cette recherche.

1.3 Temps d'émergence

Le temps d'émergence se définit comme étant le temps requis par le patient pour retrouver une ventilation spontanée soutenue, après la cessation de la perfusion de l'algosédation. Il apparait comme un élément incontournable pour juger de l'efficacité d'un protocole d'algosédation, puisqu'il détermine le temps nécessaire pour éliminer de l'organisme les agents de sédation et d'analgésie.

Jusqu'ici on a vu les particularités et les limites qu'imposent deux outils (l'échelle de Ramsay et la technologie BIS) qui servent à titrer les perfusions d'agents requis par un protocole d'algosédation. Ces particularités ont toutes un impact sur le temps d'émergence.

En fait, l'algosédation adaptée doit en principe éviter les extrêmes que sont la sédation excessive et la sous-sédation. Elle doit favoriser un temps d'émergence le plus court possible tout en évitant les effets délétères de la sous-sédation. Puisque cette recherche touche spécifiquement les patients sous ventilation mécanique en soins critiques, il apparait opportun de joindre à la fois le temps d'émergence et l'interaction synchrone patient-ventilateur comme objectif d'une algosédation adaptée. La section suivante décrit l'interaction patient-ventilateur.

1.4 Interactions patient-ventilateur

L'interaction du patient avec le ventilateur est d'une grande complexité en soi et le support mécanique de la fonction respiratoire soulève plusieurs défis. D'une part, au plan physiologique, il faut optimiser l'échange gazeux et d'autre part sur le plan technologique, il faut s'assurer de la synchronie patient-ventilateur. Ces défis convergent vers un retour à une ventilation spontanée sans assistance. Toutes ces interventions visent la guérison de la pathologie respiratoire sous-jacente. L'épisode de soins sous ventilation comprend quatre phases distinctes (Tobin, 1994; Pilbeam et Cairo, 2006; Albert, Spiro et Jett, 2008).

1- Initiation de la ventilation;

2- Maintien (aussi appelée phase aiguë);

3- Sevrage de la ventilation;

4- Arrêt de la ventilation mécanique et extubation.

Cette recherche privilégie la phase de maintien, à cause de l'importance qu'elle revêt sur les besoins en algosédation, sur l'interaction patient-ventilateur et son impact sur le temps d'émergence. La nécessité d'une synchronie est au centre du concept de ventilation mécanique et pour ce faire, l'équipe soignante doit bien comprendre à la fois la physiologie et la technologie impliquée. Cette synchronie tant recherchée est un élément clé pour permettre la guérison de la condition sous-jacente (Marini et Gattinoni, 2004). C'est en fait l'équilibre entre une algosédation et une technologie de support qui se rejoignent au chevet d'un patient gravement malade. Cette section se concentre sur la synchronie patient-ventilateur en contexte de soins critiques.

Selon Brochard et al. (2008), le support d'une ventilation mécanique vise avant tout trois objectifs: i) diminuer le travail de la ventilation, ii) supporter les échanges gazeux et iii) permettre l'application de traitements. Le confort du patient est essentiel pour atteindre ces objectifs (Bonnet et Lescot, 2010).

En condition d'inconfort, l'asynchronie patient-ventilateur compromet les bienfaits d'une ventilation mécanique et impose des méfaits au patient. Selon Younes et al. (2007), la ventilation mécanique ne peut se faire adéquatement sans respecter une neurophysiologie impliquant trois axes:
1. L'axe moteur qui exécute la respiration;
2. L'axe de contrôle, situé dans le tronc cérébral;
3. L'axe des rétroactions qui transmettent l'information au centre de contrôle.

L'interaction patient-ventilateur est en fait une série de rétroactions du patient à une pression générée par un ventilateur. Le ventilateur impose beaucoup de contraintes au système respiratoire à cause d'une force qui dépend de trois variables principales (Brochard et al., 2008):
1- Le déclenchement de l'inspiration;
2- Le contrôle du débit de gaz inspiratoire;
3- La fin du cycle inspiratoire.

L'effort respiratoire total se décrit généralement par la somme des pressions générées à la fois par le patient (P_{musc}) et par le ventilateur (P_{vent}). Si le patient ne génère aucun effort, P_{musc} est égal à zéro. Ainsi, le ventilateur est contrôlé par le clinicien, mais limité par ses caractéristiques technologiques. Il doit interagir avec le patient, qui lui est contrôlé par son système nerveux central, mais limité par son habilité à s'adapter au ventilateur. L'interaction patient-ventilateur regroupe deux composantes (Tobin, 1994):

1. Réponse du ventilateur (P_{vent}) à l'effort du patient (P_{musc});
2. Réponse du patient à la ventilation offerte par le ventilateur.

Ces deux composantes se retrouvent dans une boucle fermée et composée de sept étapes exprimées dans la figure 1.22. Le support mécanique de la respiration (1) débute par une liaison avec le patient (7). L'assistance respiratoire est régie par les modes de ventilation (2) et les propriétés mécaniques du ventilateur. Les paramètres générés par le ventilateur soit, pression, débit et volume (3) sollicitent des mécanismes de rétroactions de la part du patient (4). Ces rétroactions peuvent aller de la dyspnée, de l'inconfort et une synchronie. Les rétroactions du patient exercent des impacts sur les centres respiratoires (5) dont les effets sont en fonction de la condition des axes neuromusculaires (6). L'activité motrice du patient (P_{musc}) (7) entre en relation avec le ventilateur (P_{vent}) (1) ferment la boucle de l'interaction patient-ventilateur.

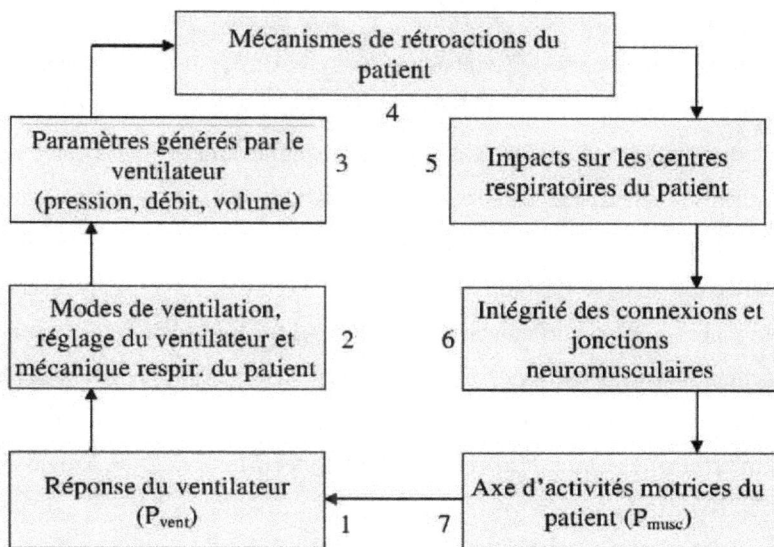

```
┌─────────────────────────────────┐
│   Mécanismes de rétroactions du │
│            patient              │
└─────────────────────────────────┘
                 4

┌──────────────────────┐        ┌──────────────────────┐
│ Paramètres générés   │   3  5 │ Impacts sur les       │
│   par le ventilateur │        │ centres respiratoires │
│ (pression, débit,    │        │ du patient            │
│  volume)             │        │                       │
└──────────────────────┘        └──────────────────────┘

┌──────────────────────┐        ┌──────────────────────┐
│ Modes de ventilation,│   2  6 │ Intégrité des         │
│ réglage du ventilateur│       │ connexions et         │
│ et mécanique respir. │        │ jonctions             │
│ du patient           │        │ neuromusculaires      │
└──────────────────────┘        └──────────────────────┘

┌──────────────────────┐        ┌──────────────────────┐
│ Réponse du ventilateur│  1  7 │ Axe d'activités       │
│      (Pvent)         │        │ motrices du patient   │
│                      │        │ (Pmusc)               │
└──────────────────────┘        └──────────────────────┘
```

Figure 1.22 Sept composantes de l'interaction patient-ventilateur. Tirée et traduction libre de Prinianakis, Kondili et Georgopoulos (2005).

Durant la période de ventilation mécanique, les conséquences délétères de l'asynchronie retentissent autant sur l'échange gazeux que sur le processus de guérison (Prinianakis, Kondili et Georgopoulos, 2005). L'asynchronie conduit à l'instabilité de territoires alvéolaires, qui deviennent, par le fait même, des zones où apparaissent les lésions au parenchyme et dites induites par le ventilateur (Steinberg, 2004). La fragilité alvéolocapillaire induite par un asynchronisme patient-ventilateur prédispose au collapsus pulmonaire (atélectasie), aussi appelé le dé-recrutement pulmonaire (Marini et Gattinoni, 2004).

En condition d'insuffisance respiratoire aiguë, les efforts inspiratoires du patient peuvent entraîner la perte de la 'pression positive en fin

111

d'expiration' (PEP, *voir glossaire*), ce qui conduit inévitablement au collapsus pulmonaire (Steinberg, 2004). Ainsi, le dé-recrutement pulmonaire fait en sorte qu'à chaque ventilation, il y a alternance entre les ouvertures et fermetures successives d'unités pulmonaires. Après quelques minutes de ventilation dans ces conditions, des lésions au parenchyme pulmonaire apparaissent et sont connues sous le vocable d'atélectraumatisme (Tobin, 2001; Halter, 2003). Ces lésions déclenchent des mécanismes inflammatoires avec libération de médiateurs biochimiques et progressent rapidement vers une phase plus avancée de l'insuffisance respiratoire aiguë, connues sous le vocable de biotraumatisme (Uhlig, Ranieri et Slutsky, 2004; Slutsky, 2006; Tremblay et Slutsky, 2006).

Physiologie et technologie doivent s'harmoniser plutôt que s'affronter. Pour exprimer ces relations parfois complexes, il faut se rapporter à des notions de physique et de physiologie décrites par l'équation du mouvement.

1.4.1 Équation du mouvement appliquée à la relation patient-ventilateur

Les centres de contrôle respiratoire activent les neurones moteurs spinaux qui commandent les muscles inspiratoires et expiratoires à des intensités et des fréquences qui sont en constante variation (Prinianakis, Kondili et Georgopoulos, 2005). Les activités des motoneurones est acheminée via les nerfs périphériques, vers les muscles respiratoires qui se contractent et génèrent une pression (P_{musc}). Cette pression P_{musc} se dissipe pour vaincre à la fois la résistance à l'écoulement des gaz ($P_{rés}$), l'élasticité pulmonaire et thoracique ($P_{élas}$) et l'inertie de tout le système respiratoire ($P_{inertie}$). Il est admis qu'en ventilation mécanique traditionnelle, l'inertie du système respiratoire est négligeable (Rodarte et Rehder, 1986). Pour cette raison, la ($P_{inertie}$) est ignorée.

En ventilation spontanée, la pression générée par le patient est la somme des forces résistives et élastiques et sont exprimées dans l'équation du mouvement du système respiratoire de l'équation 1.

Équation 1: $P_{musc} = P_{résis} + P_{élas}$

L'équation du mouvement est une équation générique qui s'adapte facilement au système respiratoire. En physiologie respiratoire, le mouvement s'apparente au déplacement du volume courant. L'équation du mouvement stipule que la somme des pressions résistives et élastiques représente la pression maximale générée. En ventilation spontanée de repos, la pression que doivent générer les muscles inspiratoires pour vaincre la résistance qu'offre le système respiratoire à l'écoulement d'un débit de gaz au temps t (t) se décrit selon l'équation :

$P_{résis}$ = Débit (t) x R
Où;   R : résistance à l'écoulement gazeux (cm H_2O/ml/sec),
       Débit (t) : Débit gazeux durant l'inspiration au temps t (ml/sec)

De même, la pression que doivent générer les muscles inspiratoires pour vaincre l'élasticité du système respiratoire (mesurée par l'élastance) dès

113

qu'un volume supérieur à la capacité résiduelle fonctionnelle passive (CRF) est mobilisé au temps t (t) et se décrit selon l'équation :

$P_{élas}$ = Volume (t) x E

Où;   Volume (t) : Volume courant déplacé au temps t (ml),

E : Élastance (cmH_2O/ml).

Ainsi, le déplacement d'un volume courant pour le système respiratoire s'exprime sous la forme de l'équation suivante :

Équation 2: P_{musc} = (Débit (t) x R) + (Volume (t) x E)

En contexte de ventilation mécanique, la pression générée par le ventilateur (P_{vent}) s'ajoute à celle générée par le patient (P_{musc}). La somme de ces deux pressions constitue la pression totale (P_{tot}) exercée au temps donné (t) :

$P_{(tot)}$ = $P_{(musc)}$ + $P_{(vent)}$.

Selon l'équation du mouvement, la pression totale se dissipe pour vaincre les composantes résistives et élastiques du système respiratoire et détermine le profil du volume au temps 't'. Ainsi, l'interaction entre les pressions provenant du patient et celles générées par le ventilateur au temps 't' s'exprime ainsi:

Équation 3: P_{vent} + P_{musc} = Débit (t) x R + ΔV (t) x E

Ainsi, la relation patient-ventilateur s'exprime selon la figure 1.23 et regroupe les paramètres associés au ventilateur et aux rétroactions du patient.

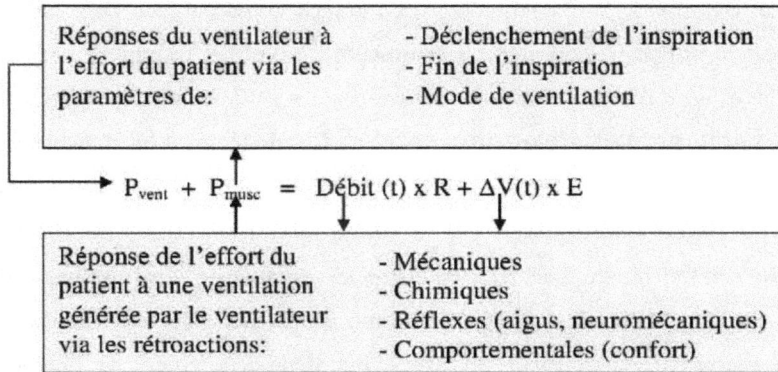

Figure 1.23 Relation patient-ventilateur exprimée à travers l'équation du mouvement. Tirée et traduction libre de Prinianakis et al. (2005).

Bien que l'interprétation de Prinianakis et al. (2005) ne fait pas à priori référence aux réponses du ventilateur entourant l'expiration tels que la PEP et le temps expiratoire, pour des raisons didactiques et de simplification du propos, elles ne seront pas considérées en détail ici. La phase expiratoire sera considérée plus en détail dans la section 1.4.4. La description se fera autour de la phase inspiratoire, puisque c'est cette phase qui est directement contrôlée par les paramètres du ventilateur.

Tel que décrit dans la figure 1.23, la réponse du ventilateur à l'effort musculaire du patient s'exprime à travers trois paramètres qui demeurent limités par les capacités technologiques du ventilateur à interagir avec le patient: i) le déclenchement de l'inspiration, ii) la fin de l'inspiration et iii) le mode de ventilation. Les modes de ventilation feront l'objet de la section 1.4.3. Les capacités technologiques du ventilateur sont toutes aussi importantes que les mécanismes de rétroactions physiologiques du patient et constituent une source potentielle d'inadaptation patient-ventilateur.

115

Le 'Débit' et le 'Volume' sollicitent une série de rétroactions de la part du patient qui se traduisent par l'expression d'un effort respiratoire (P_{musc}). Cet effort respiratoire émet des signaux captés par le ventilateur qui lui, va réagir selon les paramètres associés à son fonctionnement en générant une pression (P_{vent}).

Durant l'inspiration, la relation entre les paramètres de la réponse du ventilateur détermine le profil Volume-temps qui affecte la courbe de pression P_{musc} (Figure 1.23). L'allure que prend cette courbe de Pression-tems est issue des systèmes de rétroactions mécaniques, chimiques, réflexes et comportementales. Le profil Volume-temps se distribue ensuite à travers la réponse du ventilateur. La réponse du ventilateur est fonction des réglages imposés par le mode de ventilation, les seuils de sensibilité au déclenchement et la consigne de fin de cycle inspiratoire. Constituant une entité en elle-même, la réponse du ventilateur (P_{vent}) se traduit par la pression d'insufflation générée par le ventilateur.

1.4.2 Rétroactions du patient à une ventilation mécanique

En condition de ventilation mécanique, la courbe de pression P_{musc} est déterminée par quatre systèmes de rétroactions décrits à la figure 1.23: i) mécaniques, ii) chimiques, iii) réflexes et iv) comportementales.

i) Rétroactions mécaniques. Les propriétés mécaniques du système respiratoire peuvent conduire à l'asynchronie patient-ventilateur. Ces propriétés s'expriment par les caractéristiques de la courbe Pression-temps générée par le patient (P_{musc}) et affectent la pression produite par le ventilateur (P_{vent}). Une dissociation temporelle de ces deux pressions engendre l'asynchronie. Lors du signal neural aux muscles inspiratoires, la force exercée par le patient (P_{musc}) va en diminuant avec l'accroissement du volume pulmonaire (Kondili, Prinianakis et Georgopoulos, 2003).

Pour un niveau donné d'activité musculaire, la P_{musc} doit être plus petite durant la ventilation mécanique que durant une ventilation spontanée, si la pression que procure le ventilateur conduit à un débit et un volume plus élevé qu'en ventilation spontanée. Selon Prinianakis, Kondili, et Georgopoulos, 2005, la faible rétroaction mécanique durant une ventilation mécanique et en état d'hypercapnie peut diminuer la pression maximale musculaire jusqu'à 15 %, ce qui constitue un avantage marqué et renforce l'importance de l'algosédation adaptée.

ii) Rétroactions chimiques : La rétroaction chimique correspond à la réponse du système respiratoire aux paramètres sanguins PaO_2, $PaCO_2$ et pHa. Cette rétroaction minimise les changements gazométriques qui autrement surviendraient à la suite de changements dans le taux métabolique ou dans les propriétés d'échange gazeux du système respiratoire (Berger, 1998).

Les rétroactions chimiques sont un déterminant important de la P_{musc} même durant la ventilation mécanique. En condition de sédation profonde, le rythme respiratoire est dépendant de la $PaCO_2$. Dans de telles circonstances, une légère diminution de la $PaCO_2$ conduit à l'apnée (Tortora et al., 1999). Cette condition a des conséquences majeures en ventilation mécanique.

117

Le niveau d'assistance ventilatoire avec de larges volumes courants augmente la vraisemblance d'apnée et peut induire une respiration périodique. À son tour, la respiration périodique peut induire une hypoxémie importante si une ventilation minimale n'est pas assurée. La réduction du niveau d'assistance au point où la ventilation se stabilise peut améliorer l'oxygénation et la qualité du sommeil.

Il s'ensuit donc qu'un mode de ventilation qui diminue le volume courant en réponse à une P_{musc} va promouvoir la stabilité de ventilation. Cette notion est capitale puisqu'en condition de respiration périodique, une légère modification de la $PaCO_2$ peut rétablir un rythme respiratoire, sans nécessairement altérer grandement le niveau d'algosédation.

En résumé, deux points à retenir: d'une part, la rétroaction chimique constitue un élément important dans l'analyse des asynchronies et d'autre part, un simple ajustement des paramètres de ventilation peut restaurer la synchronie.

iii) Rétroactions réflexes : Les caractéristiques de chaque ventilation sont influencées par plusieurs rétroactions réflexes. Ces rétroactions réflexes sont reliées aux volumes pulmonaires et proviennent à la fois des poumons eux-mêmes, mais aussi de la cage thoracique. Les paramètres de ventilation généralement manipulés sont : le volume courant, la fréquence respiratoire, la pression des voies aériennes et le débit d'insufflation des gaz.

En condition de syndrome de détresse respiratoire aiguë (SDRA), Prinianakis, Kondili et Georgopoulos (2005), ont examiné la réponse réflexe de P_{musc} durant la ventilation mécanique en variant le volume courant, l'aide inspiratoire et le débit inspiratoire. La manipulation de ces paramètres entraîne immédiatement une altération du temps neural. Plus spécifiquement, une diminution du volume courant, de l'aide inspiratoire et l'augmentation du débit inspiratoire (diminution du Ti) conduisent à une augmentation de la fréquence respiratoire.

iv) Rétroactions comportementales. Les rétroactions comportementales du patient ont aussi un impact sur son interaction avec le ventilateur. Un changement des paramètres de ventilation dans le but d'éliminer l'Auto-PEP chez un patient éveillé peut s'avérer inefficace à cause de la rétroaction comportementale. Cette rétroaction peut être altérée considérablement par le niveau de sédation et les stimulations externes de l'environnement. Les nombreux facteurs impliqués dans la rétroaction comportementale en compliquent toutefois l'interprétation.

Ces rétroactions s'inscrivent à travers des modes de ventilation qui présentent tous leurs particularités dans l'interaction patient-ventilateur. La prochaine section décrit les modes de ventilation les plus connus et les plus employés en soins critiques.

1.4.3 Les consignes de cyclage et les modes de ventilation

De façon générale, l'inspiration est une phase active durant laquelle le ventilateur génère une pression, un débit d'insufflation gazeux et un volume courant, en obéissant à l'équation du mouvement. Quant à la phase expiratoire, elle est passive et permet l'expiration du patient. Le passage de l'inspiration à l'expiration, aussi connue comme la consigne de fin du cycle inspiratoire ou *'trigger expiratoire',* se limite à une seule des trois consignes de cyclage suivantes (*Society of Critical Care Medicine FCCM,* 2012): i) le volume, ii) le temps et iii) le débit. Autrement dit, l'inspiration mécanique se termine uniquement lorsqu'une des trois consignes préréglées est atteinte.

i) Consigne de volume : En ventilation dite cyclée par le volume, aussi connue sous le vocable *'ventilation volumétrique',* l'inspiration se poursuit jusqu'à ce que le volume courant préréglé soit livré par le ventilateur. À l'atteinte du volume courant préréglé, l'expiration passive débute.

Le réglage du volume courant s'accompagne d'une consigne de débit d'insufflation afin de déterminer la durée de l'inspiration. En général, durant l'inspiration, le débit est constant. Cette consigne de cyclage est très répandue. La figure 1.24 illustre les courbes Pression et Débit-temps d'une ventilation cyclée par le volume.

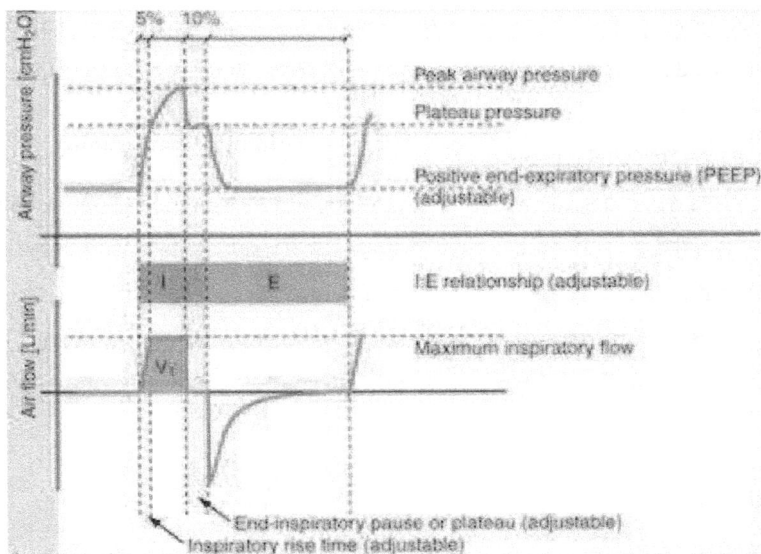

Figure 1.24 Ventilation cyclée par le volume (ventilation volumétrique). Le tracé du haut est la courbe Pression-temps et celui du bas est le tracé Débit-temps. I: phase inspiratoire, E: phase expiratoire. La partie initiale de l'inspiration est la phase de pressurisation (*Inspiratory rise time*). Vient ensuite l'atteinte de la pression crête des voies aériennes (*Peak airway pressure*) suivie de la pause en fin inspiration (*Plateau pressure*). Durant l'inspiration (*I*), le débit gazeux est constant et pré réglé. Lors de la pause fin d'inspiration, le débit est de zéro. La pression de plateau, mesurée en fin d'inspiration est un indicateur de la distension alvéolaire. L'expiration (*E*) est passive et la pression des voies aériennes diminue au niveau de PEP (*PEEP*) préréglé. Durant la phase expiratoire, un débit de pointe est atteint et il retourne à la ligne de base où il doit atteindre zéro avant le début d'une prochaine inspiration. Tiré de Brander, Slutsky. Chapitre 18. Invasive Mechanical Ventilation. Dans: Albert, R, Spiro S, et Jett J. Clinical Respiratory Medicine, Mosby Elsevier Philadelphia 2008.

ii) Consigne de temps : En ventilation dite cyclée par le temps, aussi connue sous le vocable '*ventilation à pression contrôlée*', l'inspiration se poursuit jusqu'à ce que le temps inspiratoire préréglé soit écoulé. À l'atteinte du temps préréglé, l'expiration passive débute.

Le réglage du temps inspiratoire s'accompagne d'une consigne de pression des voies aériennes maintenue constante durant l'inspiration. Tout au long de l'inspiration, le débit d'insufflation est décélérant, obéissant à l'équation du mouvement. La valeur du volume courant dépend des caractéristiques résistives et élastiques du système respiratoire. La figure 1.25 illustre les courbes Pression et Débit-temps d'une ventilation cyclée par le temps.

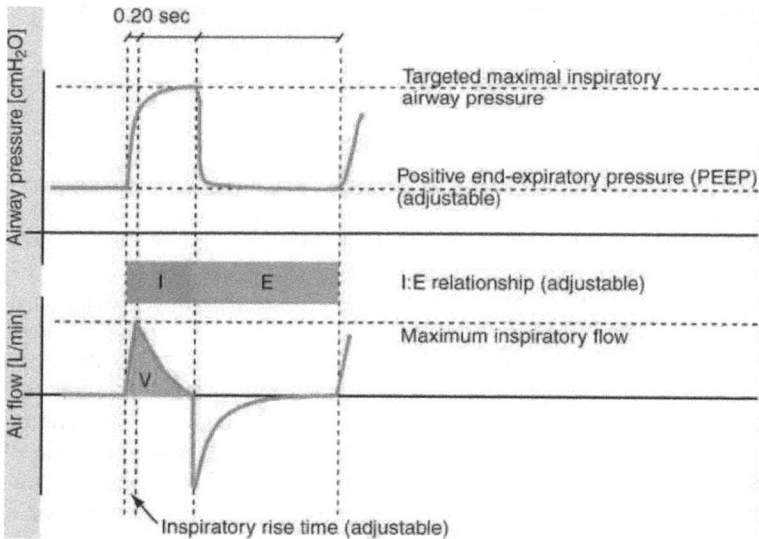

Figure 1.25 Ventilation cyclée par le temps (ventilation à pression contrôlée). Le tracé du haut est la courbe Pression-temps et celui du bas est le tracé Débit-temps. I: phase inspiratoire, E: phase expiratoire. La partie initiale de l'inspiration est la phase de pressurisation (*Inspiratory rise time*). Vient ensuite l'atteinte de la Pression maximale pré réglée et maintenue constante durant le temps inspiratoire préréglé. Durant l'inspiration (*I*), le débit gazeux est décélérant durant le temps inspiratoire pré réglé. Le préréglage du temps inspiratoire doit permettre au débit d'atteindre zéro en

fin d'inspiration. L'expiration (E) est passive et la pression des voies aériennes diminue au niveau de PEP (*PEEP*) préréglé. Durant la phase expiratoire, un débit de pointe est atteint et retourne à la ligne de base où il doit atteindre zéro avant le début d'une prochaine inspiration. Tiré de Brander, Slutsky. Chapitre 18. Invasive Mechanical Ventilation. Dans: Albert, R, Spiro S, et Jett J. Clinical Respiratory Medicine, Mosby Elsevier Philadelphia 2008.

iii) Consigne de débit : En ventilation dite cyclée par le débit, aussi connue sous le vocable '*aide inspiratoire*', l'inspiration se poursuit jusqu'à ce que le niveau de débit d'insufflation préréglé pour l'arrêt de cycle soit atteint. À l'atteinte de ce niveau de débit, l'expiration passive débute.

Le niveau de débit est réglé en pourcentage du débit inspiratoire au début de l'inspiration. Le réglage du niveau de débit inspiratoire s'accompagne aussi d'une consigne de pression. Durant tout le temps que dure l'inspiration, la pression des voies aériennes préréglée est maintenue constante. La valeur du volume courant généré dépend de l'effort du patient à maintenir un débit inspiratoire jusqu'à l'atteinte de la consigne d'arrêt de cycle. Pour assurer une ventilation cyclée par le débit ou 'aide inspiratoire', il est essentiel que le patient soit en mesure de générer un effort permettant le déclenchement de l'inspiration. L'aide inspiratoire est un type de ventilation très utilisé, surtout en phase de sevrage chez les patients qui peuvent assurer une ventilation spontanée. La figure 1.26 illustre les courbes Pression et Débit-temps d'une ventilation cyclée par le débit.

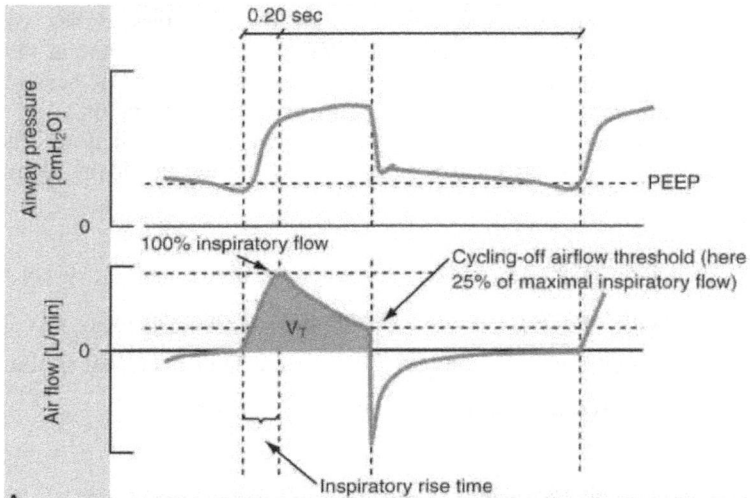

Figure 1.26 Ventilation cyclée par le débit (ventilation en aide inspiratoire). Le tracé du haut est la courbe Pression-temps et celui du bas est le tracé Débit-temps. La partie initiale de l'inspiration est la phase de pressurisation (*Inspiratory rise time*). Vient ensuite l'atteinte de la pression maximale préréglée et maintenue constante jusqu'à ce que la consigne de fin de cycle (le débit) soit atteinte (*cycling-off*). Cette consigne est préréglable chez certains ventilateurs et fixe dans d'autres. En aide inspiratoire, le volume courant dépend de l'effort que met le patient à maintenir le débit jusqu'à la consigne de fin de cycle. Pour qu'une ventilation soit cyclée par le débit, elle doit obligatoirement être déclenchée par le patient. La durée du temps inspiratoire doit permettre au débit d'atteindre zéro en fin d'inspiration. L'expiration (E) est passive et la pression des voies aériennes diminue au niveau de PEP (PEEP). Durant cette phase expiratoire, un débit de pointe est atteint et retourne à la ligne de base où il doit atteindre zéro avant le début d'une prochaine inspiration. Tiré de Brander L, Slutsky A. Chapitre 18. Invasive Mechanical Ventilation. Dans: Albert, R, Spiro S, et Jett J. Clinical Respiratory Medicine, Mosby Elsevier Philadelphia 2008.

À ces trois consignes de cyclage viennent s'ajouter les modes de ventilation proprement dits. Quel que soit le mode de ventilation, il doit posséder une des trois consignes de cyclage. Il existe une multitude de modes de ventilation dont plusieurs sont brevetés. Pour fin de simplification volontaire et didactique, seul le mode de ventilation assistée-contrôlée est décrit, non seulement en raison de sa grande popularité, mais parce que c'est le mode utilisé dans la présente recherche.

La ventilation assistée contrôlée peut être cyclée soit par : i) le volume ou ii) le temps.

i) Ventilation assistée-contrôlée, cyclée par le volume : Ce mode nécessite le préréglage du volume courant, du débit d'insufflation et de la fréquence respiratoire. En absence d'effort inspiratoire, seuls le volume courant et la fréquence respiratoire préréglés seront administrés. Toutefois, en présence d'un effort permettant de vaincre la consigne de sensibilité du ventilateur, dès le déclenchement de celui-ci, le volume courant préréglé est administré. Le patient peut donc augmenter le volume minute en modifiant uniquement la fréquence respiratoire.

En ventilation cyclée par le volume, le débit est généralement constant durant la phase inspiratoire, obéissant à l'équation du mouvement. Avec un débit d'insufflation constant, le risque d'un débit préréglé insuffisant pour combler les besoins du patient est une réelle menace (Brochard et al., 2008). La ventilation assistée-contrôlée, cyclée par le volume est souvent simplement désignée 'ventilation assistée contrôlée (VAC)', faisant abstraction de la consigne de cyclage par le volume. La figure 1.27 illustre différents éléments de la ventilation assistée-contrôlée, cyclée par le volume.

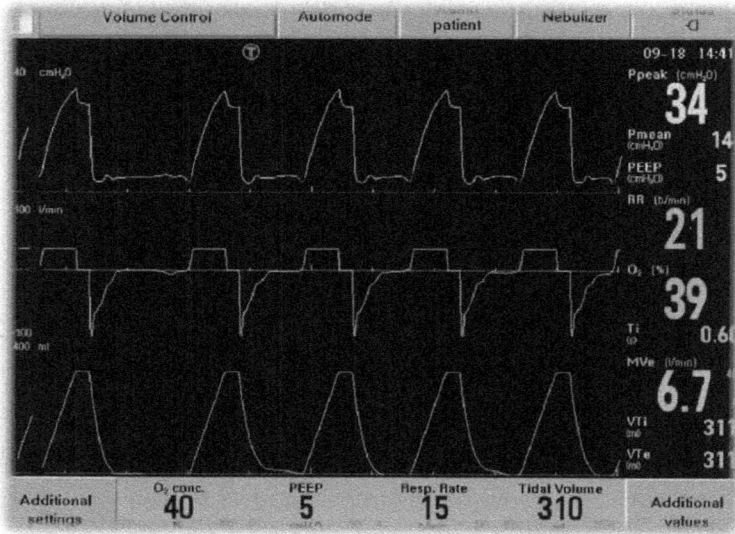

Figure 1.27 Ventilation assistée-contrôlée, cyclée par le volume (volumétrique). A: courbe Pression-temps, B: courbe Débit-temps, C: courbe Volume-temps. L'abscisse est le temps (10 secondes). En ventilation assistée contrôlée, cyclée par le volume, le volume courant, le débit inspiratoire et la fréquence respiratoire sont réglés. Si aucun effort de la part du patient ne permet pas le déclenchement du ventilateur, le patient reçoit les paramètres réglés par le clinicien (Fresp 15/min, Volume courant 310 ml). Si le patient génère un effort respiratoire suffisant pour vaincre le seuil de déclenchement du ventilateur, le volume courant de 310 ml sera délivré. Dans cette figure, la fréquence respiratoire pré réglée est de 15 resp/min et le volume courant est de 310 ml, mais la fréquence respiratoire totale est de 21 resp/min. Tirée d'une banque personnelle d'écrans, Paul Ouellet.

ii) *Ventilation assistée-contrôlée, cyclée par le temps* : Ce mode nécessite le préréglage du temps inspiratoire, du niveau de pression inspiratoire et de la fréquence respiratoire. Le volume courant inspiratoire est indirectement réglé. Il est assuré par le temps inspiratoire préréglé que ventilateur maintient la pression inspiratoire préréglée. Le volume courant est ainsi dépendant de la compliance et la résistance du système respiratoire. En absence d'effort inspiratoire, seuls le volume courant et la fréquence respiratoire préréglée seront administrés. Toutefois, en présence d'un effort permettant de vaincre la consigne de sensibilité du ventilateur, dès le déclenchement ce celui-ci, le volume courant indirectement préréglé est administré. Le patient peut donc augmenter le volume minute en modifiant uniquement la fréquence respiratoire.

En ventilation cyclée par le temps, le débit est obligatoirement décélérant durant la phase inspiratoire, obéissant à l'équation du mouvement. L'équation du mouvement est telle que la décélération du débit se fait selon les caractéristiques résistives et élastiques du système respiratoire. L'allure décélérante du débit d'insufflation à s'ajuster sans pré réglage diminue le risque d'un débit inspiratoire insuffisant. Il est reconnu qu'en ventilation assistée-contrôlée, cyclée par le temps, le débit inspiratoire décélérant s'adapte plus facilement aux besoins du patient qu'en ventilation assistée-contrôlée, cyclée par le volume où le débit inspiratoire est constant (McIntyre et al., 1997).

La ventilation assistée-contrôlée, cyclée par le temps est souvent appelée simplement 'ventilation à pression'. La figure 1.28 illustre les différents éléments de la ventilation assistée-contrôlée, cyclée par le temps.

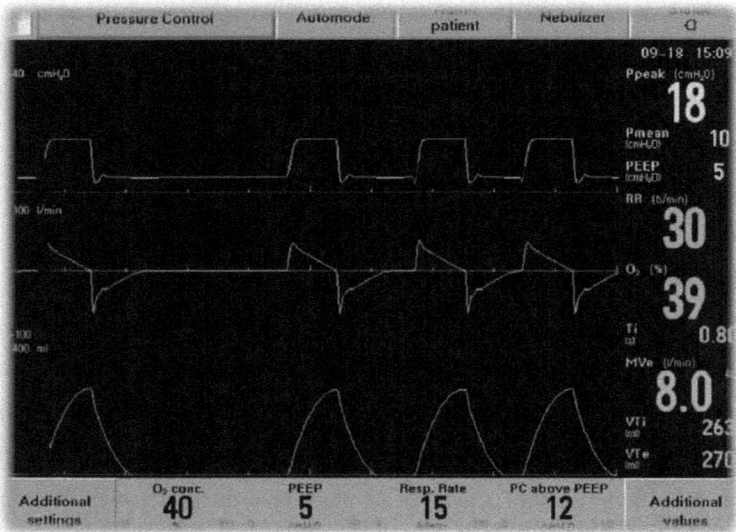

Figure 1.28 Ventilation assistée-contrôlée, cyclée par le temps (pression contrôlée). A: courbe Pression-temps, B: courbe Débit-temps, C: courbe Volume-temps. L'abscisse est le temps (10 secondes). En ventilation assistée-contrôlée cyclée par le temps, le temps inspiratoire et le niveau de pression inspiratoire sont réglés, ce qui détermine indirectement le volume courant. La fréquence respiratoire est ensuite réglée. Si aucun effort de la part du patient ne permet pas de vaincre le seuil de déclenchement du ventilateur, le patient reçoit les paramètres réglés par le clinicien (Fresp 15/min, Ti 0,8 sec et le niveau de pression contrôlée (PC) sur PEP à 12 cmH$_2$O sur PEP). Ti et PC sur PEP constituent les variables pour régler indirectement le volume courant, selon la résistance et la compliance du système respiratoire. Si le patient génère un effort respiratoire suffisant pour le déclenchement du ventilateur, le volume courant délivré sera celui indirectement réglé par le clinicien (Ti 0,8 sec et PC sur PEP de 15 cmH$_2$O). Dans cette figure, la fréquence respiratoire préréglée est de 15 resp/min, mais la fréquence respiratoire totale est de 30 resp/min. Tirée d'une banque personnelle d'écrans, Paul Ouellet.

Ces modes de ventilation s'inscrivent dans la compréhension de l'interaction patient-ventilateur. Une synchronie tant recherchée est souvent empreinte de conditions qui compromettent ce fragile équilibre entre le patient et le ventilateur. La section 1.4.4 décrit les asynchronies patient-ventilateur les plus fréquentes et facilement reconnaissables en soins critiques.

1.4.4 Asynchronies patient-ventilateur

Il y a une forte dépendance du temps neural expiratoire sur le temps inspiratoire mécanique qui se prolonge dans le temps neural expiratoire (Prinianakis, Kondili et Georgopoulos, 2003). Le temps neural expiratoire augmente proportionnellement à la durée du retard du cycle mécanique inspiration-expiration par rapport à la fin de l'inspiration neurale. Ce qui signifie que l'asynchronie expiratoire peut solliciter une réponse réflexe de synchronisme. Le réflexe de Hering-Breuer constitue le réflexe le plus évident pour expliquer cette réponse de synchronisme (Prinianakis, Kondili et Georgopoulos, 2005). Ce réflexe est aussi appelé réflexe de distension pulmonaire. Il provient de la perception par des mécanorécepteurs situés dans les bronches terminales de la distension pulmonaire inspiratoire. Cette distension pulmonaire va provoquer une inhibition du centre respiratoire apneustique (Tortora et al., 1999), limitant ainsi l'inspiration.

La synchronie patient-ventilateur prend son enracinement dans l'optimisation du temps neural avec celui du ventilateur (Kondili et Georgopoulos, 2005). Il y a asynchronie lorsque le temps neural du patient ne correspond pas à celui du ventilateur (Sassoon et Foster, 2001; Prinianakis, Kondili et Georgopoulos, 2003; Pilbeam et Cairo, 2006). La figure 1.29 illustre les composantes que sont le temps neural et le temps mécanique du ventilateur en lien avec les délais de déclenchement.

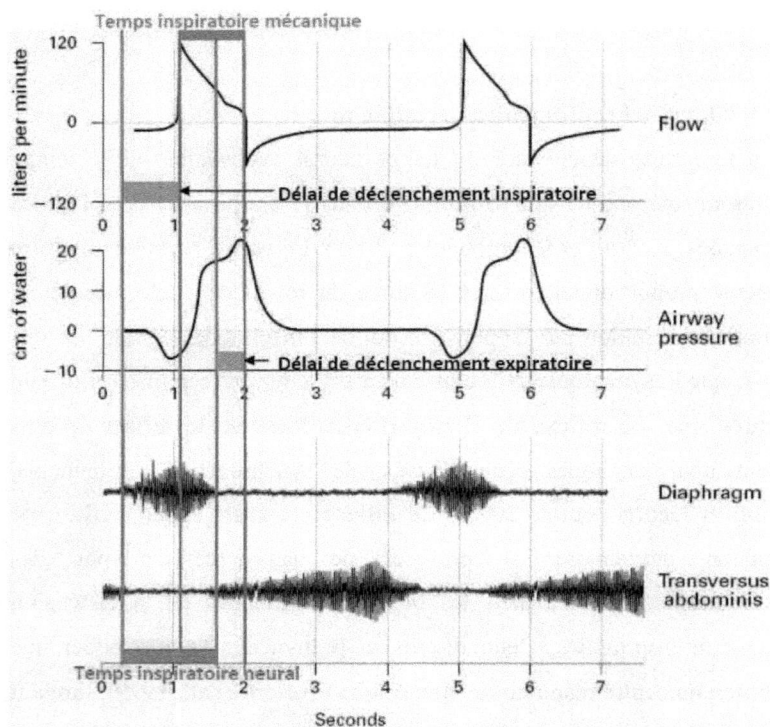

Figure 1.29 Temps inspiratoires en lien avec les délais de déclenchement. Adaptation de Tobin (2001).

Pour qu'il y ait synchronie, les exigences physiologiques du patient doivent épouser une technologie pour le support de sa ventilation. Ce fragile équilibre entre les besoins du patient et la technologie de ventilation est parfois rompu et l'asynchronie s'installe. Autrement dit, l'asynchronie correspond à un décalage temporel entre le patient et le ventilateur. Une étude de Thille et Brochard (2007) révèle que 25% des patients sous ventilation mécanique présentent des asynchronies.

Il existe une multitude d'asynchronies réparties en microasynchronies et en macro-asynchronies. Pour reconnaître les microasynchronies, des technologies de chevet complexes et difficilement accessibles sont requises telle la sonde de pression œsophagienne et la ventilation par asservissement neurologique (NAVA).

Les macro-asynchronies sont plus facilement reconnaissables et ne requièrent que peu d'instruments. Pour des raisons didactiques, les explications qui suivent se rapportent aux macro-asynchronies. Les courbes de Débit, Pression et de Volume en fonction du temps sont continuellement affichées à l'écran du ventilateur. Ces courbes permettent de déceler plusieurs types d'asynchronies dont les plus facilement reconnaissables sont: i) Les efforts inefficaces; ii) Les doubles déclenchements et iii) L'inadaptation de fin de cycle inspiratoire.

i) Les efforts inefficaces : Les efforts inefficaces représentent 85% des asynchronies (Brochard, 2008), ce qui en font les plus fréquentes. Elles surviennent lorsqu'il y a délai de déclenchement entre l'effort du patient et le début de la ventilation mécanique. Les efforts inefficaces peuvent représenter de 10 à 50% du travail respiratoire total (Leung, Jubran et Tobin, 1997; Nava et al., 1995).

Les efforts inefficaces se retrouvent surtout en ventilation cyclée par le débit (aide inspiratoire) et en ventilation assistée-contrôlée (volumétrique

131

ou cyclée par le temps) (Thille et al., 2006). Elles peuvent être soupçonnées par une augmentation de la pression en fin d'inspiration, ce qui traduit un effort du patient contre le ventilateur (Thille, 2010). Les efforts inefficaces sont observés entre autres, lors de la présence simultanée d'Auto-PEP et d'une ventilation générée par le patient. Ce type d'asynchronie apparaît lorsqu'un effort respiratoire survient avant que la durée du cycle ventilatoire précédant ait complété trois constantes de temps (*voir glossaire*) (Tobin, Jubran et Laghi, 2001).

En présence d'Auto-PEP, le patient doit vaincre cette pression positive intrinsèque avant que l'inspiration débute. Il en résulte un effort inspiratoire inefficace. La figure 1.30 illustre la présence d'un effort inefficace en ventilation assistée-contrôlée, cyclée par le temps.

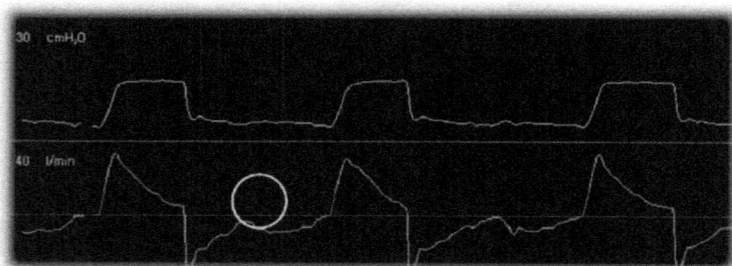

Figure 1.30 Efforts inefficaces. Ventilation assistée-contrôlée, cyclée par le temps. Le cercle jaune circonscrit l'endroit où l'effort inspiratoire du patient se produit sans que le ventilateur fournisse une ventilation mécanique. Tirée d'une banque personnelle d'écrans, Paul Ouellet.

ii) Les doubles déclenchements : Les doubles déclenchements représentent environ 13% des asynchronies (Thille et Brochard, 2007), ce qui en font les deuxièmes plus fréquentes. Ils apparaissent lorsque l'effort inspiratoire du patient survient avant que le temps d'insufflation du ventilateur ne soit terminé (Tokioka et al., 2001). Autrement dit, en présence d'un temps neural inspiratoire plus long que le temps mécanique inspiratoire, le double déclenchement se manifeste. Les doubles déclenchements sont observés surtout en ventilation assistée-contrôlée (volumétrique) (Thille, 2008). La figure 1.31 illustre la présence d'un double déclenchement en ventilation assistée-contrôlée, cyclée par le temps.

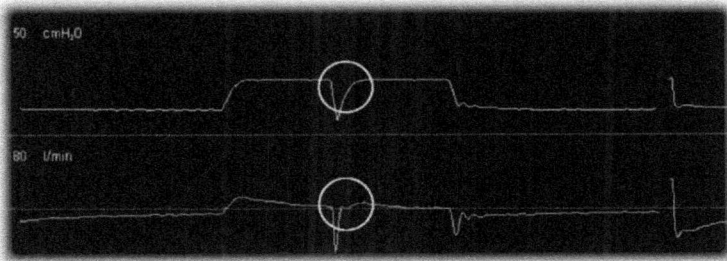

Figure 1.31 Double déclenchement. Ventilation assistée-contrôlée, cyclée par le temps. Les cercles jaunes circonscrivent le double déclenchement en phase inspiratoire. Tirée d'une banque personnelle d'écrans, Paul Ouellet.

iii) L'inadaptation de fin de cycle inspiratoire : L'inadaptation de fin de cycle inspiratoire survient lorsque le temps neural ne coïncide pas avec le temps mécanique du ventilateur. Lorsque le temps neural inspiratoire est plus court que le temps mécanique inspiratoire, une crête de pression apparaît à la fin de la courbe Pression-temps. La figure 1.32 illustre la présence d'inadaptation de fin de cycle inspiratoire où le temps neural est plus court que le temps mécanique du ventilateur.

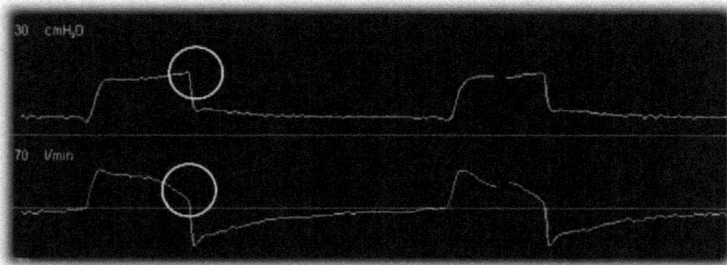

Figure 1.32. Inadaptation de fin de cycle inspiratoire. Ventilation assistée-contrôlée, cyclée par le temps. Tirée d'une banque personnelle d'écrans, Paul Ouellet.

1.4.5 Avantages d'une synchronie patient-ventilateur

Les inadaptations patient-ventilateur comportent un ensemble d'éléments reliés à la fois à la technologie de ventilation, mais aussi à l'algosédation inadaptée. Tout au long de la période de ventilation et pendant l'administration du protocole d'algosédation, le niveau de sédation/analgésie et le statut de la relation patient-ventilateur (synchronie vs asynchronie) doivent être observés à intervalles réguliers. Ces intervalles permettent des ajustements de posologie, mais aussi au réglage du ventilateur. En présence d'asynchronies, des mesures doivent être envisagées pour les éliminer et obtenir une synchronie patient-ventilateur.

La synchronie patient-ventilateur présente une condition essentielle à la guérison. Selon Ramar et Sassoon (2005), les quatre avantages les plus reconnus de la synchronie sont les suivants: i) Prévention de l'hypocapnie; ii) Réduction des perturbations de l'architecture du sommeil; iii) Adaptation améliorée des changements dans la demande respiratoire et la sensation de dyspnée et iv) Réduction des efforts inefficaces.

i) *Prévention de l'hypocapnie* : Le CO_2 exerce le contrôle principal sur le sommeil L'hypocapnie réduit le stimulus respiratoire, ce qui entraine une diminution des efforts respiratoires et conduit à l'asynchronie. L'effet du CO_2 sur la tonicité vasculaire centrale a aussi son impact sur l'apport en oxygène au cerveau (Tortora et al., 1999) et plaide en faveur du maintien de la normocapnie. Il est reconnu qu'un changement de 1 mm Hg de CO_2 amène une variation de 3% du flot sanguin cérébral (Coles et al., 2002). De plus, l'hypocapnie qui conduit à l'alcalose respiratoire aurait des impacts négatifs sur les arythmies cardiaques (Streisand et al., 1971). En période de sevrage, l'hypocapnie est souvent reliée à la surassistance respiratoire qui conduit à l'apnée centrale (Prinianakis et al., 2005).

ii) *Réduction des perturbations de l'architecture du sommeil* : Tel que mentionné en 1.1, l'axe-sommeil-douleur est d'une grande importance sur l'architecture du sommeil. La douleur, les agents sédatifs et analgésiques ainsi que les manœuvres de chevet constituent des intrusions dans l'architecture du sommeil en soins critiques. De plus, le non soulagement de la douleur conduit à l'asynchronie.

En lien avec l'hypocapnie et l'architecture du sommeil et puisque le sommeil est hautement influencé par le CO_2 (Ozsancak et al., 2008), une légère diminution de la $PaCO_2$ en deçà du seuil apnéique est suffisante pour entrainer l'apnée centrale et causer des micros-éveils (BaHammam, 2005).

iii) *Adaptation améliorée des changements dans la demande respiratoire et la sensation de dyspnée :* L'utilisation d'un mode de ventilation, conçu pour accommoder l'effort du patient en période de sevrage, le PAV (*proportional assist ventilation*), confirme le rôle important d'une synchronie (Prinianakis et al., 2005). Cette étude permet de constater l'impact positif de la synchronie à réduire les efforts respiratoires et la sensation de dyspnée.

iv) Réduction des efforts inefficaces : La recherche d'une synchronie patient-ventilateur contribue à réduire les efforts inefficaces (Thille et Brochard, 2006). Le réglage adapté du ventilateur est essentiel pour les éviter. Toutefois, les limites technologiques du ventilateur et le choix de certains modes de ventilation constituent des obstacles majeurs. Sans compter les habilités cliniques du professionnel de chevet, le contrôle de l'algosédation est un élément tout aussi important que la technologie du ventilateur et le mode de ventilation. La figure 1.33 illustre la présence d'une synchronie patient-ventilateur.

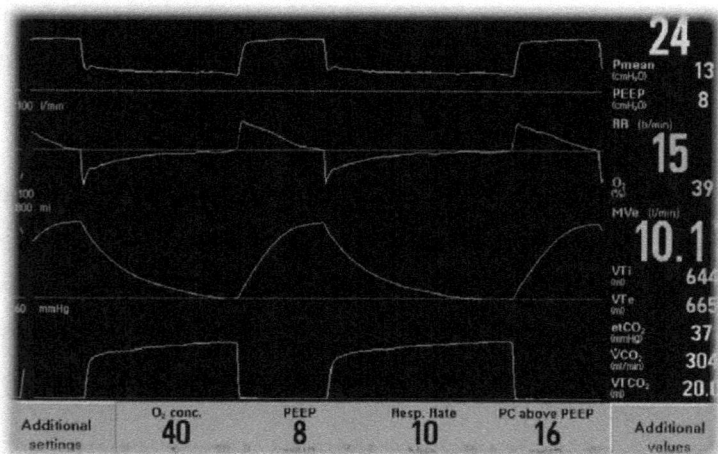

Figure 1.33 Synchronie patient-ventilateur en mode assistée-contrôlée, cyclée par le temps. Tirée de banque personnelle d'écrans, Paul Ouellet.

1.4.6 Stratégies de ventilation

Pour qu'une ventilation mécanique soit axée sur le confort et une synchronie, le réglage de plusieurs paramètres étroitement inter-reliés doit se faire selon des stratégies proposées par les sociétés savantes (Artigas et al., 1999; *American Thoracic Society* 1999). Parmi les stratégies de ventilation, celles dites protectrices contre les lésions pulmonaires induites par le ventilateur sont retenues (Tremblay et Slutsky, 2006). Durant la phase aiguë, l'inadaptation patient-ventilateur, en plus de conduire à l'asynchronie ont pour effet de prolonger la durée de ventilation mécanique (Thille et al., 2006) et entrainent aussi une dysfonction dynamique du diaphragme (Levine et al., 2008).

Une multitude de modes de ventilation prétendent faciliter l'interaction patient-ventilateur. Tous prétendent diminuer les asynchronies et offrent une protection contre les lésions pulmonaires. Plusieurs de ces modes sont brevetés, mais d'autres sont génériques et accessibles à partir de tous les ventilateurs. Les modes de ventilation sont ainsi au centre de l'interaction patient-ventilateur, puisqu'ils regroupent à la fois les limites technologiques des ventilateurs et l'intégration des mécanismes de rétroactions physiologiques du patient.

Même si la technologie en ventilation mécanique permet une multitude de modes de ventilation pour favoriser le synchronisme, Marini et Gattinoni (2004) prétendent qu'en phase aiguë, l'algosédation adaptée vaut mieux qu'une stratégie complexe de ventilation. C'est d'ailleurs Richman et al. (2006) qui furent les premiers chercheurs à mettre les stratégies d'algosédation au centre de l'interaction patient-ventilateur.

Certaines stratégies de ventilation décrites par Papazian et al. (2010) et Forel et al. (2006) soutiennent avec des évidences indéniables les bienfaits de la curarisation durant les premières 48 heures de l'instauration de la ventilation mécanique en contexte de SDRA (*voir glossaire*). Les bloqueurs neuromusculaires comportent des défis importants pour l'algosédation et rendent les échelles comportementales inutiles dans ces conditions particulières. La technologie BIS amène une contribution clinique importante dans ce contexte. L'Index BIS permet de connaitre la profondeur de la sédation avant l'administration de curares, rendant plus sécuritaire cette approche thérapeutique.

1.5 Synthèse

En résumé, le chapitre 1 a couvert les quatre points suivants: i) axe sommeil-douleur, ii) algosédation en soins critiques, iii) temps d'émergence et iv) interactions patient-ventilateur.

i) *L'axe sommeil-douleur* fait état du lien entre le sommeil et l'expression de la douleur. La douleur et les perturbations du sommeil constituent les principales causes de stress pour le patient en soins critiques sous ventilation mécanique. Le non soulagement de la douleur conduit à d'importantes perturbations de l'architecture du sommeil par une multitude de neurotransmetteurs. À ceci vient s'ajouter la complexité biochimique des agents utilisés, tant en sédation qu'en analgésie. Les besoins en algosédation doivent être individualisés pour chaque condition clinique pour limiter au minimum l'intrusion dans le sommeil.

ii) *L'algosédation en soins critiques* peut nécessiter plusieurs approches, mais l'utilisation de protocoles est fortement encouragée en dépit des limites qu'offrent les échelles comportementales. En condition de sédation profonde, toutes les échelles atteignent un plafond. Dans ces conditions, elles ne permettent pas de reconnaître la véritable profondeur de la sédation.

La technologie BIS est pressentie comme un outil additionnel à la clinique. Elle fournit des renseignements sur l'état d'algosédation que n'offrent pas les échelles. Elle offre aussi des données cliniques qui ne peuvent pas être obtenues ni reproduites par d'autres moyens. En effet, le niveau d'activité cortical est associé de près au niveau de sédation. Une stratégie adéquate d'algosédation en soins critiques doit favoriser une approche orientée vers le patient, en incorporant des outils de détection et de gestion des facteurs prédisposant à l'inconfort et aux blessures.

iii) *Le temps d'émergence* est directement relié au retour à une ventilation spontanée soutenue et à l'interaction patient-ventilateur. La sédation excessive prolonge à la fois le temps d'émergence et la durée de ventilation mécanique. Les implications cliniques d'une sédation excessive sont nombreuses, allant de l'exploration fonctionnelle du système nerveux central, aux pneumonies acquises sous ventilation mécanique, en mettant toujours à risque la vie du patient. À l'inverse, la sous sédation conduit à un temps d'émergence court, mais peut témoigner d'une algosédation inadaptée et conduire aux rappels explicites.

139

iv) *L'interaction patient-ventilateur* est une discipline complexe et les asynchronies entrainent une multitude de retentissements à la fois au niveau des lésions pulmonaires, mais aussi au niveau du diaphragme. Même si les stratégies de ventilation sont importantes, l'algosédation l'est tout autant dans la recherche du confort du patient. Interaction patient-ventilateur et algosédation sont indissociables.

1.6 But de la recherche

L'originalité de cette recherche repose sur la comparaison de deux groupes de patients sous algosédation durant la phase aiguë de ventilation effectuée à l'aide de deux mesures : le temps d'émergence pour un retour à une ventilation spontanée soutenue et l'interaction patient-ventilateur. Le but de cette recherche consiste donc à évaluer simultanément en soins critiques, le temps d'émergence et la présence d'asynchronies en comparant un groupe de patient dont le protocole d'algosédation est guidé par l'échelle de Ramsay à celui dont le protocole est guidé par la technologie BIS. Enfin, cette thèse propose un algorithme de contrôle de l'algosédation en soins critiques en référence à la technologie BIS et l'interaction patient-ventilateur.

Le but de cette recherche consiste à évaluer deux variables dépendantes dans deux groupes de patients, chez qui, l'algosédation est guidée soit par l'échelle de Ramsay, soit par la technologie BIS. Les variables dépendantes de cette recherche sont:

1- Le temps d'émergence requis pour un retour à une ventilation spontanée soutenue suivant la cessation de l'algosédation;

2- La présence d'asynchronies patient-ventilateur durant la phase aiguë de
ventilation.

CHAPITRE 2 – MÉTHODOLOGIE

Ce chapitre présente successivement les points suivants: hypothèses, devis, recrutement des patients, considérations éthiques, variables et mesures, déroulement et éléments originaux. Pour illustrer la démarche méthodologique, le tableau 2.1 situe la collecte de données des variables dépendantes selon le contexte clinique.

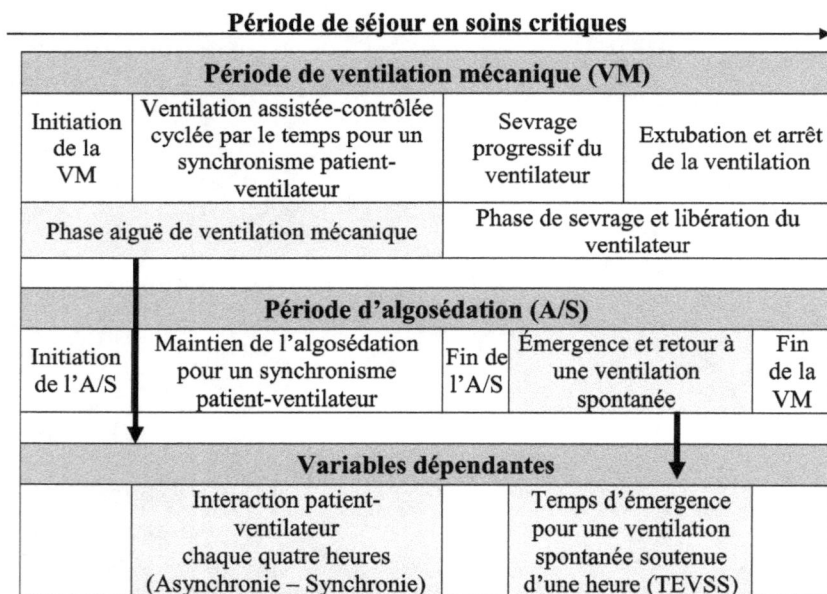

Période de séjour en soins critiques →

Période de ventilation mécanique (VM)			
Initiation de la VM	Ventilation assistée-contrôlée cyclée par le temps pour un synchronisme patient-ventilateur	Sevrage progressif du ventilateur	Extubation et arrêt de la ventilation
Phase aiguë de ventilation mécanique		Phase de sevrage et libération du ventilateur	

Période d'algosédation (A/S)				
Initiation de l'A/S	Maintien de l'algosédation pour un synchronisme patient-ventilateur	Fin de l'A/S	Émergence et retour à une ventilation spontanée	Fin de la VM

Variables dépendantes		
	Interaction patient-ventilateur chaque quatre heures (Asynchronie – Synchronie)	Temps d'émergence pour une ventilation spontanée soutenue d'une heure (TEVSS)

Tableau 2.1 Contexte clinique de la recherche et les variables dépendantes.

L'état des connaissances présentées dans la problématique conduit à formuler deux hypothèses impliquant deux groupes d'adultes placés sous algosédation et ventilation mécanique en soins critiques.

142

2.1 Hypothèses

Hypothèse 1. Le groupe guidé par la technologie BIS présente un temps d'émergence plus court pour la reprise de la ventilation spontanée soutenue que le groupe guidé par l'échelle de Ramsay.

Hypothèse 2. Le groupe guidé par la technologie BIS présente moins d'asynchronies patient-ventilateur que le groupe guidé par l'échelle de Ramsay.

2.2 Devis et synthèse

Cette recherche utilise un devis quasi expérimental mixte intergroupes et intrasujets, composé de deux groupes d'adultes sous algosédation durant la phase aiguë d'une ventilation mécanique en soins critiques et correspondant au schéma suivant. À noter que l'échelle de Ramsay est utilisée uniquement dans le Groupe 1.

$$(A_1 \times B_{1...n} \times C_{1...n} \times O_{1...n}) + (A_1 \times TEVSS_1)$$
$$(A_2 \times B_{2...n} \times O_{2...n}) + (A_2 \times TEVSS_2)$$

A_1: Groupe 1 dont l'algosédation est guidée par l'échelle de Ramsay

$B_{1...n}$: Observations à mesures répétées chaque quatre heures; score à l'échelle de Ramsay

$C_{1...n}$: Observations à mesures répétées chaque quatre heures; Index BIS et EMG de la technologie BIS

$O_{1...n}$: Observations à mesures répétées chaque quatre heures; synchronies/asynchronies patient-ventilateur

TEVSS$_1$: Temps d'émergence requis pour la reprise à une ventilation spontanée soutenue du Groupe 1

A$_2$: Groupe 2 dont l'algosédation est guidée par la technologie BIS

B$_{2...n}$: Observations à mesures répétées chaque quatre heures; Index BIS et EMG de la technologie BIS

O$_{2...n}$: Observations à mesures répétées chaque quatre heures; synchronies/asynchronies patient-ventilateur

TEVSS$_2$: Temps d'émergence requis pour la reprise à une ventilation spontanée soutenue du Groupe 2

2.3 Taille de l'échantillon et participants à la recherche

Cette recherche s'est effectuée en deux étapes. Dans un premier groupe, l'échelle de Ramsay et la technologie BIS furent comparées afin de déterminer lequel serait le meilleur outil à prévoir l'asynchronie patient-ventilateur durant la phase aiguë de ventilation. Pour réaliser cette première étape, une taille d'échantillon similaire aux études comparatives en algosédation fut retenue (Baillard et al., 2005; Kempf et al., 2006). C'est à la deuxième étape de la recherche que le TEVSS fut introduit comme variable dépendante principale dans les deux groupes.

Le Groupe 2 fut entrepris avec l'intention d'une taille similaire au Groupe 1. En comparant les deux groupes avec le test non paramétrique de Mann-Whitney, on obtient une valeur-p de 0,002, attestant d'une différence significative et par le fait même, confirme la puissance à trouver une différence entre les deux groupes. Toujours avec le test de Mann-Whitney, la taille de 35 sujets pour évaluer le TEVSS, avec une probabilité de 10% à trouver une valeur du Groupe 1 inférieure au Groupe 2, révèle une puissance de 98%. Ainsi, pour obtenir une puissance de 80% selon ces mêmes conditions, il faut neuf sujets par groupe.

2.4 Recrutement et critères d'admissibilité

Les participants à la recherche sont des patients admis aux soins critiques de l'Hôpital régional d'Edmundston entre juin 2004 et septembre 2008. Étaient inclus les patients adultes, indépendamment de la raison/diagnostic d'admission. Tous étaient soumis à une ventilation mécanique pour une période anticipée de plus de 24 heures, sous protocole d'algosédation. Les critères d'exclusion étaient : l'utilisation des drogues de la rue, le traumatisme crânien, l'hypothermie < 36°C et les antécédents d'accident vasculaire cérébral. S'ajoutent les patients adultes qui ont reçu des bloqueurs neuromusculaires (*voir glossaire*) durant les 48 premières heures de ventilation mécanique et ceux chez qui furent utilisés des agents d'algosédation non inclus dans le protocole.

2.5 Considérations éthiques

Les sujets sont exposés à un seul et même protocole d'algosédation et une seule et même stratégie de ventilation. Seul l'outil de mesure du niveau d'algosédation est différent dans les deux groupes : l'échelle de Ramsay pour le Groupe 1 et la technologie BIS pour le Groupe 2. Le risque relié à la recherche est évalué sous le seuil du '*risque minimal*' tel qu'énoncé dans la politique des trois conseils (Instituts de recherche en santé du Canada, 2010). Les sous-sections suivantes font état des précautions prises pour assurer le respect des normes éthiques en recherche.

2.5.1 Aptitude des participants à consentir

Le contexte clinique rend le consentement libre et éclairé souvent impossible. Ainsi, le consentement d'une personne mandataire est essentiel et se reflète dans le formulaire de consentement de l'annexe 2. L'obtention du consentement peut se faire à n'importe quel moment, avant ou après le début de la période de ventilation. Pour obtenir la signature du consentement, le sujet ou son mandataire est rencontré par le chercheur et le formulaire de consentement est passé en revue. Durant cette rencontre, la personne mandataire peut exiger la présence d'autres membres de la famille ou toute autre personne susceptible de prendre une décision dans les meilleurs intérêts du sujet.

2.5.2 Anonymat et confidentialité

Les données cliniques recueillies sont utilisées uniquement aux fins de recherche et le nom du sujet ne figure sur aucun document de publication. Seuls l'âge, le genre (sexe) et le diagnostic sont retenus. Au plan de la confidentialité, les données sont conservées dans un environnement sécurisé auquel seul le chercheur a accès et le seront pendant dix ans.

2.5.3 Autorisation éthique

Le protocole de recherche a été approuvé par le comité d'éthique de l'Hôpital régional d'Edmundston, le lieu de déroulement de la recherche (voir annexe 2).

2.6 Variables et mesures

Cette section décrit les deux variables dépendantes, soit : i) le *temps d'émergence* requis *pour la reprise d'une ventilation spontanée soutenue*

(TEVSS) et ii) l'*interaction patient-ventilateur durant la phase aiguë de ventilation mécanique.*

i) Le temps d'émergence : Avant de cesser l'algosédation, le consentement du médecin traitant est obtenu. Le tableau 2.2 met en perspective les éléments associés du TEVSS.

Conditions cliniques préalables à la cessation de l'algosédation: - FiO$_2$ < 0,45 - PEEP = 5 cmH$_2$O - Stabilité hémodynamique (*voir texte*)	
Temps d'émergence requis pour la reprise d'une ventilation spontanée soutenue d'une heure (TEVSS)	
Cessation de la perfusion d'algosédation	Retour à une ventilation spontanée soutenue d'une heure
Critères de succès	
• Volume minute < 12 L/min	• Aide inspiratoire de 10 cmH$_2$O tolérée
• Fréquence respiratoire < 24/min	• Conditions maintenues durant une heure

Tableau 2.2 Temps d'émergence pour un retour à une ventilation spontanée soutenue (TEVSS). Lorsque les conditions cliniques préalables décrites sont atteintes, la mesure du temps d'émergence pour un retour à une ventilation spontanée soutenue est entreprise dès la cessation de la perfusion d'algosédation. Cette mesure s'étend jusqu'à ce que la ventilation spontanée soutenue soit maintenue selon les critères décrits dans la case 'Critères de succès'.

Le temps d'émergence pour le retour à un état de conscience qui permet une ventilation soutenue (TEVSS) se définit comme étant le temps requis par le patient, à partir de la cessation de la perfusion intraveineuse d'algosédation, pour reprendre une ventilation spontanée soutenue d'une heure avec les critères suivants :

147

- Aide inspiratoire (*voir glossaire*) de 10 cmH$_2$O,
- FiO$_2$ (*voir glossaire*) < 0,45, PEP (*voir glossaire*) de 5 cmH$_2$O,
- Volume minute < 12 L/min,
- Fréquence respiratoire < 24/min.

La stabilité hémodynamique se caractérise par une tension artérielle systolique entre 120 et 130 mm Hg, sans amine et un pouls < 120 battements/minute. La période de retour à une ventilation soutenue doit conduire à l'extubation et l'arrêt de la ventilation mécanique à la suite d'un sevrage réussi.

Si durant la période d'une heure en ventilation spontanée, le volume minute (*voir glossaire*) spontané est supérieur à 12 L/min et que la fréquence respiratoire dépasse 24/minute, le sevrage est compromis (Pilbeam et Cairo, 2006; Papadakos et Lachmann, 2008) et la ventilation mécanique en mode assisté-contrôlé cyclé par le temps (*voir glossaire*) est réinstaurée. Le protocole d'algosédation est repris aux conditions d'avant la cessation de l'algosédation jusqu'à la prochaine séance d'essai dans 24 heures.

L'attribution de '*Synchronie*' vs '*Asynchronie*' se fait à partir de données rétrospectives, sauvegardées sur le ventilateur et regroupées dans l'algorithme de la figure 2.1. Cet algorithme permet de statuer sur l'interaction patient-ventilateur à partir de données numériques et les résultats des tests de fiabilité seront décrits au chapitre 3.

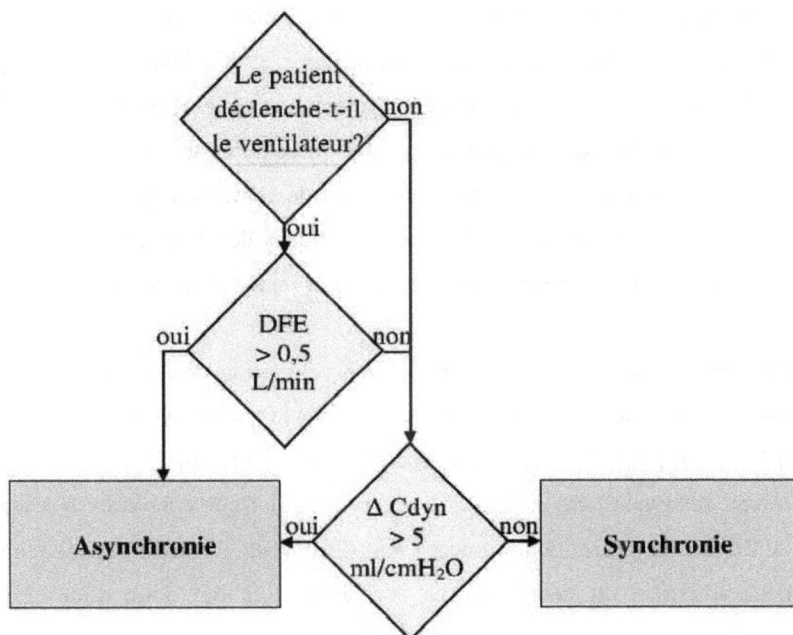

Figure 2.1 Algorithme d'attribution de l'interaction patient-ventilateur pour une ventilation assistée-contrôlée, cyclée par le temps.
Légende: Le patient déclenche-t-il le ventilateur par son propre effort, en mode de ventilation assistée-contrôlée, cyclée par le temps; DFE: Débit positif en fin d'expiration; Cdyn: Compliance dynamique

Les variables suivantes sont sauvegardées par le ventilateur et peuvent être évaluées de façon rétrospective :

- Fréquence respiratoire du patient (cycles/min);
- Fréquence respiratoire du ventilateur (cycles/min);
- Fréquence respiratoire totale (patient + ventilateur) (cycles/min);
- Débit gazeux en fin expiration (L/min);
- Compliance dynamique du système respiratoire (ml/cmH$_2$O).

149

L'algorithme de la figure 2.1 est construit en raison des mesures répétées chaque quatre heures du niveau d'algosédation et de l'interaction patient-ventilateur. L'attribution du statut de l'interaction patient-ventilateur se fait en revue rétrospective de données numériques. Cette approche est rendue nécessaire puisque les courbes dynamiques de ventilation ne peuvent être sauvegardées en temps réel. Les caractéristiques des courbes dynamiques de ventilation furent néanmoins utilisées pour réaliser l'algorithme.

En lien avec les courbes dynamiques de ventilation décrites à la section 1.4.3, le déclenchement d'une ventilation par le patient, en présence d'un débit positif en fin expiration (Auto-PEP) apporte un indice quant au travail de la ventilation (Pilbeam et Cairo, 2006). Cette condition témoigne de l'effort du patient pour vaincre l'Auto-PEP (*voir glossaire*) avant que le déclenchement du ventilateur ne survienne. Il s'agit donc d'un effort inefficace. Cette asynchronie est celle le plus fréquemment observée (Brochard et al., 2006). D'autres conditions cliniques peuvent être détectées avec cet algorithme.

Une diminution de la compliance dynamique (*voir glossaire*) en ventilation cyclée par le temps implique une perte de volume courant et peut signaler un dé-recrutement (Thille, 2006) (*voir glossaire*). Cette condition conduit à des inadaptations de déclenchement et de fin de cycle. En l'absence d'une ventilation spontanée, sans débit positif en fin d'expiration (absence d'Auto-PEP) et une compliance dynamique stable, il est convenu que cette condition s'apparente à une synchronie patient-ventilateur.

Il est évident que l'algorithme de la figure 2.1 ne permet pas de déceler toutes les micros asynchronies patient-ventilateur. Il est pertinent de rappeler deux éléments importants relatifs à cette recherche:

- L'unique mode de ventilation utilisé est la ventilation assistée-contrôlée, cyclée par le temps. En lien avec l'équation du mouvement, ce mode de ventilation produit un débit gazeux inspiratoire décélérant. En obéissant à l'équation du mouvement, le taux de décélération du débit est régi par la compliance et la résistance du système respiratoire (*voir section 1.4.1*). Ainsi, ce mode élimine la nécessité d'un réglage du débit inspiratoire de la part du clinicien. Le débit inspiratoire inadéquat est une source importante d'asynchronies (Pilbeam et Cairo, 2006).
- Les asynchronies sont plus fréquentes durant la phase de sevrage du ventilateur (Tobin, 2001). Cette recherche se consacre uniquement à la phase aiguë de ventilation.

2.7 Déroulement de la recherche

Cette recherche porte sur deux groupes de patients soumis au même protocole d'algosédation. La stratégie de ventilation est la même dans les deux groupes, soit un mode de ventilation assistée-contrôlée cyclée par le temps.

i) Groupe 1 : Constitué de 21 patients dont l'algosédation est guidée par l'échelle de Ramsay. Durant la période aiguë de ventilation, le niveau d'algosédation est déterminé ponctuellement chaque quatre heures. Le niveau de sédation cible est un score Ramsay de 3-4 avec une synchronie patient-ventilateur. En condition d'asynchronie avec un score Ramsay de

3-4, un score de 4-5 est visé jusqu'à l'obtention d'une synchronie patient-ventilateur. Le score Ramsay est attribué immédiatement suivant une sollicitation tactile et auditive du patient. Toujours suivant la sollicitation, un délai de dix minutes est alloué pour permettre au patient de reprendre son état préalable.

C'est durant cette période de dix minutes que le statut patient-ventilateur est attribué. Une seule asynchronie dans cette période assigne le statut *d'Asynchronie*. C'est aussi durant cette période que les valeurs moyennes de l'Index BIS et d'EMG sont calculées à intervalles d'une minute.

Il faut aussi rappeler que dans ce premier groupe, les données de la technologie BIS ne servent pas à titrer l'algosédation; l'équipe soignante n'étant pas familière avec cette technologie. Le manque de compétence du personnel avec la technologie BIS dans cette portion de la recherche est sans conséquence puisque l'algosédation est guidée par l'échelle de Ramsay. Ce n'est qu'après le premier groupe que la formation sur l'utilisation de la technologie BIS pour titrer l'algosédation a lieu.

ii) Groupe 2 : Constitué de 18 patients, l'algosédation du Groupe 2 consiste à reprendre les mêmes agents d'algosédation que le Groupe 1, mais avec un titrage par la technologie BIS, selon l'algorithme décrit plus loin à la section 3.2.2. Selon cet algorithme, le niveau de sédation cible est un Index BIS 40-60 et un EMG <31 db.

En condition d'asynchronie avec un Index BIS 40-60 et un EMG < 31 db, l'Index BIS 35-40 est alors recherché (Kelley, 2003). Si l'EMG est >31 db, l'administration d'une entre-dose d'appoint d'opioïde est privilégiée. Contrairement au Groupe 1, les évaluations ponctuelles aux quatre heures du Groupe 2 ne comportent pas de sollicitation auditive et tactile du patient. Cette approche est retenue puisque le niveau d'algosédation provient de données numériques de la technologie BIS et que le score Ramsay n'est pas mesuré. Ce choix méthodologique sans sollicitation au Groupe 2 est privilégié afin d'éviter l'intrusion dans le sommeil. La période de dix minutes est toutefois maintenue. Elle permet de déterminer le statut patient-ventilateur et le calcul de la valeur moyenne de l'Index BIS et l'EMG. Comme pour le Groupe 1, l'apparition d'une asynchronie patient-ventilateur durant la période de dix minutes attribue un statut d'asynchronie pour cet événement.

Dans les deux groupes, les mesures *synchronies/asynchronies* sont recueillies rétrospectivement à l'aide de données sauvegardées en mémoire par le ventilateur et interprétées selon l'algorithme de la figure 2.1. Dans les deux groupes, le titrage de l'algosédation s'effectue selon le protocole décrit ci-après.

2.7.1 Titrage du protocole d'algosédation

Bien avant le début de cette recherche, lors de l'instauration d'un protocole d'algosédation à l'Hôpital régional d'Edmundston (le lieu d'expérimentation de la présente étude), l'échelle de Ramsay fut retenue comme outil de mesure. Le protocole d'algosédation est celui en vigueur à l'unité de soins critiques. Il comporte deux perfusions intraveineuses continues et simultanées dont l'une est constituée d'un opioïde, la morphine ou le fentanyl, et l'autre d'une benzodiazépine, le midazolam. Le choix de l'opioïde est à la discrétion du médecin traitant. Les posologies sont basées sur le poids réel du patient. Le tableau 2.3 regroupe les agents et les posologies minimales et maximales respectives.

Poids (kg)	Morphine (1 mg/ml)	Fentanyl (10 ug/ml)	Midazolam (0,5 mg/ml)	Poids (kg)	Morphine (1 mg/ml)	Fentanyl (10 ug/ml)	Midazolam (0,5 mg/ml)
	Perfusion (ml/h)				Perfusion (ml/h)		
	Min-max	Min-max	Min-max		Min-max	Min-max	Min-max
40	1,6 – 8	1,6 – 12	3,2 – 16	100	4 – 20	4 – 30	8 – 40
45	1,8 – 9	1,8 – 13,5	3,6 – 18	105	4,2 – 21	4,2 – 31,5	8,4 – 40
50	2 – 10	2 – 15	4 – 20	110	4,4 – 22	4,4 – 33	8,8 – 40
55	2,2 – 11	2,2 – 16,5	4,4 – 22	115	4,6 – 23	4.6 – 34,5	9,2 – 40
60	2,4 – 12	2,4 – 18	4,8 – 24	120	4,8 – 24	4,8 – 36	9,6 – 40
65	2,6 – 13	2,6 19,5	5,2 – 26	125	5 – 25	5 – 37,5	10 – 40
70	2,8 – 14	2,8 – 21	5,6 – 28	130	5,2 – 26	5,2 – 39	10,4 – 40
75	3 – 15	3 – 22,5	6 – 30	135	5,4 – 27	5,4 – 40,5	10,8 – 40
80	3,2 – 16	3,2 – 24	6,4 – 32	140	5,6 – 28	5,6 – 42	11,2 – 40
85	3,4 – 17	3,4 – 25,5	6,8 – 34	145	5,8 – 29	5,8 – 43,5	11,6 – 40
90	3,6 – 18	3,6 – 27	7,2 – 36	150	6 – 30	6 – 45	12 – 40
95	3,8 – 19	3,8 – 28,5	7,6 – 38	155	6,2 – 31	6,2 – 46,5	12,4 – 40

Tableau 2.3 Agents et posologie du protocole d'algosédation.

L'initiation du protocole d'algosédation débute par une perfusion intraveineuse continue. La posologie initiale est constituée de la moitié de la posologie maximale admise pour chaque agent. Le protocole prévoit des entre-doses d'appoint, sous forme de bolus intraveineux pour chacun des agents. Les entre-doses sont utilisées pour palier à des conditions cliniques particulières, lorsque les besoins en algosédation ne sont transitoirement pas atteints. La posologie de l'entre-dose d'appoint correspond à un bolus intraveineux égal à la moitié de celle en perfusion horaire et peut être répétée chaque vingt minutes. À la troisième entre-dose en moins de huit heures, la perfusion de l'agent est accrue de 25 %. En condition inverse, c'est-à-dire lorsque le niveau d'algosédation ciblé est atteint sans asynchronie, aucun changement n'est apporté à la posologie d'algosédation. Après deux évaluations consécutives, si l'asynchronie est absente sans changement du niveau d'algosédation la perfusion d'algosédation est diminuée de 50 % durant quatre heures, soit jusqu'à la prochaine évaluation.

L'évaluation ponctuelle du niveau d'algosédation pour le maintien du niveau visé constitue le point central du concept d'un protocole d'algosédation en soins critiques (Hamada, Trouiller et Mantz, 2010). En fait, le niveau visé doit être régulièrement évalué puisque c'est durant la phase aiguë de ventilation que le confort du patient et la synchronie avec le ventilateur prennent toute leur importance.

Les cliniciens de chevet, médecins, infirmières et thérapeutes respiratoires, évaluent ponctuellement toutes les quatre heures le niveau de sédation selon l'échelle de Ramsay pour le Groupe 1 et selon la technologie BIS pour le Groupe 2. L'intervalle de quatre heures entre chaque évaluation ponctuelle est conforme à la plupart des protocoles d'algosédation recensés. Les évaluations ponctuelles se poursuivent tout au long de la phase aiguë, après quoi les perfusions sont cessées en prévision de l'extubation.

2.7.2 Stratégie de ventilation durant la phase aiguë

L'initiation de la ventilation assistée-contrôlée cyclée par le temps durant la phase aiguë de ventilation se fait selon les recommandations du programme *Fundamental of Critical Care Support (FCCS) 2010* de la *Society of Critical Care Medicine* et comporte les étapes suivants :

1. PEP initiale de 5 cmH$_2$O et FiO$_2$ 1,0. Ajuster subséquemment PEP et FiO$_2$ pour l'atteinte et le maintien de la SpO$_2$ 92-94%.

2. Pression inspiratoire sur PEP qui permet un Volume courant ne dépassant pas 10 ml/kg de poids prédit et une Pression de plateau < 30 cmH$_2$O. Le poids prédit est calculé selon les équations suivantes (d'après FCCS 2010):
   Femme (cm) = 45,5 + 0,9(taille − 152,4); Homme (cm) = 50 + 0,9(taille − 152,4).

3. Fréquence respiratoire assurant un Volume minute adapté à la condition clinique pour assurer un pH normal.

4. Temps inspiratoire (Ti) permettant un débit gazeux de zéro en fin inspiration.

Les ajustements ultérieurs de la fréquence respiratoire et du Ti tiennent compte de la présence ou l'absence d'Auto PEP. Ces ajustements se font après visualisation de la courbe Débit-temps. La présence d'un débit positif en fin d'inspiration signale la présence d'Auto PEP. La sensibilité de déclenchement est réglée pour éviter l'auto-déclenchement. La pente de pressurisation est réglée par l'observation de la courbe Pression-temps. L'absence d'un pic de la pression en début d'inspiration témoigne d'une pressurisation adéquate.

Le réglage de l'aide inspiratoire lors du retour à la ventilation spontanée a comme objectif une Fréquence respiratoire entre 25 et 35 cycles/minute, un Volume courant de 6 à 8 ml/kg de poids prédit et l'absence de tirage, tel que proposé par Brochard, 2008.

2.7.3 Cueillette des données

Le statut de l'interaction patient-ventilateur se fait sur une période de dix minutes tel que décrit à la section 2.6. Les cliniciens de chevet, infirmières et thérapeutes respiratoires, effectuent l'évaluation du niveau de sédation et le titrage de l'algosédation selon le protocole décrit à la section 2.7.1.

Les données numériques du ventilateur et de la technologie BIS sont sauvegardées automatiquement à intervalle d'une minute. Elles sont recueillies par le chercheur chaque vingt-quatre heures et sauvegardées dans un chiffrier numérique. Les données extraites du ventilateur sont interprétées selon l'algorithme de la figure 1.5. Pour chaque événement évalué, le statu de l'interaction patient-ventilateur est accordé; Asynchronie vs. Synchronie.

Dès que le patient présente les conditions décrites au tableau 2.3, l'algosédation est cessée et la mesure du temps d'émergence débute. Le temps d'émergence est calculé à partir du moment précis de la cessation de l'algosédation jusqu'à la reprise d'une ventilation spontanée soutenue pendant une heure.

2.7.4 Traitement statistique des données

Commençons ici par le traitement statistique des deux variables dépendantes suivantes : i) le TEVSS et ii) l'interaction patient-ventilateur.

i) TEVSS. En raison d'une distribution anormale des données du temps d'émergence, le test de Mann Whitney est privilégié. En distribution anormale, les centiles 25%, 50% (médiane) et 75% sont préférés à la moyenne pour décrire les temps d'émergence. Le seuil significatif est fixé à une valeur $p < 0,05$.

ii) Interaction patient-ventilateur. En raison de la nature répétée des mesures de l'interaction patient-ventilateur, la régression logistique est privilégiée comme première approche. Par la régression logistique, les coefficients de corrélation entre les observations de chaque patient au tableau 3.14 se sont avérés faibles : 0,1 à 0,15 au Groupe 1 et $< 0,05$ au Groupe 2 et seront décrits. L'impact de ces faibles coefficients démontre que tous les patients ont la même probabilité de présenter l'asynchronie (Logiciel statistique Medcalc 2010).

La statistique des courbes ROC (*Receiver Operating Characteristic*) est utilisée pour les mesures répétées de l'interaction patient-ventilateur. Règle générale, cette méthode statistique n'est pas recommandée pour mesures répétées (Rosner, 2000). Elle est toutefois souvent utilisée par de multiples chercheurs, même pour les mesures répétées, entre autre pour déterminer les points de séparation dans une série de données. En raison des faibles valeurs des coefficients de corrélation obtenus par la régression logistique des mesures répétées, l'impact lorsqu'on utilise les statistiques ROC dans cette recherche est jugé faible (Vargos et al., 2004).

Les valeurs p sont déterminées par le test statistique d'une proportion. Le calcul des valeurs p dans cette section se fait avec les données suivantes : i) proportion observée (%), ii) taille de l'échantillon et iii) proportion de l'hypothèse nulle acceptée. Cette proportion a été fixée à 50%. Ceci implique que la valeur de la proportion observée est comparée à la proportion pré spécifiée (50%). Si la valeur p est < 0,05, l'hypothèse selon laquelle la proportion observée est égale à la proportion fixée de l'hypothèse nulle est rejetée. Ainsi, l'hypothèse alternative voulant qu'il y ait différence significative entre les deux proportions est acceptée.

2.8 Éléments originaux

Prises séparément, les variables dépendantes ne permettent pas de démontrer la supériorité de la technologie BIS à guider l'algosédation durant la phase aiguë de ventilation. À preuve, une sédation légère conduit inévitablement à un court TEVSS, mais entraine un taux élevé d'asynchronies. Une sédation profonde diminue les asynchronies, mais prolonge le temps d'émergence (*voir figure 1.1*). Dans les deux cas, l'un ou l'autre des objectifs peut être atteint, uniquement grâce à la posologie des agents employés plutôt que l'outil de mesure du niveau d'algosédation.

L'introduction de la variable dépendante du TEVSS fournit une mesure plus précise que le temps d'extubation lui-même à cause du contexte des soins critiques. La nature semi-fermée (*voir glossaire*) des soins critiques oblige à raffiner la mesure du temps d'émergence. Le temps précis de l'extubation est souvent prolongé en dépit de conditions cliniques qui justifient l'extubation. En effet, les soins semi-fermés n'exigent pas la présence continue d'intensiviste à l'unité, ce qui engendre des délais d'intervention. Ainsi, la façon prévue de mesurer le TEVSS protège la recherche du biais qu'impose le temps d'extubation.

Cette recherche comporte en plus, trois autres éléments originaux:
1- L'introduction de la technologie BIS en soins critiques;

2- L'élaboration de deux algorithmes; l'un pour l'attribution du statut de l'interaction patient-ventilateur et l'autre pour guider l'algosédation avec la technologie BIS;

3- La numérisation et la manipulation des données à mesures répétées qui s'étalent sur plusieurs milliers d'heures de ventilation mécanique à raison d'intervalles d'une minute.

2.8.1 L'introduction de la technologie BIS

Pour le Groupe 1, l'introduction d'une technologie de chevet en soins critiques sans lui attribuer un rôle thérapeutique constitue un défi important. Tant du point de vue clinique qu'administratif, cette première étape nécessite un investissement financier sans retombée potentielle positive à très court terme; pas avant que le Groupe 1 soit terminé. En général, l'ajout d'une nouvelle technologie de chevet amène en soi une résistance de la part du personnel soignant. Cette recherche s'est donc inscrite dans la perspective d'amélioration de la qualité des soins, se voulant une solution potentielle à moyen terme au problème observé de la sédation excessive.

2.8.2 Élaboration de deux algorithmes

Puisque la sauvegarde de courbes dynamiques en temps réel est impossible, l'attribution du statut de l'interaction patient-ventilateur se fait par analyse rétrospective de données numériques sauvegardée par le ventilateur. C'est dans ce contexte que l'algorithme de la figure 2.1 est proposé, à la suite d'une consultation exhaustive auprès de cliniciens et d'une analyse simultanée des courbes dynamiques et des données numériques.

Le processus de fiabilité de l'algorithme s'est déroulé auprès de dix-sept cliniciens experts, issus de deux institutions, qui ont analysé 150 événements sélectionnées au hasard auprès de 10 patients. L'algorithme est en mesure de déterminer les asynchronies les plus facilement reconnaissables en soins critiques tel que mentionné à la section 1.4.4. Les résultats de fiabilité seront présentés au chapitre 3.

Un second algorithme pour titrer l'algosédation par la technologie BIS est construit à partir des résultats du Groupe 1 et sera présenté au chapitre 3 avec les détails de conception.

2.8.3 Numérisation et manipulation des données à mesures répétées

La manipulation d'une si grande quantité de données réparties sur plus de 8 285 heures de ventilation mécanique à intervalles d'une minute représente un défi de taille. Ce défi survient du fait que les données numériques proviennent de deux sources différentes soient : directement du ventilateur et des moniteurs de chevet. La sauvegarde numérique des données provenant des moniteurs de chevet a nécessité un processus de numérisation manuelle. L'autre difficulté est survenue dans la réconciliation et la synchronisation de ces deux sources de données.

CHAPITRE 3 – ANALYSE ET INTERPRÉTATION DES RÉSULTATS

Ce chapitre présente d'abord la distribution, la description et la répartition des participants en deux groupes. L'exposé se poursuit avec l'analyse des résultats du premier groupe de patients adultes ayant suivi un protocole d'algosédation guidé par l'échelle de Ramsay et ensuite, l'analyse des résultats du second groupe de patients ayant suivi un protocole d'algosédation guidé cette fois-ci par la technologie BIS. Deux mesures sont utilisées: le temps d'émergence requis pour le retour à la ventilation spontanée soutenu (TEVSS) et le nombre de synchronies et d'asynchronies patient-ventilateur. Le chapitre se termine par l'analyse des résultats pour chacun des groupes en marge des deux hypothèses de départ et par une analyse de résultats complémentaires à la recherche qui viendront alimenter les discussions au chapitre 4.

3.1 Distribution, description et répartition des deux groupes de patients

Les tableaux 3.1 et 3.2 décrivent les patients des Groupes 1 et 2. Les deux groupes sont constitués de patients avec des différences pathophysiologiques admis dans une unité de soins intensifs médicale/chirurgicale d'un hôpital régional non universitaire. Pour cette raison, la sélection des patients ne visait pas de conditions pathologiques spécifiques.

Pt	Sexe	Diagnostics	Âge	Apache II	VM (H)	Évén (n)	Asyn (n)	Sync (n)	TEVSS (H)	Finalité à J 28
1	F	Sepsis	63	24	432	22	8	14	NA	Décès
2	M	Trauma multiple	22	11	144	21	4	17	5,75	Survie
3	F	SDRA	53	21	288	34	7	27	22,5	Survie
4	F	Déf. cardiaque congestive	78	18	51	11	4	7	8	Survie
5	F	Déf. cardiaque congestive	80	23	82	15	6	9	4	Survie
6	F	Péricardite	59	10	192	31	11	20	24	Survie
7	M	Déf. cardiaque congestive	48	17	83	27	7	20	NA	Décès
8	M	Choc septique	76	22	340	36	27	9	NA	Décès
9	F	Blastomycose	50	27	176	28	14	14	29,25	Survie
10	F	SDRA, insuf. rén	68	21	149	22	10	12	170,8	Survie
11	F	SDRA	59	13	169	11	10	1	2,5	Survie
12	M	Pneumonie	65	20	90	20	15	5	NA	Décès
13	F	Pneumonie	58	7	42	9	7	2	4	Survie
14	M	Déf. cardiaque congestive	79	17	168	27	19	8	2	Survie
15	M	Éviscération	54	27	457	45	24	21	23,25	Survie
16	F	Pneumonie/SDRA	60	16	176	18	5	13	27	Survie
17	M	Pneumonie/sepsis	68	26	195	22	9	13	4,75	Survie
18	F	Hypovolémie	63	12	240	20	9	11	24	Survie
19	M	SDRA	63	24	264	23	10	14	20	Survie
20	M	Déf. cardiaque congestive	45	8	792	36	28	8	21	Survie
21	M	Trauma multiple	25	14	250	35	22	13	26,5	Survie
Total					4 780	514	256	258		
Moyenne			59	18	228	24,4	12	12	14,9	
Écart type			14,7	6,2	171	9,4	7,5	6,4	10,2	
Médiane			60	18	176	22	10	13	20	

Tableau 3.1 Distribution et description des patients du Groupe 1, constitué de vingt-et-un patients dont onze femmes et dix hommes, dont la moyenne d'âge est de 59 ans (22-80). L'indice de sévérité selon le score APACHE II moyen est de 18 (7-27). La durée totale des heures de ventilation mécanique durant la phase aiguë est de 4 780 heures, (42-432) pour une valeur moyenne de 228 heures. Ce tableau présente un total de 514 événements évalués, variant de 9 à 45 événements pour chaque patient et réparti presqu'équitablement entre asynchronies et synchronies. Le TEVSS

moyen est 14,9 heures, d'une médiane de 20 heures. Des vingt et un patients, 14,3% (3/21) sont décédés durant la période aiguë de ventilation mécanique et 85,7% (18/21) ont survécu après vingt-huit jours suivant l'extubation. SDRA: syndrome de détresse respiratoire aiguë; Insuf. rénale: insuffisance rénale; Déf. card. congest.: défaillance cardiaque congestive.

Le tableau 3.2 décrit la distribution et la description des patients du Groupe 2.

Pt	Sexe	Diagnostics	Âge	Apache II	VM (H)	Évén (n)	Asyn (n)	Sync (n)	TEVSS (H)	Finalité à J 28
1	M	AAA	82	17	193	38	11	27	38,5	Survie
2	M	Post arrêt card.	62	11	42	5	0	5	0,5	Survie
3	M	AAA	57	17	70	8	4	4	0,5	Survie
4	M	SDRA	37	17	275	64	35	29	24	Survie
5	M	Pneumonie	51	22	87	15	5	10	0,75	Survie
6	M	AAA	59	15	160	29	14	15	3	Survie
7	F	Déf. cardiaque congestive	70	10	258	36	12	24	3,25	Survie
8	M	Oesophagectomie	49	19	333	64	23	41	3	Survie
9	M	Pneumonie	81	17	312	70	35	35	5	Survie
10	M	Trauma	66	16	708	54	17	37	2,5	Survie
11	M	Pneumonie	72	13	146	29	5	24	3	Survie
12	F	Pneumonie /SDRA	54	14	80	18	5	13	2	Survie
13	M	Oesophagectomie	62	8	25	4	2	2	4	Survie
14	F	Pneumonie	53	13	88	18	8	10	6,5	Survie
15	M	SDRA	64	23	341	80	35	45	3,5	Survie
16	M	Pneumonie	63	20	72	21	14	7	2	Survie
17	F	Pancréatite	52	15	209	46	9	37	4,5	Survie
18	M	Trauma multiple	20	10	106	17	5	12	3,75	Survie
Total					3 505	616	239	377		
Moyenne			59	15	195	34,2	13,3	20,9	5,8	
Écart type			14,7	4,1	164,3	23,7	11,5	14	7,4	
Médiane			60,5	15,5	153	29	10	19,5	3	

Tableau 3.2 Distribution et description des patients du Groupe 2, constitué de dix-huit patients dont quatre femmes et quatorze hommes et dont la moyenne d'âge est de 59 ans (20-82). L'indice de sévérité selon le score

APACHE II moyen est de 15 (8-23). La durée totale des heures de ventilation mécanique durant la phase aiguë est de 3 505 heures, (25-708) pour une valeur moyenne de 195 heures. Ce tableau présente un total de 616 événements évalués, variant de 4 à 80 événements pour chaque patient. Le TEVSS moyen est 5,8 heures, d'une médiane de 7,4 heures. Des dix-huit patients, tous ont survécu après vingt-huit jours suivant l'extubation. AAA: Anévrisme de l'aorte abdominale; SDRA: syndrome de détresse respiratoire aiguë; Déf. card. Congest: défaillance cardiaque congestive.

Le tableau 3.3 présente la répartition des participants à la recherche.

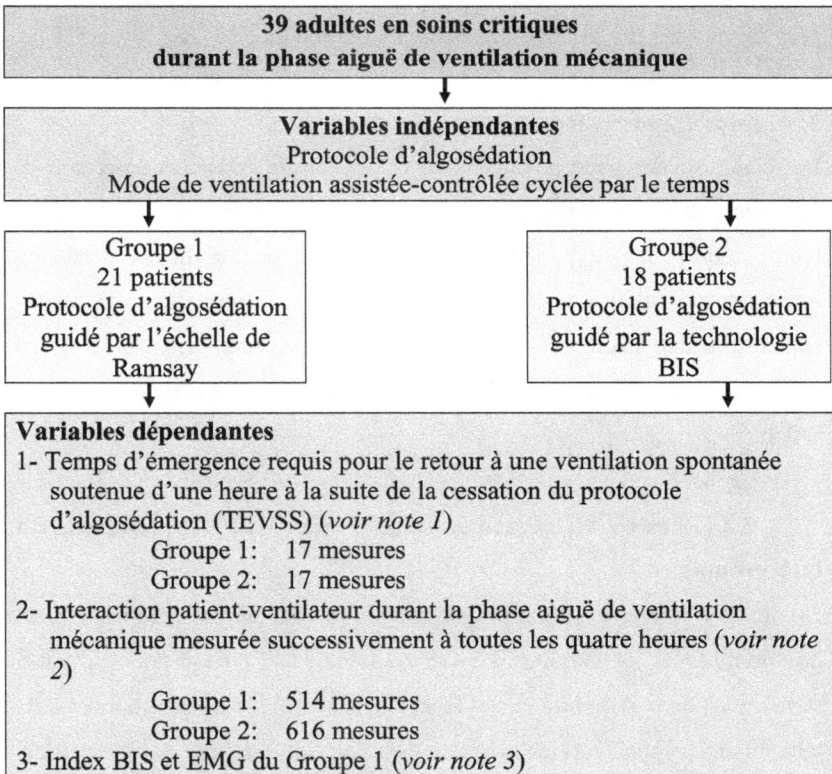

39 adultes en soins critiques
durant la phase aiguë de ventilation mécanique

↓

Variables indépendantes
Protocole d'algosédation
Mode de ventilation assistée-contrôlée cyclée par le temps

Groupe 1	Groupe 2
21 patients	18 patients
Protocole d'algosédation guidé par l'échelle de Ramsay	Protocole d'algosédation guidé par la technologie BIS

Variables dépendantes
1- Temps d'émergence requis pour le retour à une ventilation spontanée soutenue d'une heure à la suite de la cessation du protocole d'algosédation (TEVSS) (*voir note 1*)
        Groupe 1:   17 mesures
        Groupe 2:   17 mesures
2- Interaction patient-ventilateur durant la phase aiguë de ventilation mécanique mesurée successivement à toutes les quatre heures (*voir note 2*)
        Groupe 1:   514 mesures
        Groupe 2:   616 mesures
3- Index BIS et EMG du Groupe 1 (*voir note 3*)

Tableau 3.3 Participants à la recherche.
Note 1. Des vingt et un participants au Groupe 1, quatre sont décédés sous ventilation mécanique, ce qui explique le nombre de 17 mesures du TEVSS.

Note 2. Lorsque l'Index de qualité du signal IQS (*voir glossaire*) de la technologie BIS < 70, les valeurs de l'Index BIS et d'EMG sont rejetées, ce qui explique qu'au Groupe 1, avec 21 patients, 514 mesures sont retenues, alors qu'au Groupe 2, avec 18 patients, 616 mesures sont retenues.

Note 3. Les variables dépendantes Index BIS et EMG du Groupe 1 ne servent pas à guider l'algosédation, mais plutôt pour construire à l'aide des courbes ROC l'algorithme qui servira pour guider l'algosédation du Groupe 2.

La section 3.3 décrit la variable dépendante du temps d'émergence requis pour un retour à une ventilation spontanée soutenue.

3.2 Temps d'émergence

Le temps d'émergence pour le retour à un état de conscience permettant une ventilation spontanée soutenue (TEVSS) se définit comme étant le temps requis par le patient à partir de la cessation de la perfusion intraveineuse d'algosédation à reprendre une ventilation spontanée soutenue d'une heure, avec une aide inspiratoire (*voir glossaire*) de 10 cmH$_2$O, une PEP (*voir glossaire*) de 5 cmH$_2$O et une FiO$_2$ (*voir glossaire*) < 0,45.

3.2.1 Temps d'émergence des Groupes 1 et 2 et comparaison intergroupes.

En raison d'une distribution ne suivant pas une loi normale, le traitement des données de la variable TEVSS s'effectue à l'aide d'une approche statistique non paramétrique, soit le test de Mann-Whitney. Les données du tableau 3.4 alimentent le soupçon que dans le Groupe 1, la sédation excessive est fréquemment observée à la suite de périodes prolongées de perfusions continues d'algosédation. En fait, dans le Groupe 1, onze patients présentent des TEVSS > 6 heures, comparativement à trois

166

patients seulement dans le Groupe 2. Ces données tendent à confirmer les constatations de Kaplan et Bailey (2000) qui affirment que plus de 54 % des patients en soins critiques sont en sédation excessive.

TEVSS (heures) traité avec le Test de Mann-Whitney	Groupe 1	Groupe 2	Valeur p
Nombre de patients	17	18	
Temps moyen (heures)	36,2	6,1	
Écart type (heures)	60,9	9,6	
Temps minimal (heures)	2	0,5	
Temps maximal (heures)	170,8	38,5	
Centile 25 % (heures)	4,4	2	
Centile 50 % (heures)	22,5	3,1	0,001
Centile 75 % (heures)	26,8	4,6	
TEVSS (heures)			
≤ 6	6	15	
6,01 – 12	1	1	
12,01 – 18	0	0	0,018
18,01 – 24	5	1	
> 24	5	1	
TEVSS ≤ 6 heures	6 (35%)	15 (83%)	
TEVSS > 6 heures	11 (65%)	3 (17%)	0,006

Tableau 3.4 Test de Mann-Whitney comparatif du TEVSS des Groupes 1 et 2. Ce tableau indique que le temps moyen TEVSS est de 36,2 heures au niveau du Groupe 1 (17 patients) et de 6,1 heures au niveau du Groupe 2 (18 patients). La médiane du TEVSS du Groupe 1 est de 22,5 heures (2-170,8) alors que dans le Groupe 2 elle est de 3,1 heures (0,5-38,5), avec une valeur p statistiquement significative (p=0,001). Des dix-sept patients du Groupe 1, 35% (6 patients) sont prêts à l'extubation en moins de six heures suivant la cessation de la perfusion d'algosédation, comparativement à 83% (15 patients) dans le Groupe 2, avec une valeur p de 0,006.

Dans le Groupe 1, il est à remarquer que l'écart type de 60,9 heures est relativement élevé, en raison d'un temps minimal de 2 heures et d'un temps maximal de 170,8 heures. La valeur aberrante de 170,8 heures observée chez le patient 10 constitue un obstacle pour considérer la valeur moyenne du TEVSS comme une variable fiable de comparaison inter-groupes. Il semble opportun de confirmer que cette patiente a démontré des signes d'insuffisance rénale, associés à l'état de SDRA. Les centiles de 50 % et 75 % du TEVSS semblent mieux refléter l'état de sédation excessive des sujets avec des temps de 22,5 heures et 26,8 heures respectivement. Bien que le TEVSS est ≤ 24 heures chez douze individus (6+1+5), il est > 24 heures chez cinq individus. Un TEVSS > 24 heures nous apparait élevé et peut s'apparenter à un niveau élevé de sédation excessive.

Dans le Groupe 2, l'écart type de 9,6 heures apparaît être une amélioration significative par rapport au Groupe 1, d'une valeur p = 0,001. Le TEVSS ≤ 24 heures chez dix-sept individus (15+1+1) et > 24 heures chez seulement un individu s'avère une différence significative avec une valeur p de 0,018.

En résumé, les différences comparatives du TEVSS ≤ 6 heures et > 6 heures dans les deux groupes s'avèrent significatives (valeur p = 0,006). Autrement dit, 83 % des individus du Groupe 2 sont prêts à l'extubation en moins de six heures suivant la cessation de la perfusion d'algosédation, ce qui confirme une diminution de la sédation excessive avec l'algosédation guidée par la Technologie BIS.

La figure 3.1 est une présentation graphique des données du tableau 3.4. Bien que ce graphique illustre clairement les constatations du tableau 3.4, la valeur aberrante (170,8) du Groupe 1 constitue un handicap sur la clarté de ce graphique.

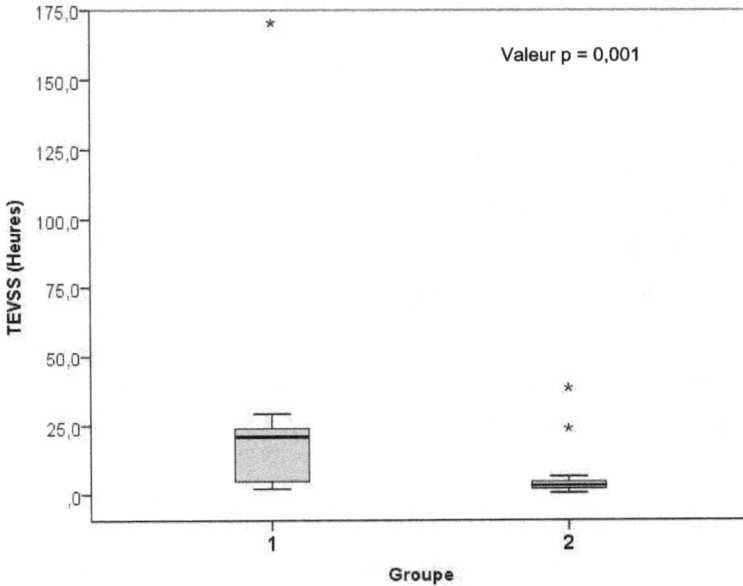

Figure 3.1 TEVSS des Groupes 1 et 2. Ce graphique *Box-and-whisker plot* (Tukey, 1977) est adapté pour présenter des données à distribution anormale et affiche un résumé des statistiques du tableau 3.4. Le centre de chaque boîte représente les valeurs inférieures et supérieures des centiles (25 à 75 percentiles). La ligne à l'intérieur de la boîte représente la valeur médiane. Les lignes horizontales à l'extérieur de chaque boîte s'étendent des valeurs minimales aux valeurs maximales. Les étoiles affichent les valeurs qui s'écartent de chaque groupe. Une valeur qui s'écarte largement du groupe est définie comme une valeur inférieure aux quartiles inférieurs moins 1,5 fois l'étendue de l'interquartile, ou supérieur au quartile supérieur plus 1,5 fois l'étendue de l'interquartile. Tiré de MedCalc version 11.6 1993-2011 MedCalc Software.

Le sommaire du tableau 3.4 et de la figure 3.1 confirme l'hypothèse 1:
- Le groupe guidé par la technologie BIS présente un temps d'émergence plus court pour la reprise de la ventilation spontanée soutenue que le groupe guidé par l'échelle de Ramsay.

3.3 Interactions patient-ventilateur

Rappel relatif à l'algorithme de la figure 2.1 : la création de cet algorithme est devenue nécessaire compte tenu de l'impossibilité de sauvegarder en temps réel les courbes dynamiques de ventilation. L'attribution de synchronie/asynchronie se fait selon des données numériques réparties sur une durée de dix minutes consécutives à toutes les quatre heures, lors de la vérification du niveau de sédation.

Cette section aborde d'abord les résultats du Groupe 1 face à l'interaction patient-ventilateur. Avec les résultats du Groupe 1, un algorithme interactif pour guider l'algosédation au Groupe 2 est présenté. Cette section se poursuit avec les résultats du Groupe 2.

3.3.1 Fiabilité de l'algorithme de la figure 2.1

Pour faciliter la lecture, rappelons l'algorithme de la figure 2.1 proposé pour quantifier l'interaction patient-ventilateur.

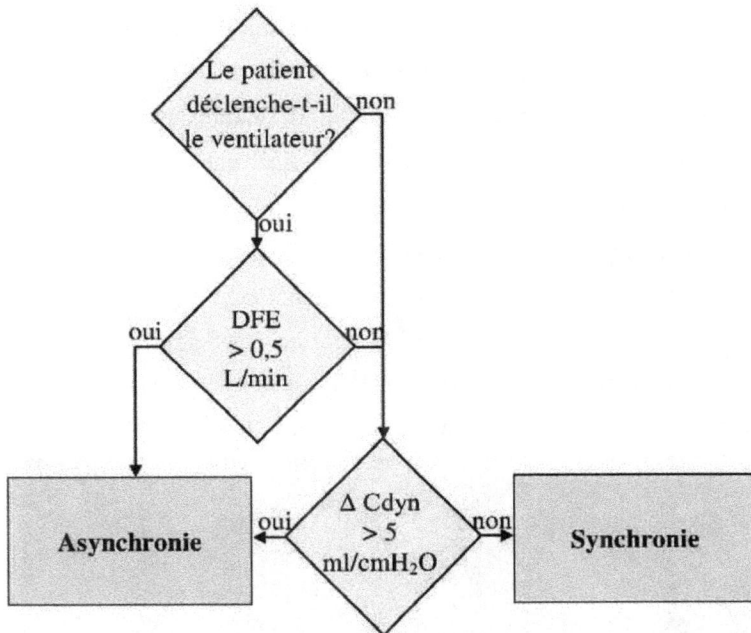

Figure 2.1 Algorithme d'attribution de l'interaction patient-ventilateur pour une ventilation assistée contrôlée, cyclée par le temps.
Légende: Patient déclenche-t-il le ventilateur? (ventilation assistée contrôlée); DFE: Débit positif en fin d'expiration; Cdyn: Compliance dynamique

Cet algorithme propose qu'en présence d'un effort respiratoire du patient qui permet le déclenchement du ventilateur, il est nécessaire d'explorer deux éléments en lien avec cet effort, soit: i) le débit positif en fin d'expiration et ii) la compliance dynamique (*voir glossaire*).

i) *Débit positif en fin d'expiration*. Un effort inspiratoire en présence d'un débit gazeux positif en fin d'expiration témoigne d'une expiration précédente incomplète, avec moins de trois constantes de temps (*voir*

171

glossaire), produisant un Auto-PEP (*voir glossaire*) (Brochard 2008). Pour qu'il y ait déclenchement du ventilateur, l'Auto-PEP doit être vaincu par l'effort du patient (Pilbeam et Cairo, 2006), entrainant ainsi un délai de déclenchement (Tobin, 2001), constituant ainsi une asynchronie patient-ventilateur. Un débit en fin d'expiration de 0,5 L/min est retenu à la suite de constatations personnelles faites à partir de la technologie NAVA (*voir glossaire*) et signe un délai de déclenchement d'entrée en phase inspiratoire supérieur à 100 msec, tel que décrit à la figure 3.2. Selon Thille (2006), les délais de déclenchement supérieurs à 100 msec sont perçus par le patient et constituent une asynchronie patient-ventilateur.

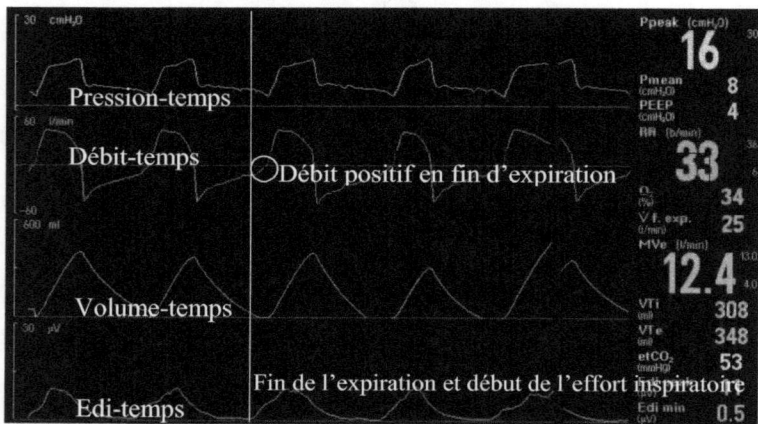

Figure 3.2 Courbes dynamiques de ventilation. La vitesse de défilement est de 20 mm/sec. Le curseur vertical localise la fin de l'expiration et le début du temps inspiratoire neural. Le cercle témoigne d'un débit positif en fin d'expiration et d'un délai de déclenchement de 500 msec. Edi-temps: Activité électrique du diaphragme. Banque personnelle d'écrans: Paul Ouellet et Stéphane Delisle (communications personnelles).

ii) Compliance dynamique. La compliance dynamique provient du calcul d'une variation de volume par unité de pression. En ventilation mécanique,

172

cette compliance s'évalue en terme de volume courant expiré par unité de pression (pression inspiratoire maximale – la PEP). La compliance dynamique s'exprime en ml/cmH$_2$O, selon l'équation suivante :

Compliance dynamique = $\dfrac{\text{Volume courant expiré}}{\text{Pression inspiratoire maximale – PEP}}$

En mode de ventilation cyclée par le temps (ventilation à pression), le volume courant n'est pas directement préréglé. Il est indirectement déterminé par le réglage de la pression maximale en fin d'inspiration et le temps inspiratoire. En présence d'une pression inspiratoire constante, une diminution de la compliance signale une diminution du volume courant et par conséquent, de la capacité résiduelle fonctionnelle (CRF) (*voir glossaire*). Ainsi, l'algorithme 2.1 propose que si l'effort inspiratoire généré par le patient n'est pas accompagné d'un débit gazeux positif en fin d'expiration, mais que durant la période de dix minutes consécutives, la compliance dynamique varie de plus de 5 ml/cmH$_2$O, cette variation de compliance signale une diminution du volume courant.

En ventilation assistée-contrôlée, cyclée par le temps, la diminution de la compliance se traduit par un dé-recrutement pulmonaire, conduisant à des efforts respiratoires du patient pouvant ne pas être perçus par la sensibilité du ventilateur, entraînant une asynchronie d'effort inefficace.

Les données du tableau 3.5 mettent en perspective trois des cinq voies de l'algorithme que peuvent emprunter l'interaction patient-ventilateur durant la période de dix minutes allouée pour attribuer le statut de synchronie ou d'asynchronie.

A Temps (min)	Fr (vent)	Fr (pt)	DFE	Cdyn	BIS	EMG
1	12	0	0,8	36,8	37	27
2	12	0	0,8	36,9	40	27
3	12	0	0,8	37,0	41	29
4	12	0	0,8	37,6	40	27
5	12	0	0,9	38,1	41	27
6	12	0	1,0	38,4	41	27
7	12	0	1,0	38,3	42	27
8	12	0	1,0	38,4	40	27
9	12	0	0,9	38,2	40	27
10	12	0	0,9	37,9	40	28
Moy					40	37

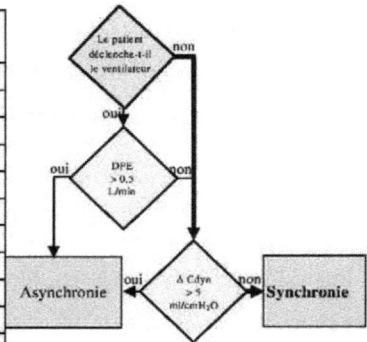

B Temps (min)	Fr (vent)	Fr (pt)	DFE	Cdyn	BIS	EMG
1	11	3	2,8	34,7	58	47
2	11	3	9,0	21,3	63	40
3	11	6	10,6	13,0	61	46
4	11	4	7,1	22,6	70	61
5	11	7	25,7	10,1	81	50
6	11	8	9,7	26,6	60	46
7	11	0	2,6	43,8	83	56
8	11	0	2,4	46,6	88	49
9	11	0	2,9	43,5	59	34
10	11	0	2,3	47,9	47	32
Moy					67	46

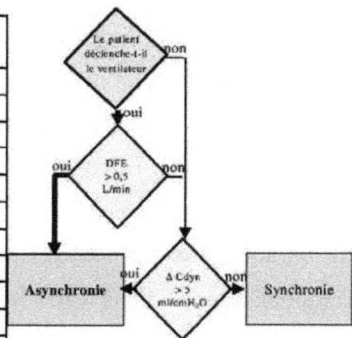

C Temps (min)	Fr (vent)	Fr (pt)	DFE	Cdyn	BIS	EMG
1	16	20	0,4	21,2	71	33
2	16	22	0,4	23,2	67	33
3	16	22	0,4	20,3	74	33
4	16	16	0,3	23,8	66	32
5	16	16	0,2	21,5	64	32
6	16	5	0,3	30,9	56	31
7	16	3	0	32,1	55	31
8	16	2	0	31,8	61	31
9	16	2	0	31,9	59	29
10	16	0	0	33,9	57	30
Moy					63	31

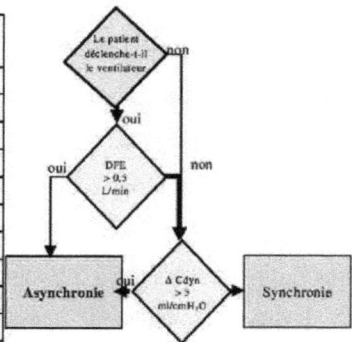

Tableau 3.5 Données numériques pour attribuer le statut de l'interaction patient-ventilateur. **A**: Synchronie via la voie sans ventilation spontanée (VS), **B**: Asynchronie via la voie d'une VS avec Débit en fin d'expiration

174

(DFE) > 0.5 L/min. **C**: Asynchronie via la voie d'une VS, absence d'un DFE > 0,5 L/min et une compliance dynamique (Cdyn) variant de plus de 5 ml/cmH$_2$O.

Au tableau 3.6, les résultats des tests de fiabilité s'appuient sur 150 événements analysés par 17 observateurs indépendants. Les événements analysés proviennent de 10 patients du Groupe 1 sélectionnés au hasard avec des niveaux de sédation allant d'un score Ramsay de 1 à 6. Les observateurs étaient des thérapeutes respiratoires immatriculés et assignés à la ventilation mécanique en soins critiques de l'Hôpital régional d'Edmundston et de l'Hôpital du Sacré-Cœur de Montréal.

Kappa de Fleiss	Erreur-type	Z	Valeur p
0,86	0,007	126,81	< 0,001

Coefficient de concordance de Kendall	F	Degré de liberté (Numérateur)	Degré de liberté (Dénominateur)	Valeur p
0,88	112,8	157,88	2526,12	< 0,001

Tableau 3.6 Statistiques de Kappa pour valeurs nominales (kappa de Fleiss) et le coefficient de concordance de Kendall pour réponse ordinale. Le kappa de Fleiss est utilisé pour comparer plusieurs observateurs entre eux. Un kappa de Fleiss de 0,86 et une valeur p < 0,001 atteste que la fiabilité que l'algorithme excède le hasard de l'hypothèse nulle (Tiré de MedCalc version 11.6 1993-2011 MedCalc Software). Cette conclusion est de plus alimentée par un coefficient de concordance de Kendall de 0,88, d'une valeur p < 0,001.

Le tableau 3.7 décrit le degré d'accord pour le Kappa de Fleiss selon Myles PS, Cuis J (2007).

Accord	Kappa de Fleiss
Excellent	> 0,81
Bon	0,80 – 0,61
Modéré	0,60 – 0,41
Médiocre	0,40 – 0,21
Mauvais	0,20 – 0
Très mauvais	< 0

Tableau 3.7 Degré d'accord et valeur du Kappa de Fleiss (Myles PS, Cuis, J 2007).

3.3.2 Interactions patient-ventilateur du Groupe 1 en lien avec l'échelle Ramsay

Les tableaux 3.8 et 3.9 présentent la distribution des conditions de l'interaction patient-ventilateur: asynchronie vs synchronie ainsi que le nombre d'événements évalués à chacun des scores à l'échelle Ramsay.

Groupe 1 (21 patients)	Niveaux de score à l'échelle de Ramsay						
	Sous-sédation (inférieure à la cible)		Cible		Sédation excessive (supérieure à la cible)		
	1	2	3	4	5	6	Total
Asynchronies	6	6	21	63	65	95	256
Synchronies	0	1	21	32	57	147	258
Total d'événements (% du total)	6 (1)	7 (1)	42 (8)	95 (19)	122 (24)	242 (47)	514 (100)
Taux d'asynchronies (%)	100	86	50	66	53	39	50
Valeur p			1,0	0,002	0,508	< 0,001	1,0

Tableau 3.8 Événements observés dans le Groupe 1 pour les six niveaux de score Ramsay.
Total = Total des événements dans chaque score Ramsay;
% du total = Total des événements dans chaque score Ramsay/514 événements;

Taux d'asynchronies (%) : = Asynchronies/Total des événements à chaque score Ramsay;
Valeur p des proportions d'asynchronies pour chaque score Ramsay;
Note: Les données suivantes ne sont pas inscrites au tableau; Score Ramsay moyen des asynchronies = 5; Score Ramsay moyen des synchronies = 5 (valeur p = 1,0)

À première vue, l'attention se porte sur chacun des scores Ramsay pris individuellement. Dans la fourchette cible, il faut remarquer qu'au score Ramsay 3, la répartition entre asynchronies et synchronies est égale (50%), d'une valeur p = 1,0. Toujours dans la fourchette cible, au score Ramsay 4, les asynchronies prévalent sur les synchronies de façon significative (valeur p = 0,002). Au score Ramsay 5, la distribution est à nouveau presqu'égale et non significative (valeur p = 0,508), C'est au score Ramsay 6, que les proportions d'asynchronies sont inférieures aux synchronies (valeur p = 0,001). En résumé, si l'objectif de l'algosédation durant la phase aiguë de ventilation est d'assurer une synchronie patient-ventilateur, une telle différence entre les deux scores Ramsay de la fourchette cible remet en question la pertinence de la cible Ramsay 3-4.

Il faut de plus remarquer, qu'au plafond de l'échelle (score Ramsay 6), le taux d'asynchronies est encore à 39%, mais que les synchronies prévalent sur les asynchronies d'une (valeur p < 0,001). Ainsi, la synchronie patient-ventilateur n'est pas toujours atteinte avec la limite supérieure de l'échelle de Ramsay. Ceci constitue un premier argument contre l'échelle de Ramsay comme un outil pour guider l'algosédation durant la phase aiguë de ventilation.

Il est aussi intéressant de constater qu'entre chaque score Ramsay, les écarts des taux d'asynchronies dépassent 14%, ce qui rend la prévision de l'interaction patient-ventilateur difficile en titrant l'algosédation avec l'échelle de Ramsay.

Afin d'explorer davantage la performance de l'échelle de Ramsay, le tableau 3.9 présente un regroupement des événements en trois fourchettes de sédation, soit: la sous-sédation, le niveau ciblé ainsi que la sédation excessive.

Groupe 1 (21 patients)	Trois fourchettes de l'échelle Ramsay		
	Sous-sédation Ramsay 1-2	Cible Ramsay 3-4	Sédation excessive Ramsay 5-6
Asynchronies	12	84	160
Synchronies	1	53	204
Total d'événements (% du total)	13 (2)	137 (27)	364 (71)
Taux d'asynchronies (%)	92	61	44
Valeur p	0,003	0,010	0,020

Tableau 3.9 Événements observés dans le Groupe 1 pour trois fourchettes de score Ramsay.
Total = Total des événements par fourchette du score Ramsay;
% du total = Total des événements dans chaque fourchette du score Ramsay/514 événements;
Taux d'asynchronies (%) = Asynchronies/Total des événements à chaque fourchette;
Valeur p des proportions d'asynchronies pour chaque fourchette de l'échelle Ramsay.

Il faut retenir du tableau 3.9, que la cible Ramsay 3-4 n'est atteinte que dans 27% des événements observés et la sédation excessive prévaut dans 71% des observations. Ce résultat confirme qu'avec l'échelle de Ramsay, lorsque la synchronie patient-ventilateur est privilégiée, les niveaux de sédation se retrouvent majoritairement en condition de sédation excessive. Ce fait alimente la problématique initiale, voulant que la sédation excessive conduit à des temps d'émergence prolongés, tel que confirmé au tableau 3.4. Si la sédation excessive est fréquente, il en va autrement de la sous sédation.

Avec seulement 2% d'événements observés en sous-sédation et un taux d'asynchronies de 92%, force est de constater que les cliniciens ont tendance à s'orienter davantage vers la sédation profonde. Cette constatation rappelle les observations de Kaplan et Bailey, (2000), qui soutiennent que 54% des patients en soins critiques sont en sédation excessive, 15% sont sous sédatés et 31% ont une sédation adéquate. Afin de visualiser de façon plus globale les caractéristiques de différents niveaux d'algosédation, le tableau 3.10 regroupe les données du Groupe 1 en deux conditions : sédation légère et profonde.

| Groupe 1 (21 patients) | Deux niveaux de sédation | |
	Sédation légère (Ramsay 1-4)	Sédation profonde (Ramsay 5-6)
Asynchronies	96	160
Synchronies	54	204
Total (% du total)	150 (29)	364 (71)
Taux d'asynchronies (%)	64	44
Valeur p	< 0,001	0,022

Tableau 3.10 Événements observés dans le Groupe 1 pour deux niveaux de sédation.
Total = Total des événements par niveau de sédation;
% du total = Total des événements par niveau de sédation/514 événements;

Taux d'asynchronies (%) = Asynchronies/Total des événements à chaque niveau;
Valeur p des proportions d'asynchronies pour chaque niveau de sédation.

Selon Laghi et al., (2003), la sédation légère prévaut avec un score Ramsay entre 1 et 4 et la sédation profonde se retrouve aux scores Ramsay 5-6. Ainsi, la fourchette cible de Ramsay 3-4 se situe dans un niveau de sédation léger. En condition de sédation légère, l'asynchronie prévaut dans 64% des observations (valeur $p < 0,001$), alors qu'en conditions de sédation profonde, ce sont les synchronies qui prévalent, mais d'un niveau significatif plus faible qu'en condition légère (valeur $p = 0,022$).

En résumé, les tableaux 3.8, 3.9 et 3.10 révèlent les points importants suivants :

1- Au tableau 3.8:

- Dans les 514 observations, les asynchronies sont toutes aussi fréquentes que les synchronies (valeur $p = 1,0$);
- Dans la fourchette cible de Ramsay 3-4, il y a une différence significative entre les asynchronies à Ramsay 3, par rapport à Ramsay 4 (valeur $p < 0,001$);
- Au score Ramsay 6, l'asynchronie prévaut dans 39% des observations (valeur $p = 0,001$).

2- Au tableau 3.9:

- La cible d'un score Ramsay 3-4 n'est atteinte que dans 27% des observations;
- La sédation excessive prévaut dans 71% des observations (valeur $p < 0,001$);

- Dans la cible, les asynchronies prévalent de façon significative sur les synchronies (valeur p = 0,010);
- La cible Ramsay 3-4 est inadaptée à titrer l'algosédation en phase aiguë de ventilation pour atteindre la synchronie patient-ventilateur.

3- Au tableau 3.10:

- C'est uniquement en sédation profonde ou excessive, que les synchronies prévalent de façon significative sur les asynchronies (valeur p = 0,022);
- Si la synchronie patient-ventilateur est privilégiée durant la phase aiguë de ventilation, un niveau de sédation profond à l'échelle de Ramsay semble nécessaire.

Autrement dit, ces résultats indiquent que l'échelle de Ramsay s'avère un outil peu adapté pour guider l'algosédation durant la phase aiguë d'une ventilation en mode assisté-contrôlé, cyclée par le temps. Un taux d'asynchronies de 44% en sédation profonde attire l'attention. En fait, l'échelle de Ramsay n'évalue aucunement l'analgésie et ceci peut constituer un questionnement, sachant que la douleur peut causer des asynchronies.

3.3.3 Interactions patient-ventilateur du Groupe 1 en lien avec la technologie BIS

Rappelons que pour le Groupe 1, le protocole d'algosédation est guidé par l'échelle de Ramsay. Les valeurs des paramètres de la technologie BIS sont uniquement observées pour fin de comparaison avec celles de l'échelle de Ramsay. Elles n'ont aucune portée thérapeutique. Rappelons aussi que pour déterminer un score à l'échelle Ramsay, la sollicitation tactile et auditive du patient est nécessaire. Cette sollicitation peut entrainer une modification à l'Index BIS et à l'EMG, à cause d'une intrusion potentielle dans le sommeil.

Les tableaux 3.11, 3.12, 3.13, 3.14 et 3.15 illustrent les proportions d'événements observés avec la technologie BIS, soit: l'Index BIS et l'EMG. Pour éviter une estimation de faible précision, les commentaires portent sur les tailles de plus de vingt-cinq événements.

Quelques rappels s'imposent :

i)   Les valeurs de l'Index BIS et l'EMG sont des moyennes de dix minutes consécutives d'observation suivant la sollicitation verbale et auditive du patient pour déterminer le score Ramsay;

ii) Plus l'Index BIS est bas, plus la sédation est profonde et vice versa;

iii) L'EMG représente l'activité du muscle sourcilier (en décibels).

Groupe 1 (21 patients)	Dix fourchettes de l'Index BIS									
	0 ≤ BIS < 10	10 ≤ BIS < 20	20 ≤ BIS < 30	30 ≤ BIS < 40	40 ≤ BIS < 50	50 ≤ BIS < 60	60 ≤ BIS < 70	70 ≤ BIS < 80	80 ≤ BIS < 90	90 ≤ BIS < 100
Asynchronies	0	0	0	17	47	49	61	29	32	21
Synchronies	0	0	7	46	68	42	50	28	12	5
Total (% du total)	0	0	7 (1)	63 (12)	115 (22)	91 (18)	111 (22)	57 (11)	44 (9)	26 (5)
Taux d'asynchronies (%)				27	41	54	55	51	73	81
Valeur p				<0,001	0,054	0,445	0,292	0,88	0,002	0,002

Tableau 3.11 Événements observées dans le Groupe 1 pour dix fourchettes de l'Index BIS.

Total = Total des événements par fourchette d'Index BIS;
% du total = Total des événements par fourchette d'Index BIS/514 événements;
Taux d'asynchronies (%) = Asynchronies/Total des événements à chaque fourchette;
Valeur p des proportions d'asynchronies pour chaque fourchette de l'Index BIS;
Note: Les données suivantes ne sont pas inscrites au tableau : Index BIS moyen des asynchronies = 65; Index BIS des synchronies = 56 (valeur p = 0,467).

Le tableau 3.11 révèle que, l'Index BIS moyen des asynchronies est de 65, alors qu'il est de 56 pour les synchronies. Même si cette différence est non significative (valeur p = 0,467), elle illustre néanmoins que l'Index BIS permet de séparer les asynchronies des synchronies à des valeurs moyennes différentes. En faisant le lien avec le tableau 3.8, la valeur moyenne du score de Ramsay, tant pour l'asynchronie que la synchronie est de 5. En fait, cette donnée démontre rapidement que l'Index BIS permet une meilleure séparation des asynchronies que l'échelle de Ramsay.

Toujours au tableau 3.11, nous pouvons constater que le taux d'asynchronies est en progression constante jusqu'à la fourchette 50 ≤ Index BIS < 60. Aux scores d'Index BIS > 60, le patient est en mesure de réagir aux stimuli tactiles et verbaux (voir tableau 1.6). Il faut par conséquent être prudent dans l'interprétation de ces données, puisque la sollicitation tactile et auditive du patient peut potentiellement modifier l'Index BIS et constituer un biais important. Il est néanmoins intéressant d'explorer plus en détail le comportement de l'Index BIS aux soins critiques.

La fourchette Index BIS 40-60 est celle recommandée par le manufacturier pour l'anesthésie. Ainsi, le tableau 3.12 regroupe les données dans trois fourchettes de l'Index BIS, soit, Index BIS < 40 (sédation profonde), Index BIS 40-60 (recommandée) et Index BIS > 60 (sédation légère). Il faut retenir qu'au niveau du Groupe 1, il n'y a aucune fourchette cible de l'Index BIS. Par contre, les trois fourchettes du tableau sont souvent utilisées dans la littérature pour démarquer différents niveaux de sédation.

Groupe 1 (21 patients)	Trois fourchettes de l'Index BIS		
	Sédation profonde Index BIS < 40	Index BIS 40-60	Sédation légère Index BIS > 60
Asynchronies	17	96	143
Synchronies	53	110	95
Total (% du total)	70 (14)	206 (40)	238 (46)
Taux d'asynchronies (%)	24	47	60
Valeur p	< 0,001	0,390	0,002

Tableau 3.12 Événements observés dans le Groupe 1 pour trois fourchettes de l'Index BIS.
Total = Total des événements par fourchette d'Index BIS;
% du total = Total des événements par fourchette d'Index BIS /514 événements;
Taux d'asynchronies (%) = Asynchronies/Total des événements à chaque fourchette;
Valeur p des proportions d'asynchronies pour chaque fourchette de l'Index BIS.

Au tableau 3.12, c'est dans la fourchette d'Index BIS 40-60 que l'on retrouve 40% des observations. Cette constatation apparaît intéressante, du fait qu'elle n'est pas la cible. Dans cette fourchette, le taux d'asynchronies observé est de 47%, soit aussi fréquemment que les synchronies (valeur p = 0,390). Dans la fourchette d'Index BIS < 40, (sédation profonde), les synchronies prévalent sur les asynchronies de façon significative (valeur p < 0,001), alors que dans la fourchette BIS > 60 (sédation moins profonde), ce sont les asynchronies qui prévalent de façon significative (valeur p = 0,002). Il faut aussi remarquer que le taux d'asynchronies accroît en fonction de l'Index BIS (plus profond à plus léger).

En lien avec les tableaux 3.10 et 3.12, la classe 'sédation profonde' (Ramsay 5-6) du tableau 3.10 regroupe 71% des observations, alors qu'au tableau 3.12, la 'sédation profonde' (Index BIS < 40) regroupe 14% des observations. En fait, ces constatations démontrent qu'il est légitime de croire que la technologie BIS discrimine plus facilement différents niveaux de sédation que l'échelle de Ramsay. L'échelle de Ramsay passe rapidement d'un niveau de sédation léger à profond. Avant de passer aux statistiques permettant de déterminer le pouvoir prédictif pour l'asynchronie patient-ventilateur de l'échelle de Ramsay et de l'Index BIS, il apparait important d'analyser les données en lien avec l'EMG de la technologie BIS.

Bien que l'EMG de la technologie BIS ne constitue pas un élément relié à l'activité corticale, donc du niveau de sédation, son expression semble toutefois nécessaire pour interpréter la valeur de l'Index BIS, étant donné le chevauchement entre les ondes cérébrales et celles du muscle sourcilier (*voir figure 1.19*). Selon Kelley (2003), les valeurs d'EMG > 40 db sont considérées des valeurs élevées. Rappelons que Renna et al., (2002) ont décrit la relation entre l'Index BIS et l'EMG selon l'équation suivante: Index BIS = 3,7 + (1,6 x EMG).

C'est donc de façon arbitraire que dix fourchettes d'EMG sont retenues et affichées au tableau 3.13.

Groupe 1 (21 patients)	Dix fourchettes d'EMG (db)									
	$0 \leq EMG < 10$	$10 \leq EMG < 20$	$20 \leq EMG < 30$	$30 \leq EMG < 40$	$40 \leq EMG < 50$	$50 \leq EMG < 60$	$60 \leq EMG < 70$	$70 \leq EMG < 80$	$80 \leq EMG < 90$	$90 \leq EMG < 100$
Asynchronies	0	2	18	133	79	21	2	1	0	0
Synchronies	0	2	67	137	47	5	0	0	0	0
Total (% du total)	0	4 (0,6)	85 (16)	270 (53)	126 (25)	26 (5)	2 (0,4)	1 (0)	0	0
Taux d'asynchronies (%)			21	49	63	81				
Valeur p			<0,001	0,742	0,004	0,002				

Tableau 3.13 Événements observés dans le Groupe 1 pour dix fourchettes d'EMG.
Total = Total des événements par fourchette d'EMG;
% du total = Total des événements par fourchette d'EMG/514 événements;
Taux d'asynchronies (%) = Asynchronies/Total des événements à chaque fourchette;
Valeur p des proportions d'asynchronies pour chaque fourchette d'EMG;
Notes : Les données suivantes ne sont pas inscrites au tableau; EMG moyen des asynchronies = 39; EMG moyen des synchronies = 35 (valeur p = 0,707).

Le tableau 3.13 révèle que l'EMG moyen des asynchronies est de 39 db, alors qu'il est de 35 db pour les synchronies (valeur p = 0,707). Même si cette différence est non significative, elle permet néanmoins de constater que, tout comme l'Index BIS, l'EMG permet de séparer les asynchronies des synchronies à des valeurs moyennes différentes.

C'est dans la fourchette $30 \leq EMG < 40$ db que se trouve le plus haut taux d'événements, soit 53%. Le taux d'asynchronies est de 49% et ne constitue pas une proportion statistiquement significative (valeur p = 0,742). Ces données permettent de constater que cette fourchette n'apparait pas robuste à prévoir l'asynchronie.

À partir d'EMG > 40 db, les asynchronies prévalent sur les synchronies. Ce résultat est important et des données additionnelles sont fournies dans la prochaine section, en lien avec les statistiques des courbes ROC.

En résumé, les trois tableaux 3.11, 3.12, 3.13 révèlent les points importants suivants :

1- Au tableau 3.11:
  - L'Index BIS moyen des asynchronies est de 65 et celui des synchronies est de 56, laissant présager une meilleure séparation qu'avec l'échelle de Ramsay.
2- Au tableau 3.12:
  - Le taux d'asynchronies s'accroît en fonction de l'Index BIS (niveau de sédation profond à léger).
3- Aux tableaux 3.13:
  - La fourchette 30 ≤ EMG < 40 présente une répartition presque égale entre asynchronies et synchronies. Ce résultat est important et discuté dans la prochaine section.

Ces résultats démontrent que la technologie BIS discrimine mieux les différents niveaux de sédation, contrairement à l'échelle de Ramsay qui passe rapidement d'un niveau de sédation léger à profond. L'Index BIS offre l'avantage de fourchettes plus précises pour différents niveaux de sédation que l'échelle de Ramsay.

Pour poursuivre la présentation de ces résultats, il est convenu d'entreprendre l'analyse statistique descriptive et comparative des deux outils, l'échelle de Ramsay et la technologie BIS, pour déterminer lequel possède le meilleur pouvoir prédictif de l'asynchronie patient-ventilateur en phase aiguë de ventilation.

3.3.4 Statistiques descriptives et comparatives du Groupe 1 en lien avec l'échelle de Ramsay et la technologie BIS

En raison de données à mesures répétées, le pouvoir prédictif de chaque outil est calculé par analyse de régressions logistiques; l'interaction patient-ventilateur étant une variable dichotomique (synchronie – asynchronie). Les paramètres de régression et les variances sont obtenus à l'aide d'équations d'estimation généralisées (GEE-*Generalized Estimating Equations*) qui s'ajustent aux mesures répétées. Elles sont calculées avec le logiciel SAS version 8.02 pour Windows (SAS Institute Inc., 2001, Cary, NC, USA).

La forme générale du modèle d'analyse et de régression peut être exprimée selon l'équation suivante:

$$\ln\left(\frac{\pi(x)}{1+\pi(x)}\right) = \beta_0 + \beta_1 x$$

Où : $\pi(x)$ représente la probabilité conditionnelle d'observer une asynchronie selon le niveau de l'outil de mesure de sédation; β_0 l'abscisse à l'origine; β_1 le coefficient prédicteur de régression (pente) et x étant un des deux outils.

Et où: probabilité $= \exp(a + bx) / (1 - \exp(a + bx))$

$$\frac{\text{probabilité}}{\text{1-probabilité}} = \exp(a+bx)$$

ln (probabilité / 1 – probabilité) = a + bx;   x = (ln (probabilité / 1 – probabilité) – a) /b

Les échelles sont considérées significatives à une valeur p < 0,05, basé sur les statistiques Wald de type 3 de l'analyse General Estimation (GEE), par la procédure de GENMOD (SAS Institute Inc., 1999). Le tableau 3.14 rapporte les paramètres d'estimation logistique GEE pour chacun des outils et illustre la progression des estimations de proportionnalité à observer l'asynchronie pour chaque outil de mesure.

Outil	Coefficient de corrélation entre observations par individu	Paramètres	Estimé	Erreur-type	Intervalle de confiance à 95 %		Valeur p
Échelle Ramsay	0,10	Ordonnée à l'origine (β_0)	1,98	0,73	0,541	3,42	0,019
		Pente (β_1)	-0,40	0,14	-0.673	-0,122	
Index BIS	0,15	Ordonnée à l'origine (β_0)	-2,59	0,51	-3,59	-1,59	< 0,001
		Pente (β_1)	0,04	0,01	0,03	0,06	
EMG	0,14	Ordonnée à l'origine (β_0)	-3,85	0,82	-5,46	-2,24	< 0,001
		Pente (β_1)	0,10	0,02	0,06	0,15	

Tableau 3.14 Valeurs estimées des paramètres selon les statistiques de Wald pour l'analyse de type 3 GEE du Groupe 1.

Deux de ces trois outils, l'Index BIS et l'EMG s'avèrent robustes à prédire l'asynchronie (valeur p <0,001). Des trois outils, l'échelle de Ramsay s'avère le plus faible prédicteur des asynchronies, avec une valeur p = 0,019. Les données du tableau 3.14 sont reprises au tableau 3.15 pour permettre une interprétation plus facile du pouvoir prédictif de l'asynchronie pour les trois outils analysés.

Outil Prob.	Échelle Ramsay	Index BIS	EMG
0,1	-	-	-
0,2	6	28	24
0,3	6	40	30
0,4	6	50	34
0,5	5	60	38
0,6	4	69	42
0,7	3	79	46
0,8	1	92	51
0,9	-	-	-

Tableau 3.15 Probabilité d'observer l'asynchronie selon l'équation de Wald.

Le tableau 3.15 révèle qu'au score Ramsay 6, la probabilité d'observer l'asynchronie varie entre 20 et 40%. Dans la zone cible (Ramsay 3-4), la probabilité d'observer l'asynchronie se situe entre 60 et 70%. Sachant que dans le Groupe 1, même si aucune cible de la technologie BIS n'est visée, les valeurs de l'Index BIS < 40 prédisent 30% de probabilité d'observer l'asynchronie. Les valeurs d'EMG 30-34 db prédisent l'asynchronie dans 30-40 % des observations. Ces résultats plaident en faveur que la composante analgésie serait peut-être mieux prise en charge par un protocole d'algosédation guidé par la technologie BIS.

Les analyses statistiques de régressions logistiques des tableaux 3.14 et 3.15 permettent de tracer les figures 3.3 et 3.4. Celles-ci facilitent la compréhension des données par la visualisation des valeurs prédictives de l'asynchronie pour l'Échelle de Ramsay et la technologie BIS.

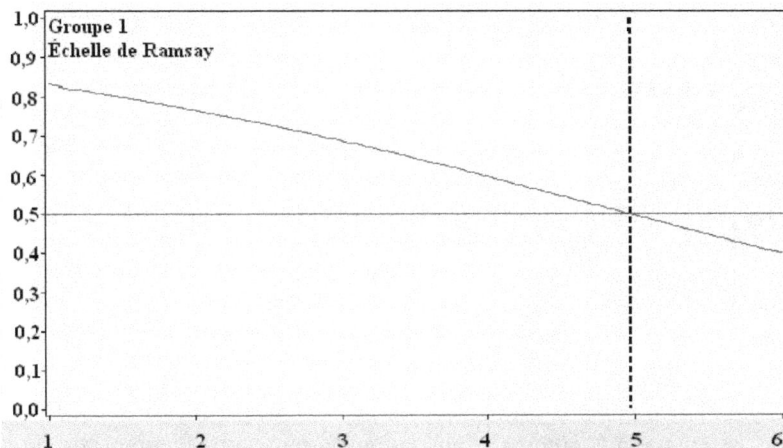

Figure 3.3 Courbe de régression logistique du Groupe 1 pour l'échelle de Ramsay. En ordonnée, la probabilité d'observer l'asynchronie (0-100%) et en abscisse, le score à l'échelle de Ramsay (1-6). Il faut constater qu'au score Ramsay 5, les asynchronies surviennent dans 50% des observations. La distribution des 514 observations du Groupe 1 occupe complètement l'étendue de l'abscisse en raison d'une faible verticalité de la pente de la courbe.

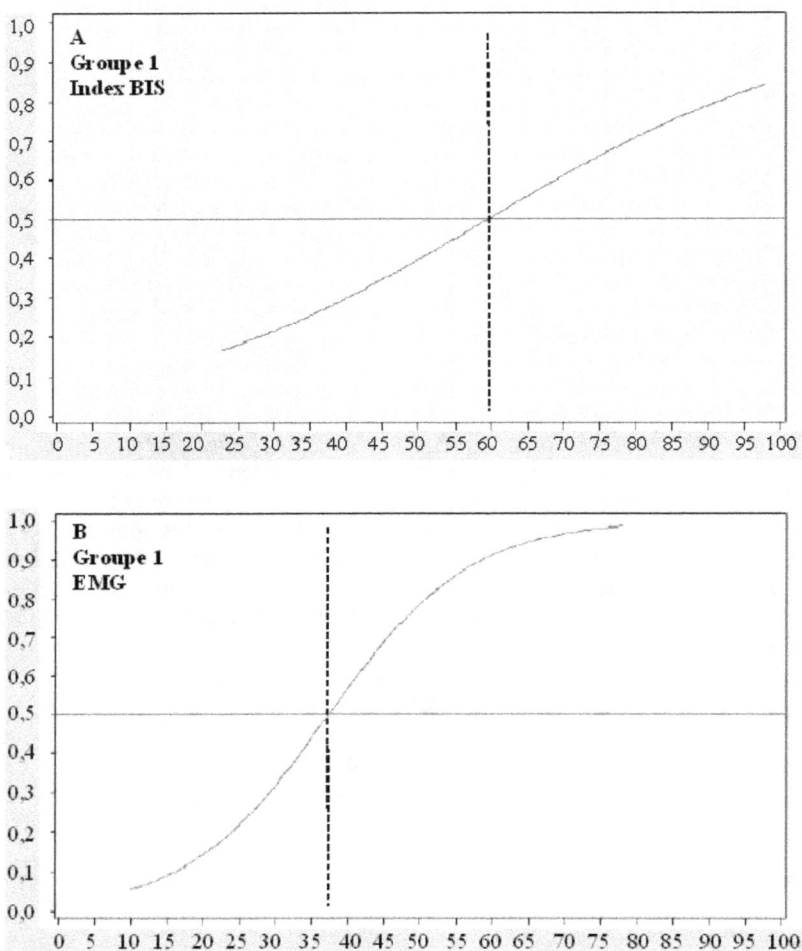

Figure 3.4 Courbes de régression logistique du Groupe 1 pour la technologie BIS.

A- Index BIS : en ordonnée, la probabilité d'observer l'asynchronie (0-100%) et en abscisse le score de l'Index BIS (0-100). Il faut constater que 50% d'asynchronies surviennent avec un Index BIS d'environ 60. **B- EMG** : en ordonnée, la probabilité d'observer l'asynchronie (0-100%) et en abscisse, le score de l'EMG du muscle sourcilier. Il faut constater que 50% d'asynchronies surviennent avec un EMG entre 35-40 db.

192

Il est à remarquer que les 514 observations du Groupe 1 sont bien confinées à l'intérieur de l'étendue des abscisses et que la verticalité des courbes est supérieure à celle de la figure 3.3 (Échelle de Ramsay).

Les figures 3.3 et 3.4 montrent les courbes de régression logistique de l'échelle de Ramsay, l'Index BIS et l'EMG qui servent à prédire l'asynchronie en lien avec le tableau 3.15. En ordonnée se retrouve la probabilité d'observer l'asynchronie (0-100%) et en abscisse, les échelons de mesure pour chaque outil. La figure 3.3 démontre que la séparation des données est incomplète, s'étalant sur toute la longueur de l'abscisse. La figure 3.4 démontre une séparation complète à l'intérieur des limites numériques (ordonnées). La verticalité de la pente des courbes de régression logistique est en lien avec son pouvoir prédictif. Plus la pente de la courbe est accentuée, plus le pouvoir prédictif se situe dans un court écart numérique et vice versa.

Les figures 3.3 et 3.4 démontrent que 50% d'asynchronies est atteint aux conditions suivantes : score Ramsay 5, Index BIS 60 et EMG entre 35 et 40 db. L'interprétation de ces résultats permet d'affirmer que l'Index BIS et l'EMG du muscle sourcilier affichent un meilleur pouvoir prédictif de l'asynchronie que l'échelle de Ramsay. Ces résultats du Groupe 1 confirment qu'en dépit du fait que l'EMG n'est aucunement relié à l'activité corticale, il pourrait apporter une dimension nouvelle pour guider l'algosédation durant la phase aiguë de ventilation, possiblement en lien avec l'expression de la douleur. Fort de ces constatations, un algorithme pour guider l'algosédation avec la technologie BIS est envisagé.

Pour proposer un tel algorithme, des données statistiques descriptives supplémentaires sont nécessaires. Les courbes de ROC (*Receiver Operating Characteristic*) sont retenues comme stratégie statistique.

Les données statistiques descriptives pour construire les courbes ROC se retrouvent au tableau 3.16. Ces courbes permettent de déterminer avec précision les points de démarcation de sensibilité et de spécificité pour les trois outils. Les points de démarcation de la technologie BIS sont nécessaires pour élaborer un algorithme d'algosédation guidé avec cet outil. Bien que les courbes ROC imposent des limites avec des données à mesures répétées, elles permettent de situer ces points de démarcation.

Groupe 1 Statistiques des Courbes ROC	Échelle Ramsay	Index BIS	EMG
Nombre d'observations		514	
Synchronies		258	
Asynchronies		256	
Surface sous la courbe (AUC)	0,61	0,65	0,67
Intervalle de confiance à 95 %	0,57-0,66	0,61-0,69	0,63-0,71
Valeur p	< 0,001	< 0,001	0,001
Critère de démarcation	> 5	> 49	>31 db
Sensibilité (Intervalle de confiance à 95 %)	57,0 (50,7-63,1)	75,0 (69,2-80,2)	82,8 (77,6-87,2)
Spécificité (Intervalle de confiance à 95 %)	62,9 (56,7-68,8)	46,9 (40,7-53,2)	40,7 (34,6-47)
Rapport de vraisemblance positif	1,54	1,41	1,40
Rapport de vraisemblance négatif	0,68	0,53	0,42

Tableau 3.16 Statistiques des Courbes ROC pour l'Échelle de Ramsay, l'Index BIS et l'EMG. L'analyse statistique par courbes ROC exige aux moins 100 observations (50 observations par groupe).
Légende :
Surface sous la courbe (AUC): Une valeur de 0,65 de l'Index BIS, implique qu'un individu pris au hasard dans le groupe asynchrone a une valeur

prédictive plus grande qu'un individu pris au hasard du groupe synchrone dans 65% du temps. Si l'outil à l'étude (Index BIS ou EMG) ne permet pas de discriminer la présence ou l'absence d'asynchronies, la surface sous la courbe sera de 0,5 (ce qui coïncide avec la diagonale de la courbe ROC). Dans une séparation parfaite, la valeur sera de 1 (coin supérieur gauche de la courbe ROC;

Intervalle de confiance (IC): L'IC de la surface sous la courbe permet de vérifier l'hypothèse de la surface théorique de 0,5. Si l'IC n'inclue pas la valeur de 0,5, il y a évidence que le l'outil possède la capacité de distinguer les groupes d'asynchronie et de synchronie;

Valeur p: Seuil de signification à $< 0,05$;

Critère de démarcation: C'est le point le plus éloigné de la diagonale sur la courbe ROC;

Sensibilité: Probabilité d'observer l'asynchronie lorsqu'elle est présente (vrai positif);

Spécificité: Probabilité de ne pas observer l'asynchronie lorsqu'elle est absente (vrai négatif);

Rapport de vraisemblance positif: Rapport entre la probabilité que l'asynchronie soit observée en présence d'asynchronie, et la probabilité que la synchronie soit observée en présence d'asynchronie;

Rapport de vraisemblance négative: Rapport entre la probabilité que la synchronie soit observée en présence d'asynchronie, et la probabilité que la synchronie soit absente en présence d'asynchronie. (Tiré de MedCalc version 11.6 1993-2011 MedCalc Software).

Les statistiques des courbes ROC n'ont pas une valeur décisionnelle mais permettront une comparaison ultérieure avec le Groupe 2. Au tableau 3.16, le critère de démarcation à l'échelle de Ramsay est déterminé au score > 5, avec une sensibilité de 57,0 (IC 50,7-63,1) et une spécificité de 62,9 (IC 56,7-68,8). Quant à l'Index BIS, le critère se situe à > 49, avec une sensibilité de 75,0 (IC 95% 69,2-80,2) et une spécificité de 46,9 (IC 95% 40,7-53,2). Pour l'EMG, le critère de démarcation se situe à > 31 db, avec une sensibilité de 82,8 (IC 95% 77,6-87,2) et une spécificité de 40,7 (IC 95% 34,6-47). Les autres paramètres du tableau seront utilisés à des fins de comparaisons avec le Groupe 2.

Les courbes ROC de l'échelle de Ramsay et la technologie BIS sont situées à la gauche de la ligne de discrimination (diagonale pointillée). Les trois outils peuvent donc prévoir l'asynchronie, mais avec des niveaux de précision différents. La figure 3.5 affiche les courbes ROC pour l'échelle de Ramsay, l'Index BIS et l'EMG pour les 514 événements observés dans le Groupe 1. La description de ces courbes accompagne cette figure.

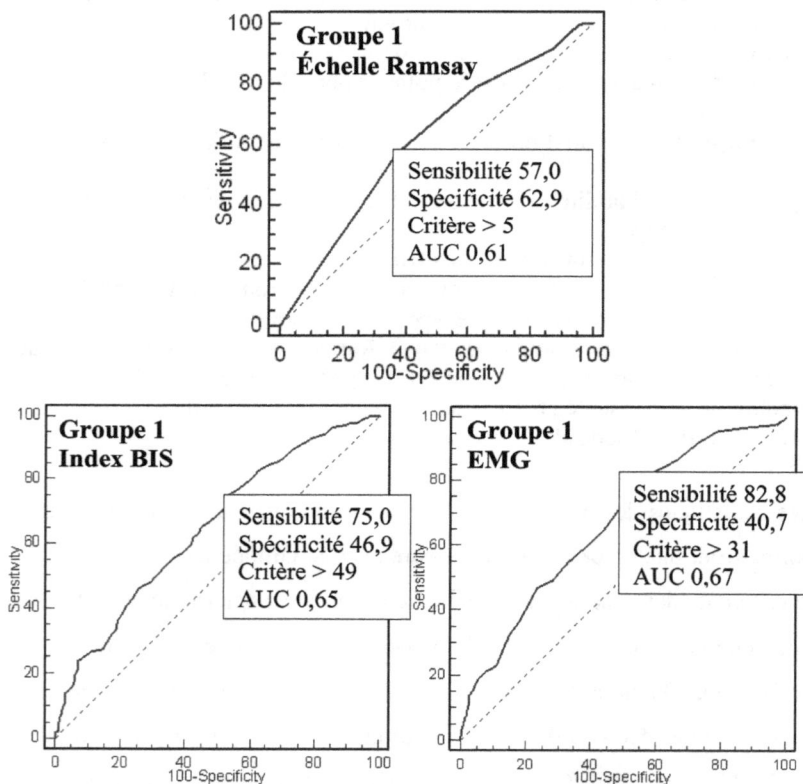

Figure 3.5 Courbes ROC dans le Groupe 1, pour l'échelle de Ramsay, l'Index BIS et l'EMG. En ordonnée, la sensibilité et en abscisse la spécificité.

Courbe de l'Échelle Ramsay : le critère de l'échelle Ramsay au score > 5 est le point le plus éloigné de la diagonale, d'une sensibilité de 57 et une spécificité de 62,9. L'aire sous la courbe de 0,61 implique qu'un individu pris au hasard dans le groupe asynchrone, a une valeur prédictive plus grande qu'un individu pris au hasard dans le groupe synchrone dans 61% du temps.

Courbe de l'Index BIS : le critère de l'Index BIS > 49 est le point le plus éloigné de la diagonale, d'une sensibilité de 75 et une spécificité de 46,9. L'aire sous la courbe de 0,65 implique qu'un individu pris au hasard dans le groupe asynchrone, a une valeur prédictive plus grande qu'un individu pris au hasard dans le groupe synchrone dans 65% du temps.

Courbe de l'EMG: le critère > 31 db de l'EMG est le point le plus éloigné de la diagonale, d'une sensibilité de 82,8 et une spécificité de 40,7. L'aire sous la courbe de 0,67 implique qu'un individu pris au hasard dans le groupe asynchrone a une valeur prédictive plus grande qu'un individu pris au hasard dans le groupe synchrone dans 67% du temps.

Interprétation tirée de MedCalc version 11.6 1993-2011 MedCalc Software.

Comme il a été souligné précédemment, le critère de démarcation > 31 db de l'EMG nécessite une analyse plus approfondie. En lien avec le tableau 3.13 et les statistiques de ROC, force est de constater que c'est la fourchette $30 \leq EMG < 40$ db qui regroupe 53% des observations. Le tableau 3.17 reprend les données du tableau 3.13 (p 121) pour uniquement deux fourchettes d'EMG qui démarquent le plus efficacement les asynchronies, tel que déterminé par les courbes ROC.

	Deux fourchettes d'EMG	
Groupe 1 (21 patients)	**EMG < 31 (db)**	**EMG ≥ 31 (db)**
Asynchronies	35	221
Synchronies	87	171
Total (% du total)	122 (24)	392 (76)
Taux d'asynchronies (%)	29	56
Valeur p	<0,001	0,018

Tableau 3.17 Événements observés dans le Groupe 1 pour deux fourchettes d'EMG.
Total = Total des événements par fourchette d'EMG;
% du total = Total des événements par fourchette d'EMG/514 événements;
Taux d'asynchronie (%) = Asynchronies/Total des événements à chaque fourchette;
Valeur p des proportions d'asynchronies pour chaque fourchette d'EMG.

Le tableau 3.17 révèle qu'aux valeurs EMG < 31 db, les synchronies prévalent de façon significative, alors qu'aux valeurs EMG > 31 db, ce sont les asynchronies qui prévalent, de façon moins significative (valeur p = 0,018). Il faut aussi remarquer que les valeurs d'EMG ≥ 31 db regroupent 76% de toutes les observations. Cette constatation est intéressante du fait que la sédation excessive selon l'échelle Ramsay prévaut dans 71% des observations (tableau 3.9). Une valeur EMG élevée témoigne d'une activité du muscle sourcilier. La sédation profonde implique une faible réponse à une sollicitation tactile et auditive. Cette recherche ne permet pas de prévoir l'impact d'une sollicitation sur l'EMG et il apparait hasardeux de tenter d'interpréter les résultats sur le plan clinique. Ces résultats pourraient être en lien avec les limites qu'impose l'échelle de Ramsay qui n'évalue pas la douleur.

Tout comme par l'analyse de régressions logistiques, les courbes ROC témoignent que l'échelle de Ramsay est peu adaptée à prévoir l'asynchronie, sauf avec un score de Ramsay de 5 (sur un total possible de 6). L'implication clinique de ces résultats permet d'élaborer l'algorithme de la figure 3.6 décrit plus loin. Il propose le même protocole d'algosédation que dans le Groupe 1, guidé cette fois par la technologie BIS.

3.3.5 Algorithme interactif d'algosédation à partir des résultats du Groupe 1

Afin de démontrer les hypothèses, la prochaine étape de la recherche propose un algorithme basé sur la technologie BIS pour guider l'algosédation durant la phase aiguë de ventilation et de l'appliquer à un deuxième groupe de patients. Fort des résultats au Groupe 1 sur la robustesse de l'Index BIS et de l'EMG à prévoir l'asynchronie, l'algorithme de la figure 3.6 est proposé.

Il est reconnu que le tonus musculaire du muscle sourcilier accroit l'expression de l'EMG (Kelley, 2003), et cette réaction musculaire constitue un signe de douleur (Payen et al., 2001). La force d'expression de l'EMG est associée avec l'emploi d'opiacés pour guider l'algosédation au Groupe 2.

Le seuil de démarcation EMG < 31 db confirmé par les courbes ROC est retenu pour l'algorithme. Quant à l'Index BIS, c'est la fourchette de l'Index BIS 40-60 qui est retenue comme cible, puisque le seuil de démarcation par les courbes ROC est > 49.

Contrairement à l'échelle de Ramsay, basée uniquement sur le comportement du patient face à une sollicitation tactile et auditive, l'algorithme propose les deux composantes de la technologie BIS dans un contexte où la synchronie patient-ventilateur est recherchée avec le niveau de sédation cible. L'Index BIS est associé à la sédation et l'EMG à l'analgésie. Un élément important de l'algorithme est l'acquisition en temps réel et continu de paramètres quantifiables dans un contexte d'algosédation. Fournir des données continues en temps réel sans solliciter le patient pour connaître son état de sédation constitue un avantage.

Le protocole d'algosédation prévoit deux perfusions simultanées : une contenant le midazolam et l'autre un opiacé (morphine ou fentanyl), selon les concentrations du tableau qui accompagnent l'algorithme. L'initiation des perfusions se fait avec une posologie équivalente à la moitié de la posologie maximale pour chaque agent. Des bolus d'appoint sont prévus pour pallier de façon ponctuelle à des besoins accrus en algosédation. La posologie d'un bolus d'appoint consiste en une injection intraveineuse contenant la moitié de la perfusion horaire en cours.

La figure 3.6 propose un algorithme d'algosédation guidé par la technologie BIS en marge des résultats du Groupe 1.

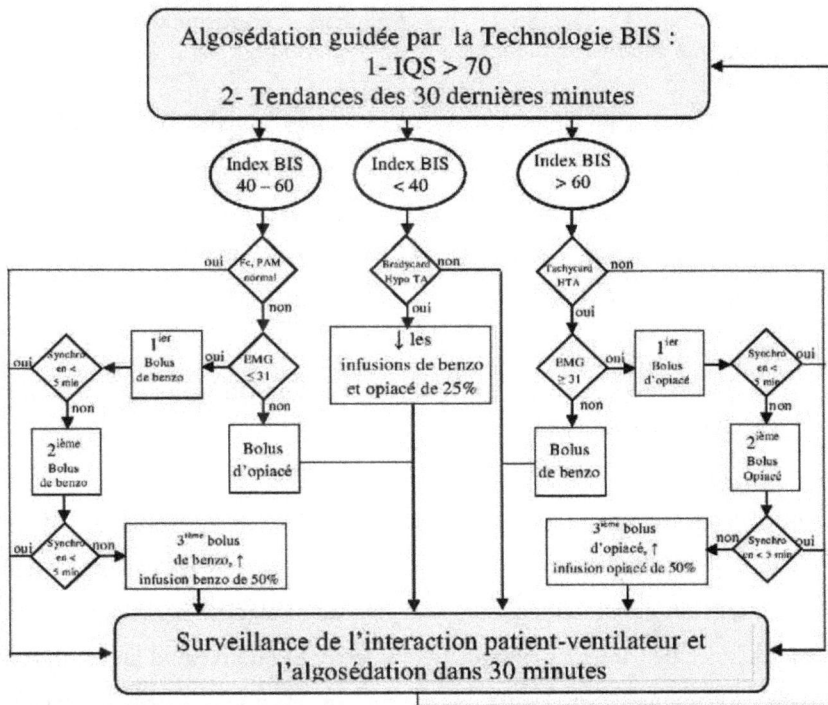

Poids (kg)	Morphine (1 mg/ml)	Fentanyl (10 ug/ml)	Midazolam (0,5 mg/ml)	Poids (kg)	Morphine (1 mg/ml)	Fentanyl (10 ug/ml)	Midazolam (0,5 mg/ml)
	Perfusion (ml/h)				Perfusion (ml/h)		
	Min-max	Min-max	Min-max		Min-max	Min-max	Min-max
40	1,6 – 8	1,6 – 12	3,2 – 16	100	4 – 20	4 – 30	8 – 40
45	1,8 – 9	1,8 – 13,5	3,6 – 18	105	4,2 – 21	4,2 – 31,5	8,4 – 40
50	2 – 10	2 – 15	4 – 20	110	4,4 – 22	4,4 – 33	8,8 – 40
55	2,2 – 11	2,2 – 16,5	4,4 – 22	115	4,6 – 23	4.6 – 34,5	9,2 – 40
60	2,4 – 12	2,4 – 18	4,8 – 24	120	4,8 – 24	4,8 – 36	9,6 – 40
65	2,6 – 13	2,6 19,5	5,2 – 26	125	5 – 25	5 – 37,5	10 – 40
70	2,8 – 14	2,8 – 21	5,6 – 28	130	5,2 – 26	5,2 – 39	10,4 – 40
75	3 – 15	3 – 22,5	6 – 30	135	5,4 – 27	5,4 – 40,5	10,8 – 40
80	3,2 – 16	3,2 – 24	6,4 – 32	140	5,6 – 28	5,6 – 42	11,2 – 40
85	3,4 – 17	3,4 – 25,5	6,8 – 34	145	5,8 – 29	5,8 – 43,5	11,6 – 40
90	3,6 – 18	3,6 – 27	7,2 – 36	150	6 – 30	6 – 45	12 – 40
95	3,8 – 19	3,8 – 28,5	7,6 – 38	155	6,2 – 31	6,2 – 46,5	12,4 – 40

Figure 3.6 Algorithme interactif d'algosédation guidé par la technologie BIS. IQS: Index de qualité du signal BIS. Trois fourchettes de l'Index BIS

sont retenues. À chacune de ces fourchettes correspond une section d'algorithme décrite dans le texte.

En se référant à la figure 3.6, les deux étapes initiales de l'algorithme proposent de :

i) S'assurer de la qualité du signal EEG en tout temps (IQS > 70);

ii) Toujours se référer aux tendances des trente dernières minutes de l'Index BIS et l'EMG.

L'algorithme propose trois fourchettes de l'Index BIS, soit : i) Index BIS 40-60, ii) Index BIS < 40 et iii) Index BIS > 60.

i) Index BIS 40-60. Cette sous-section débute avec l'évaluation de la fréquence cardiaque (Fc) et la Pression artérielle moyenne (PAM). En condition de normalité de ces deux signes, l'algorithme conduit à la surveillance de l'interaction patient-ventilateur et du niveau d'algosédation dans 30 minutes. En condition d'une Fc et d'une PAM anormale, l'algorithme conduit à l'évaluation de l'EMG.

Une valeur d'EMG ≤ 31 db propose un premier bolus d'appoint de benzodiazépine. Si la synchronie n'est pas atteinte en cinq minutes, un deuxième bolus de benzodiazépine est administré. Si la synchronie n'est toujours pas atteinte après le deuxième bolus, un troisième est administré et la posologie de benzodiazépine est augmentée de 50%. L'algorithme conduit ensuite à la surveillance de l'interaction patient-ventilateur et l'algosédation dans 30 minutes.

Une valeur d'EMG > 31 db propose un bolus d'appoint d'opiacé et l'algorithme conduit à la surveillance de l'interaction patient-ventilateur et l'algosédation dans 30 minutes.

ii) Index BIS < 40. Cette sous-section débute avec l'évaluation de la Fc et la PAM. En condition de normalité de ces deux signes, l'algorithme conduit à la surveillance de l'interaction patient-ventilateur et du niveau d'algosédation dans 30 minutes. En condition de bradycardie et d'hypotension, l'algorithme conduit à une diminution des perfusions de benzodiazépine et d'opiacé de 25% et conduit à la surveillance de l'interaction patient-ventilateur et du niveau d'algosédation dans 30 minutes.

iii) Index BIS > 60. De cette fourchette découle une sous-section qui débute par l'évaluation de la Fc et la PAM. En condition de normalité de ces deux signes, l'algorithme conduit à la surveillance de l'interaction patient-ventilateur et du niveau d'algosédation dans 30 minutes. En condition de tachycardie et d'hypertension, l'algorithme conduit à l'évaluation de l'EMG.

Une valeur de l'EMG ≤ 31 db propose un bolus de benzodiazépine et l'algorithme conduit à la surveillance de l'interaction patient-ventilateur et l'algosédation dans 30 minutes.

Une valeur d'EMG > 31 db propose un premier bolus d'appoint d'opiacé. Si la synchronie n'est pas atteinte en cinq minutes, un deuxième bolus est administré. Si la synchronie n'est toujours pas atteinte après le deuxième bolus, un troisième est administré et la posologie d'opiacé est augmentée de 50%. L'algorithme conduit ensuite à la surveillance de l'interaction patient-ventilateur et du niveau d'algosédation dans 30 minutes.

3.3.6 Interactions patient-ventilateur du Groupe 2 en lien avec la technologie BIS

Comme nous l'avons déjà mentionné à la section 3.3.3, on ne fait pas de comparaison inter groupes des valeurs de la technologie BIS puisqu'au Groupe 1, le score Ramsay est obtenu à la suite d'une sollicitation tactile et auditive. Cette sollicitation constitue potentiellement une intrusion dans le sommeil et peut engendrer une modification du niveau de conscience et ainsi déplacer vers la hausse les valeurs de l'Index BIS et de l'EMG.

Les tableaux 3.18, 3.19 et 3.20 illustrent les proportions d'événements observés à partir de la technologie BIS dans le Groupe 2. Pour éviter une estimation de faible précision, les commentaires portent sur les tailles de plus de vingt-cinq événements. Un rappel s'impose. Les valeurs de l'Index BIS et l'EMG sont des valeurs moyennes réparties sur dix minutes consécutives, observées à toutes les quatre heures, lors des évaluations du niveau d'algosédation.

| Groupe 2 (18 patients) | Dix fourchettes de l'Index BIS | | | | | | | | | | |
| | Inférieure à la cible (sédation excessive) | | | | Cible | | Supérieure à la cible (sous sédation) | | | | |
	$0 \leq BIS <10$	$10 \leq BIS <20$	$20 \leq BIS <30$	$30 \leq BIS <40$	$40 \leq BIS <50$	$50 \leq BIS <60$	$60 \leq BIS <70$	$70 \leq BIS <80$	$80 \leq BIS <90$	$90 \leq BIS <100$	Total
Asynchronies	0	0	0	5	33	35	45	56	45	20	239
Synchronies	0	3	9	86	135	66	40	29	7	2	377
Total (% du total)	0	3 (1)	9 (1)	91 (15)	168 (27)	101 (16)	85 (14)	85 (14)	52 (8)	22 (4)	616 (100)
Taux d'asynchronies (%)				6	20	35	53	66	87	91	39
Valeur p				<0,001	<0,001	0,003	0,580	0,003	<0,001	<0,001	<0,001

Tableau 3.18 Événements observés dans le Groupe 2 pour dix fourchettes de l'Index BIS.

Total = Total des événements par fourchette d'Index BIS;

% du total = Total des événements par fourchette d'Index BIS/616 événements;

Taux d'asynchronies (%) = Asynchronies/Total d'événements à chaque fourchette;

Valeur p des proportions d'asynchronies pour chaque fourchette d'Index BIS;

Note: Les données suivantes ne sont pas inscrites au tableau : Index BIS moyen des asynchronies = 70; Index BIS moyen des synchronies = 50 (valeur p = 0,083).

Le tableau 3.18 révèle que l'Index BIS moyen des asynchronies est de 70 et de 50 pour les synchronies, ce qui ne constitue pas une différence significative (valeur p = 0,083). Le taux d'asynchronies est en progression constante en fonction de l'Index BIS. Quant aux synchronies, elles diminuent en fonction de l'augmentation de l'Index BIS. De plus, c'est dans la fourchette 40 ≤ Index BIS < 50 que l'on observe le plus haut taux d'événements (27%) et que le taux d'asynchronies est à son plus bas à 20%. Pour obtenir davantage de détails, le tableau 3.19 regroupe les données pour trois fourchettes de l'Index BIS, soit : Index BIS < 40 (sédation profonde), Index BIS 40-60 (cible) et Index BIS > 60 (sédation légère).

Groupe 2 (18 patients)	Trois fourchettes de l'Index BIS		
	Index BIS < 40	Index BIS 40-60	Index BIS > 60
Asynchronies	5	68	166
Synchronies	98	201	78
Total	103	269	244
(% du total)	(17)	(44)	(39)
Taux d'asynchronies (%)	5	25	68
Valeur p	<0,001	<0,001	<0,001

Tableau 3.19 Événements observés dans le Groupes 2 pour trois fourchettes de l'Index BIS. Total = Total des événements par fourchette de l'Index BIS;
% du total = Total des événements par fourchette d'Index BIS/616 événements;
Taux d'asynchronies (%) = Asynchronies/Total d'événements à chaque fourchette;
Valeur p des proportions d'asynchronies pour chaque fourchette de l'Index BIS.

Le tableau 3.19 montre que c'est dans la fourchette cible (Index BIS 40-60) que l'on retrouve le plus grand nombre d'événements (269), ce qui représente 44% des observations totales dans le Groupe 2. Toujours dans la fourchette cible, les synchronies prévalent sur les asynchronies de façon significative (valeur p < 0,001). La fourchette Index BIS < 40 (sédation profonde) représente 17% des événements dans lesquelles les synchronies prévalent de façon significative (valeur p < 0,001). Quant à la fourchette BIS > 60 (sédation légère), elle regroupe 40% des événements au profit de l'asynchronie et ce, de façon significative (valeur p < 0,001). De ces données, il faut retenir que la sédation légère prévaut sur la sédation profonde, ce qui contredit les observations de Kaplan et Bailey, (2000), qui soutiennent qu'en soins critiques, la sédation excessive prévaut dans 54% du temps et la sous sédation se retrouve dans 15% des cas. En fait, au Groupe 1, la sédation profonde prévaut sur la sous sédation (tableau 3.10).

En résumé, les tableaux 3.18 et 3.19 révèlent les points importants suivants.

1- Au tableau 3.18 :
- Le taux d'asynchronies croît en fonction de la fourchette de sous sédation.

2. Au tableau 3.19 :
- La sédation excessive est moins fréquente en algosédation guidée par la technologie BIS (par rapport à l'échelle de Ramsay, tableau 3.9).

Avant d'aborder les données reliées à l'EMG du Groupe 2, un second rappel s'impose. L'EMG ne constitue pas un élément relié à l'activité corticale mais plutôt à celle du muscle sourcilier.

Des sources d'ondes électriques peuvent aussi contribuer à accroître le signal EMG. Dans le Groupe 1, l'EMG > 31 db s'est avéré un outil robuste à prédire l'asynchronie. Il importe ainsi d'analyser cet outil dans un contexte où l'algosédation est guidée par la technologie BIS. Aucune fourchette cible de l'EMG n'est identifiée. Ce n'est qu'à partir des courbes ROC du Groupe 1 que le critère de démarcation est fixé à < 31 db. Ainsi, une fourchette relativement étroite d'EMG apparaît nécessaire pour l'analyse de cet outil dans le Groupe 2. Cinq fourchettes sont arbitrairement retenues pour présenter les données du Groupe 2. Les tableaux 3.20 et 3.21 présentent les résultats d'EMG du Groupe 2.

Groupe 2 (18 patients)	Cinq fourchettes d'EMG (db)				
	$24 \leq$ EMG <30	$30 \leq$ EMG <35	$35 \leq$ EMG <40	$40 \leq$ EMG <50	$50 \leq$ EMG <60
Asynchronies	9	45	53	107	25
Synchronies	155	108	53	56	5
Total (% du total)	164 (27)	153 (25)	106 (17)	163 (26)	30 (5)
Taux d'asynchronies (%)	5	29	50	66	83
Valeur p	<0,001	<0,001	0,923	<0,001	<0,001

Tableau 3.20 Événements observés dans le Groupe 2 pour cinq fourchettes d'EMG.
Total = Total des événements par fourchette d'EMG;
% du total = Total des événements par fourchette d'EMG/616 événements;
Taux d'asynchronie (%) = Asynchronies/Total des événements à chaque fourchette;
Valeur p des proportions d'asynchronies pour chaque fourchette d'EMG.
Note: Les données suivantes ne sont pas inscrites au tableau : EMG moyen des asynchronies = 41 db; EMG moyen des synchronies = 33 db (valeur p = 0,416).

Le tableau 3.20 comporte cinq fourchettes d'EMG. La moyenne d'EMG des asynchronies est de 41 db et de 33 db pour les synchronies, avec une différence non significative (valeur p = 0,416). Afin de mieux démarquer les données, les écarts des fourchettes sont répartis en cinq unités pour deux fourchettes (30 ≤ EMG < 35, 35 ≤ EMG < 40). Toutefois, les deux fourchettes, 40 ≤ EMG < 50 et 50 ≤ EMG < 60 sont divisées en 10 unités.

Seule la fourchette 24 ≤ EMG < 30 regroupe six unités. La raison de ce choix est appuyée par le fait que les 616 observations sont reparties entre 24 et < 60 db.

Les résultats au tableau 3.20 montrent que le taux d'asynchronies croit en fonction de la valeur EMG. Autrement dit, plus l'activité du muscle sourcilier s'exprime, plus les chances d'observer l'asynchronie est grande et vice versa. Dans chacune des fourchettes, il y a différence significative entre les synchronies et les asynchronies, sauf dans la fourchette EMG 35-40, où la valeur $p = 0,923$. Dans cette fourchette, les asynchronies et les synchronies sont réparties également. Pour un aperçu plus globale de ces résultats, le tableau 3.21 regroupe les données du tableau 3.20 en deux fourchettes d'EMG, soit: EMG ≤ 33 et EMG >33 db.

Le choix du critère de démarcation à EMG 33 db provient des analyses statistiques de régression logistique décrites à la prochaine section.

Groupe 2 (18 patients)	Deux fourchettes d'EMG		Rapport des cotes	IC 95%	Valeur p
	EMG ≤ 33 (db)	EMG >33 (db)			
Asynchronies	43	196	0,11	0,08-0,17	<0,001
Synchronies	248	129			
Total (% du total)	291 (47)	325 (53)			
Taux d'asynchronies (%)	15	60			
Valeur p	< 0,001	< 0,001			

Tableau 3.21 Événements observés dans le Groupe 2 pour deux fourchettes d'EMG.
Total = Total des événements par fourchette d'EMG;
% du total = Total des événements par fourchette d'EMG/616 événements;

Taux d'asynchronie (%) = Asynchronies/Total d'événements dans chaque fourchette;
Valeur p des proportions d'asynchronies pour deux fourchettes d'EMG.

Du tableau 3.21, la fourchette EMG > 33 db démontre le plus grand taux d'asynchronies à 60% et constitue une valeur significative (valeur p < 0,001). À l'inverse, la synchronie prévaut de façon significative dans la fourchette EMG $\leq$ 33 db (valeur p < 0,001).

En résumé, les tableaux 3.20 et 3.21 révèlent les points importants suivants :
  1- Au tableau 3.20:
     • Plus l'EMG est élevé, plus grandes sont les chances d'observer l'asynchronie.
  2- Au tableau 3.21:
     • Il apparait qu'en présence d'EMG > 33 db, la prédominance des asynchronies se manifeste de façon significative;
     • Sachant que la corrélation avec l'Index BIS passe par l'équation: Index BIS = 3,7 + (1,6 EMG), (Renna et al., 2002, section 1.2.6), les données de ce tableau semblent indiquer que l'EMG constituerait un outil aussi utile que l'Index BIS pour prévoir l'asynchronie.

Le tableau 3.22 fait référence aux statistiques des équations d'estimation généralisées de type 3 (type 3 *Generalized Estimation Equation*), pour mesures répétées et le pouvoir prédictif de l'asynchronie par l'Index BIS et l'EMG dans le Groupe 2.

Groupe 2 (18 patients)							
Outil	Coefficient de corrélation entre observations par individu	Paramètres	Estimé	Erreur-type	Intervalle de confiance à 95%		Valeur p
Index BIS	0,03	Ordonnée à l'origine (β_0)	-5,31	1,02	-7,32	-3,31	0,001
		Pente (β_1)	0,08	0,02	0,052	0,13	
EMG	0,05	Ordonnée à l'origine (β_0)	-6,98	1,32	-9,57	-4,38	0,001
		Pente (β_1)	0,18	0,04	0,11	0,25	

Tableau 3.22 Valeurs estimées des paramètres selon les statistiques de Wald pour l'analyse de type 3 GEE du Groupe 2.

Les données du tableau 3.22 servent à tracer les courbes de régressions logistiques des figures 3.7 et 3.8. Tel que mentionné précédemment, la comparaison des valeurs de la technologie BIS intergroupes peut entrainer de fausses interprétations. Il est toutefois intéressant d'analyser la dispersion des données. Pour cette raison, les courbes de la figure 3.4 sont ajoutées aux figures 3.7 et 3.8.

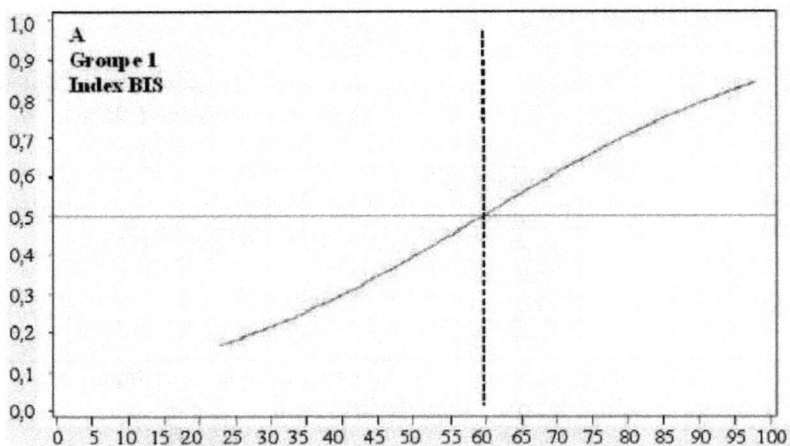

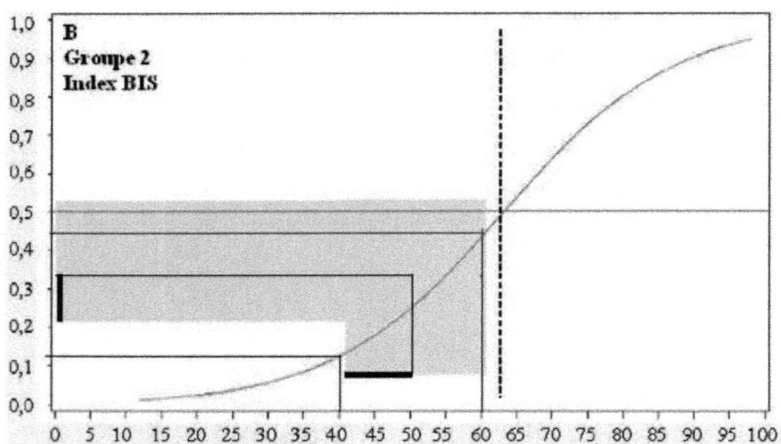

Figure 3.7 Courbes de régression logistique des Groupes 1 et 2 illustrant la probabilité d'observer une asynchronie patient-ventilateur en fonction de l'Index BIS. En ordonnée, la probabilité d'observer l'asynchronie (0-100%) et en abscisse, le score de l'Index BIS (0-100). A- Index BIS du Groupe 1; B- Index BIS du Groupe 2. La zone ombragée représente la fourchette cible de l'Index BIS 40-60.

Dans la figure 3.7, la dispersion des deux groupes est similaire. Il est à remarquer que la probabilité d'observer 50% d'asynchronies est autour de l'Index BIS 60, tel qu'indiqué par les curseurs pointillés. La région ombragée en B est la cible (Index BIS 40-60) et indique qu'à l'intérieur de cette zone, la probabilité d'observer l'asynchronie est de 12% à 43%. En rétrécissant la cible à l'Index BIS 40-50, indiquée par les traits gras, la probabilité d'observer l'asynchronie est entre 12 et 25%. La verticalité dans la pente de la courbe du Groupe 2 est plus prononcée que celle du Groupe 1. Ces résultats indiquent que la technologie BIS permet une bonne discrimination synchronie-asynchronie à l'intérieur d'une fourchette plus étroite. La non sollicitation tactile et auditive des patients du Groupe 2 pourrait aussi expliquer une meilleure discrimination que celle du Groupe 1.

La figure 3.8 est la courbe de régression logistique de l'EMG pour les deux groupes.

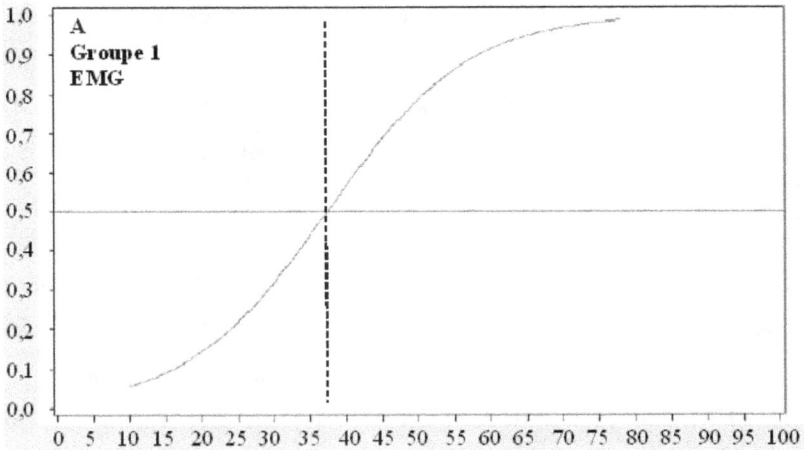

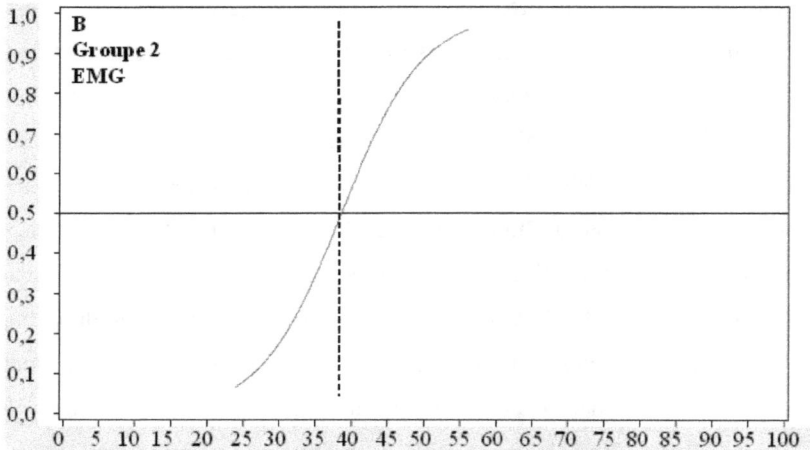

Figure 3.8 Courbes de régression logistique des Groupes 1 et 2 illustrant la probabilité d'observer une asynchronie patient-ventilateur en fonction de l'EMG. En ordonnée, la probabilité d'observer l'asynchronie (0-100%) et en abscisse, le score d'EMG (0-100). A- EMG du Groupe 1; B- EMG du Groupe 2.

La figure 3.8 démontre que le Groupe 2 apparait moins dispersé que le Groupe 1 et la verticalité de la pente est plus prononcée. Il est à remarquer que la probabilité d'observer 50% d'asynchronies se situe entre EMG 35 et 40 db dans les deux groupes, tel que démontré par le curseur pointillé. Les résultats des figures 3.7 et 3.8 peuvent être transposées sous forme d'un tableau.

Le tableau 3.23 permet de facilement visualiser les valeurs numériques de chaque outil en fonction des probabilités d'observer l'asynchronie patient-ventilateur à partir des équations de régressions logistiques. En lien avec la figure 3.7 B, ce tableau révèle que dans le Groupe 2, si la fourchette cible de l'Index BIS serait rétrécie à Index BIS 40-50, les probabilités d'observer l'asynchronie en seraient diminuées. Par ailleurs, toujours au Groupe 2 et au tableau 3.23, une valeur d'EMG à 36 db représente une probabilité d'observer l'asynchronie à 40%, alors qu'à EMG 39 db, la probabilité grimpe à 50%. Sachant que la littérature supporte qu'une valeur EMG > 40 db constitue une valeur élevée et qu'une telle valeur a un impact sur l'Index BIS, l'algosédation guidée par la technologie BIS doit incontestablement tenir compte de l'EMG, surtout avec des valeurs d'EMG > 40 db (Kelley 2003). Suite à ces comparaisons des courbes logistiques, il apparaît opportun d'explorer les résultats du Groupe 2 en marge des statistiques descriptives des courbes ROC.

Outil / Prob.	Groupe 1		Groupe 2	
	Index BIS	EMG (db)	Index BIS	EMG (db)
0,1	9	16	37	26
0,2	28	24	47	31
0,3	40	29	53	34
0,4	50	33	58	36
0,5	60	37	63	39
0,6	69	41	68	41
0,7	79	46	73	43
0,8	92	51	80	46
0,9	100	59	89	51

Tableau 3.23 Probabilités comparatives des Groupes 1 et 2 d'observer l'asynchronie patient-ventilateur, à partir de valeurs mesurées de l'Index BIS de d'EMG. L'équation de Wald est utilisée pour calculer ces probabilités.

Les données statistiques descriptives à la base des courbes ROC des deux groupes se retrouvent au tableau 3.24. Comme les données au Groupe 1 ont permis de proposer un algorithme pour guider le Groupe 2, il apparait approprié de reprendre les données du Groupe 2. En utilisant les courbes ROC, il est approprié d'évaluer les performances de l'algorithme de la figure 3.6, pour une mise à jour qui sera présentée au chapitre 4.

Statistiques des Courbes ROC	Groupe 1 (21 patients)		Groupe 2 (18 patients)	
	Index BIS	EMG (db)	Index BIS	EMG (db)
Nombre d'événements	514		616	
Asynchronies	256		239	
Synchronies	258		377	
Aire sous la courbe (AUC)	0,65	0,67	0,82	0,82
Intervalle de confiance à 95 %	0,61-0,69	0,63-0,71	0,78-0,85	0,78-0,84
Valeur p	< 0,001	< 0,001	< 0,001	< 0,001
Critère de démarcation	> 49	> 31	> 59	> 33
Sensibilité (Intervalle de confiance à 95 %)	75,0 (69,2-80,2)	82,8 (77,6-87,2)	69,5 (63,2-75,2)	82,0 (76,5-86,7)
Spécificité (Intervalle de confiance à 95 %)	46,9 (40,7-53,2)	40,7 (34,6-47)	79,3 (74,9-83,3)	65,8 (60,8-70,6)
Rapport de vraisemblance positif	1,4	1,4	3,4	2,4
Rapport de vraisemblance négatif	0,5	0,4	0,4	0,3

Tableau 3.24 Statistiques comparatives des Groupes 1 et 2 des Courbes ROC pour l'Index BIS et l'EMG. L'analyse statistique par courbes ROC exige aux moins 100 observations avec au moins 50 observations par groupe.

Légende:

Surface sous la courbe (AUC): Une valeur de 0,82 à l'Index BIS du Groupe 2 implique qu'un individu pris au hasard dans le groupe asynchrone, a une valeur prédictive plus grande qu'un individu pris au hasard dans le groupe synchrone dans 82% du temps. Si l'outil à l'étude (Index BIS ou EMG) ne permet pas de discriminer la présence ou l'absence d'asynchronies, la surface sous la courbe sera de 0,5 (ce qui coïncide avec la diagonale de la courbe ROC). Dans une séparation parfaite, la valeur serait de 1 (coin supérieur gauche de la courbe ROC);

Intervalle de confiance (IC): L'IC de la surface sous la courbe permet de vérifier l'hypothèse de la surface théorique de 0,5. Si l'IC n'inclue pas la valeur de 0,5, il y a évidence que le l'outil a la capacité de distinguer entre asynchronie et synchronie;

Valeur p: Seuil de signification à < 0,05;

Critère de démarcation: Correspond au point, sur la courbe ROC, le plus éloigné de la diagonale;

Sensibilité: Probabilité d'observer l'asynchronie lorsqu'elle est présente (vrai positif);

Spécificité: Probabilité de ne pas observer l'asynchronie lorsqu'elle est absente (vrai négatif);

Rapport de vraisemblance positif: Rapport entre la probabilité que l'asynchronie soit observée en présence d'asynchronie et la probabilité que la synchronie soit observée en présence d'asynchronie;

Rapport de vraisemblance négative: Rapport entre la probabilité que la synchronie soit observée en présence d'asynchronie et la probabilité que la synchronie soit absente en présence d'asynchronie. Interprétation tirée de Medcalc, version 11.6 1993-2011 Medcalc Software.

Le tableau 3.24 révèle les résultats simultanés des deux groupes, le but étant de vérifier si l'algorithme proposé permet de confirmer l'hypothèse 2. Dans le Groupe 2, la valeur de démarcation de l'Index BIS est déterminée à > 59, avec une sensibilité de 69,5 (IC 95% 63,2-75,2) et une spécificité à 79,3 (IC 95% 74,9-83,3). Quant à l'EMG du Groupe 2, le critère de démarcation est > 33 db, avec une sensibilité de 82,0 (IC 95% 76,5-86,7) et une spécificité de 65,8 (IC 95% 60,8-70,6). Toujours dans le Groupe 2, les rapports de vraisemblance positifs de 3,4 pour l'Index BIS et de 2,4 pour l'EMG sont relativement robustes dans le contexte dynamique qu'est la ventilation mécanique. Les rapports de vraisemblance négatifs à 0,4 pour l'Index BIS et de 0,3 pour l'EMG supportent l'efficacité de l'algorithme de la figure 3.6.

Toujours au tableau 3.24, les aires sous la courbe (AUC) du Groupe 2 sont supérieures à 0,80, à la fois pour l'Index BIS et l'EMG. Bien que ces courbes ne soient théoriquement pas adaptées pour des mesures répétées, elles sont néanmoins révélatrices de l'efficacité de la technologie BIS à prédire l'asynchronie et permettent de déterminer les points de démarcation de l'Index BIS et l'EMG. Ces courbes constituent un deuxième argument en faveur d'un rétrécissement de la fourchette de l'Index BIS 40-60 à l'Index BIS 40-50 est indiqué. Quant à l'EMG, une cible < 33 db diminuerait davantage la probabilité d'observer l'asynchronie entre 20 et 30% (tableau 3.23). Les courbes ROC sont des éléments du tableau 3,24 qui permettent une visualisation des résultats des deux groupes.

La figure 3.9 illustre les courbes ROC des deux groupes pour l'Échelle de Ramsay et l'Index BIS. Il est à remarquer que dans le Groupe 2, l'aire sous la courbe de l'Index BIS et l'EMG est de 0,82. L'aire sous la courbe de l'échelle de Ramsay était de 0,61. En ajoutant à ces données, le fait que le TEVSS du Groupe 2 est inférieur à celui du Groupe 1 de façon significative, cette observation donne crédit à l'algorithme proposé pour guider l'algosédation en soins critiques durant la phase aiguë de la ventilation.

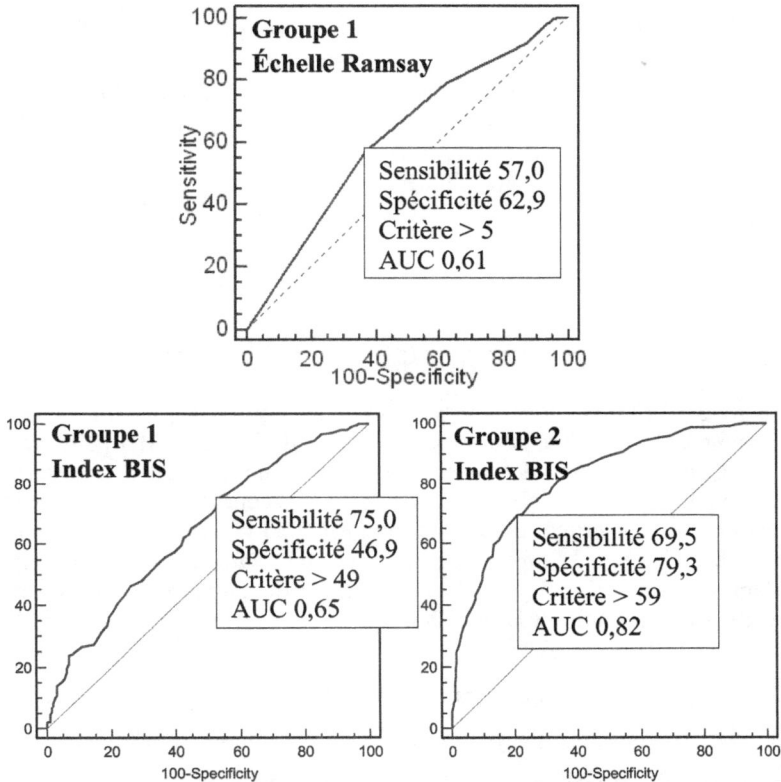

Figure 3.9 Courbes ROC comparatives des Groupes 1 et 2 de l'échelle de Ramsay, l'Index BIS et l'EMG. En ordonnée, la sensibilité et en abscisse la spécificité de chacun des outils pour prédire l'asynchronie patient-ventilateur. Pour l'échelle de Ramsay, le critère de démarcation était un score > 5 avec une aire sous la courbe de 0,61. Dans le Groupe 1, le critère de démarcation de l'Index BIS était > 49 avec une aire sous la courbe de 0,65. Dans le Groupe 2, le critère de démarcation est de >59, avec une aire sous la courbe de 0,82. L'implication clinique de cette constatation permet d'apporter une mise à jour de l'algorithme du protocole d'algosédation guidé par la technologie BIS de la figure 3.6 qui sera repris au chapitre 4

La figure 3.10 illustre les courbes ROC des deux groupes de l'EMG.

219

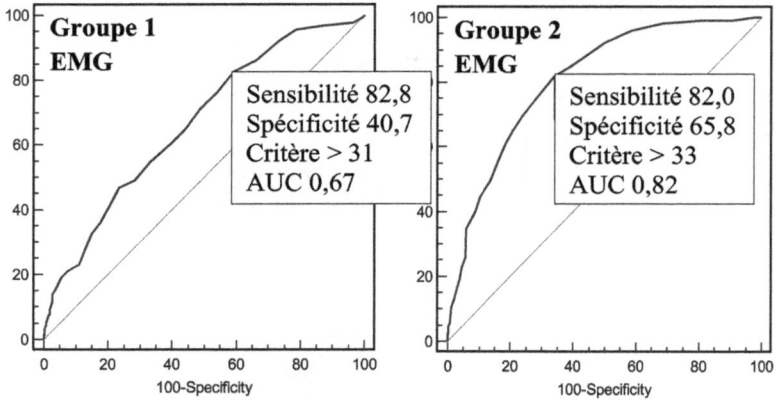

Figure 3.10 Courbes ROC comparatives des Groupes 1 et 2 de l'EMG. En ordonnée, la sensibilité et en abscisse la spécificité de l'EMG pour prédire l'asynchronie patient-ventilateur. Pour l'EMG du Groupe 1, le critère de démarcation était > 31 db, avec une aire sous la courbe de 0,67 et au niveau du Groupe 2, le critère de démarcation est > 33 db, avec une aire sous la courbe de 0,82. L'implication clinique de cette constatation permet d'apporter une mise à jour de l'algorithme du protocole d'algosédation guidé par la technologie BIS de la figure 3.6 qui sera repris au chapitre 4.

Le tableau 3.25 combine les tableaux 3.9 et 3.19, dans le but de résumer la comparaison des taux d'asynchronies des deux groupes pour trois conditions précises : A- à l'intérieur des cibles atteintes, B- en conditions de sédation excessive et C- en condition de sous sédation.

	Groupe 1	Groupe 2			
A	**Cible atteinte**				
	Ramsay 3-4	**Index BIS 40-60**	**Valeur p**	**Rapport des cotes**	**IC 95%**
Asynchronies	84	68	<0,001	4,7	3,02-7,28
Synchronies	53	201			
Total (% du total)	137 (27)	269 (44)	<0,001		
Taux d'asynchronies (%)	61	25	<0,002		
Valeur p	0,010	<0,001			

B	**Sédation excessive**				
	Ramsay 5-6	**Index BIS < 40**	**Valeur p**	**Rapport des cotes**	**IC 95%**
Asynchronies	160	4	<0,001	19,2	6,9-53,3
Synchronies	204	98			
Total (% du total)	364 (71)	103 (17)	<0,001		
Taux d'asynchronies (%)	44	5	<0,001		
Valeur p	0,022	<0,001			

C	**Sous sédation**				
	Ramsay 1-2	**Index BIS > 60**	**Valeur p**	**Rapport des cotes**	**IC 95%**
Asynchronies	12	143	0,05	8,0	1,1-62,3
Synchronies	1	95			
Total (% du total)	13 (2)	244 (39)	<0,001		
Taux d'asynchronies (%)	92	60	0,012		
Valeur p	0,003	0,002			

Tableau 3.25. Tableau comparatif des Groupes 1 et 2 en conditions des 'cibles atteintes', de 'sédation excessive' et en 'sous sédation' (tableaux 3.9 et 3.19).
Groupe 1 : Total = Total des événements à la fourchette de l'échelle Ramsay 3-4;
% du total = Total des événements dans la fourchette de Ramsay 3-4/514 événements;
Valeur p des proportions d'asynchronies pour chaque groupe de Ramsay.

Groupe 2 : Total = Total des événements à la fourchette d'Index BIS 40-60;

% du total = Total des événements dans la fourchette d'Index BIS 40-60/616 événements;

Valeur p des proportions d'asynchronies pour chaque groupe d'Index BIS;

Rapport des cotes : Rapport entre l'asynchronie du Groupe 1 et l'asynchronie du Groupe 2;

Intervalle de confiance 95% du rapport des cotes.

Le tableau 3.25 révèle que dans les trois fourchettes retenues, les différences des taux d'asynchronies entre les deux groupes sont significatives:

    i) Dans les fourchettes 'cible atteinte' d'une valeur $p < 0{,}002$ et en état de 'sédation excessive', d'une valeur $p < 0{,}001$;

    ii) En condition de 'sous sédation', d'une valeur $p = 0{,}012$.

Il est nécessaire de placer ces valeurs dans leurs contextes respectifs. Dans le Groupe 1, la cible est atteinte dans 27% des observations et dans le Groupe 2, elle est de 44%, avec une valeur $p < 0{,}001$. En A, ('cible atteinte'), le taux d'asynchronies du Groupe 1 de 61% est statistiquement différent du Groupe 2 avec 25%, (valeur $p < 0{,}002$).

Pour l'évaluation du rapport de cotes, un bref rappel est de mise. Le rapport de cotes exprime le rapport entre l'asynchronie du Groupe 1 et l'asynchronie du Groupe 2. Ce rapport est toujours supérieur à zéro. Le tableau 3.26 décrit l'interprétation de la valeur du rapport de cotes.

Rapport de cotes	Fréquence de la maladie
Proche de 1	Maladie indépendante du groupe
> 1	Maladie plus fréquente dans le groupe A que dans le groupe B
Bien supérieur à 1	Maladie beaucoup plus fréquente dans le groupe A que dans le groupe B
Proche de zéro	Maladie beaucoup moins fréquente dans le groupe A que dans le groupe B

Tableau 3.26 Interprétation du rapport de cotes. Interprétation tirée de Medcalc, version 11.6 1993-2011 Medcalc Software.

En 'A' (condition de 'cible atteinte'), le rapport de cotes à 4,7 et d'un intervalle de confiance 95% de 3,02-7,28 et d'une valeur p < 0,001 témoigne que l'asynchronie est beaucoup plus fréquente dans le Groupe 1 que dans le Groupe 2 et ce, de façon significative (valeur p < 0,001). En fait, cette valeur démontre la supériorité de la technologie BIS à titrer l'algosédation en phase aiguë de ventilation.

En 'B' (condition de 'sédation excessive', le rapport de cotes à 19,2 témoigne que l'asynchronie du Groupe 1 est beaucoup plus fréquente que dans le Groupe 2. Toujours dans cette condition, il est remarquable de constater que le taux d'asynchronies du Groupe 1 de 44% passe à 5% dans le Groupe 2 (valeur p < 0,001). De plus, dans cette catégorie, la sédation excessive passe de 71% au niveau du Groupe 1 à 17% dans le Groupe 2. Ces constatations plaident aussi en faveur de la supériorité de la technologie BIS sur l'échelle de Ramsay à titrer l'algosédation.

En 'C' (condition de 'sous sédation'), le rapport de cotes à 8 témoigne que l'asynchronie, tout comme en condition de 'sédation excessive' est beaucoup plus fréquente dans le Groupe 1 que dans le Groupe 2, avec une valeur p significative < 0,001. Le taux d'asynchronie du Groupe 1 est statistiquement différent du Groupe 2 (valeur p = 0,012).

En résumé, au tableau 3.25 A (cible atteinte), il est à remarquer que :

1. Dans le Groupe 1, les asynchronies prévalent sur les synchronies, avec une valeur p = 0,01 alors que dans le Groupe 2, ce sont plutôt les synchronies qui prévalent de façon très significative, avec une valeur p < 0,001.

2. Dans le Groupe 1, la cible est atteinte dans 27% des observations, alors que dans le Groupe 2, elle est atteinte dans 44%, avec une différence significative (valeur p < 0,001).

3. Ce tableau alimente le doute sur la validité de la cible de Ramsay 3-4 quand l'interaction patient-ventilateur est un objectif de l'algosédation.

4. En conclusion, la cible est plus facilement atteinte avec la technologie BIS qu'avec l'échelle de Ramsay.

En résumé, au tableau 3.25 B (sédation excessive), il est à remarquer que :

1. Dans le Groupe 1, les synchronies prévalent sur les asynchronies mais d'une différence légèrement significative, avec une valeur p = 0,024, alors que dans le Groupe 2, les synchronies prévalent de façon hautement significative (valeur p < 0,001).

2. Dans le Groupe 1, la sédation excessive prévaut dans 71% des observations, alors que dans le Groupe 2, elle est de 17%, avec une valeur p significative à < 0,001. Dans le Groupe 1, cette constatation corrobore les données de Kaplan et Bailey (2000).

224

Dans le Groupe 2, les données infirment les observations de Kaplan et Bailey (2000).

3. En conclusion, les chances d'atteindre la condition d'une sédation excessive sont grandement diminuées en guidant l'algosédation par la technologie BIS.

En résumé, au tableau 3.25 C (sous sédation), il est à remarquer que :

1. Dans le Groupe 1, la sous sédation est atteinte dans 2% des observations, alors que dans le Groupe 2, elle augmente à 39%, infirmant les données de Kaplan et Bailey (2000).

2. Dans le Groupe 1, la sous sédation révèle 92% d'asynchronies alors que dans le Groupe 2, on en retrouve 60%, avec une différence significative (valeur p = 0,012) en faveur du Groupe 2.

3. En conclusion, les conditions de sous sédation sont plus fréquentes avec la technologie BIS qu'avec l'échelle de Ramsay, mais les asynchronies sont plus fréquentes avec l'échelle de Ramsay qu'avec la technologie BIS.

Le tableau 3.27 affiche le sommaire des observations des deux groupes.

	Heures de VM	Nombre d'observations	Nombre et proportion (%) d'asynchronies	Nombre et proportion (%) de synchronies	Rapport de cotes (IC 95%)	Valeur p
Groupe 1 (21 patients)	4 780	514	256 (50%)	258 (50%)	1,6 (1,23-1,98)	<0,001
Groupe 2 (18 patients)	3 505	616	239 (39%)	377 (61%)		
Valeur p			< 0,001			
IC 95%			5,1%-16,9%			
Total	8 285	1 130				

Tableau 3.27 Sommaire des événements observés dans les Groupes 1 et 2.

Le tableau 3.27 révèle que cette recherche couvre un total de 8 285 heures consécutives de ventilation mécanique, durant la phase aiguë de ventilation mécanique, avec 1 130 observations chez 39 patients. En résumé, le taux d'asynchronies passe de 50% dans le Groupe 1 à 39% dans le Groupe 2, soit une diminution de onze pourcent, d'une valeur p < 0,001 (IC 95% de 5,1-16,9). Cette diminution est affranchie d'un rapport de cotes de 1,6, (IC 95% de 1,23-1,98) et d'une valeur p significative à < 0,001.

Le sommaire des données des tableaux 3.25 et 3.27 confirme l'hypothèse 2 :

• Le groupe guidé par la technologie BIS présente moins d'asynchronies patient-ventilateur que le groupe guidé par l'échelle de Ramsay.

3.4 Résultats inattendus dans le Groupe 2

En lien direct avec cette recherche, plusieurs éléments inattendus se manifestent et méritent d'être soulevés, en raison de l'impact qu'ils suscitent pour les recherches futures qui seront proposées au chapitre 4. Les résultats inattendus se regroupent autour des quatre points suivants : i) la valeur du gaz carbonique (CO_2) en lien avec l'interaction patient-ventilateur, ii) les asynchronies en périodes de jour vs. de nuit, iii) l'EMG de la technologie BIS selon le genre et finalement iii) les rappels explicites en soins critiques.

3.4.1 Le CO_2 expiré en lien avec l'interaction patient-ventilateur

Le CO_2 est le stimulus principal qui informe d'une anomalie aux centres respiratoires (Tortora, 1999). Il est aussi reconnu que les opiacés et les benzodiazépines dépriment les centres respiratoires (Riker, 2005). Il apparaît logique de se questionner sur le rôle que prend le CO_2 dans un contexte d'algosédation durant la phase aiguë de ventilation. L'impact du CO_2 à prédire l'asynchronie dans le Groupe 2 est exploré. Le tableau 3.28 affiche les statistiques descriptives de ROC et la figure 3.11 illustre la courbe ROC pour le CO_2 mesuré en fin d'expiration (mm Hg).

Statistiques des courbes ROC	Groupe 2 CO_2 expiré (mmHg)
Nombre d'événements	601
Asynchronies	233
Synchronies	368
Aire sous la courbe (AUC)	0,60
Intervalle de confiance à 95 %	0,554-0,634
Valeur p	< 0,001
Critère de démarcation	33 mm Hg
Sensibilité (Intervalle de confiance à 95%)	78,1 (72,2-83,2)
Spécificité (Intervalle de confiance à 95%)	37,2 (32,3-42,4)
Rapport de vraisemblance positif	1,24
Rapport de vraisemblance négatif	0,59

Tableau 3.28 Statistiques comparatives du Groupe 2 de la Courbe ROC pour le CO_2. L'analyse statistique par courbes ROC exige aux moins 100 observations avec au moins 50 observations par groupe.

Légende:

Surface sous la courbe (AUC): Une valeur de 0,60 implique qu'un individu pris au hasard dans le groupe asynchrone a une valeur prédictive plus grande qu'un individu pris au hasard dans le groupe synchrone dans 60% du temps. Si l'outil à l'étude (CO_2 expiré) ne permet pas de discriminer la présence ou l'absence d'asynchronies, la surface sous la courbe sera de 0,5 (ce qui coïncide avec la diagonale de la courbe ROC). Dans une séparation parfaite, la valeur sera de 1 (coin supérieur gauche de la courbe ROC;

Intervalle de confiance (IC): L'IC de la surface sous la courbe permet de vérifier l'hypothèse de la surface théorique de 0,5. Si l'IC n'inclue pas la valeur de 0,5, il y a évidence que l'outil a la capacité de distinguer entre asynchronie et synchronie;

Valeur p: Seuil de signification à < 0,05;

Critère de démarcation: Correspond au point sur la courbe ROC le plus éloigné de la diagonale;

Sensibilité: Probabilité d'observer l'asynchronie lorsqu'elle est présente (vrai positif);

Spécificité: Probabilité de ne pas observer l'asynchronie lorsqu'elle est absente (vrai négatif);

Rapport de vraisemblance positif: Rapport entre la probabilité que l'asynchronie soit observée en présence d'asynchronie et la probabilité que la synchronie soit observée en présence d'asynchronie;
Rapport de vraisemblance négative: Rapport entre la probabilité que la synchronie soit observée en présence d'asynchronie et la probabilité que la synchronie soit absente en présence d'asynchronie. Interprétation tirée de Medcalc, version 11.6 1993-2011 Medcalc Software.

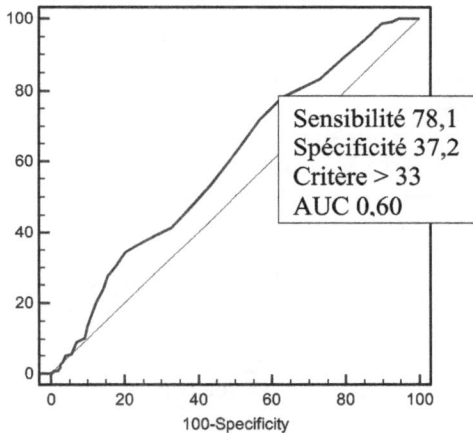

Figure 3.11 Courbe ROC du Groupe 2 pour le CO_2 en fin d'expiration. En ordonnée, la sensibilité et en abscisse la spécificité. Le critère de démarcation est à > 33 mm Hg et l'aire sous la courbe est de 0,60.

L'aire sous la courbe à 0,60 se rapproche de la ligne de discrimination (diagonale pointillée) et constitue un argument voulant que le CO_2 en fin d'expiration soit un faible outil à prévoir l'asynchronie chez les patients sous algosédation. Le tableau 3.28 regroupe les données de la courbe ROC du CO_2.

Il faut retenir du tableau 3.28 que le critère de démarcation est établi à 33 mm Hg, avec une sensibilité de 78,1 (IC 95% 72,2-83,2) et une spécificité de 37,2 (IC 95% 32,3-42,4). Dans le but d'explorer davantage la

229

contribution du CO_2 pour prédire l'asynchronie, il apparait approprié de définir deux fourchettes d'analyse autour du critère de démarcation du tableau 3.28 : $CO_2 \leq 33$ mm Hg et $CO_2 > 33$ mm Hg. Le tableau 3.29 illustre les données du CO_2 en fin d'expiration du Groupe 2.

Groupe 2 (18 patients)	Deux fourchettes de CO_2		Total	Rapport de cotes (IC 95%)	Valeur p
	$CO_2 \leq 33$ (mm Hg)	$CO_2 > 33$ (mm Hg)			
Asynchronies	51	182	233	0,47 (0,32-0,69)	<0,001
Synchronies	137	231	368		
Total (% du total)	188 (31)	413 (44)	601 (100)		
Taux d'asynchronies (%)	27	44	39		
Valeur p	<0,001	0,015	<0,001		

Tableau 3.29 Événements observés dans le Groupe 2 pour deux fourchettes de CO_2.
Total = Total des événements par fourchette de CO_2;
% du total = Total des événements par fourchette de CO_2/601 événements du Groupe 2;
Taux d'asynchronie (%) = Asynchronies de chaque fourchette/Total d'événements à chaque fourchette de CO_2;
Le rapport de cotes est obtenu par régression logistique en tenant compte de la nature répétée des mesures et les intervalles de confiance 95%;
Note: Il y a eu une perte de 15 observations au patient 6 ce qui explique 601 observations.

Le tableau 3.29 révèle qu'au seuil de $CO_2 \leq 33$ mm Hg, la synchronie prévaut sur l'asynchronie, avec une valeur $p < 0,001$. En condition de $CO_2 > 33$ mm Hg, ce sont les asynchronies qui prévalent de façon significative (valeur $p = 0,015$), dans une proportion de 44%. Le rapport de cotes à 0,47 témoigne que l'asynchronie est moins fréquente que la synchronie et ce, de façon significative (valeur p < 0,001).

En fait, ces données constituent un autre argument voulant que le CO_2 ne soit pas un outil efficace à prédire l'asynchronie dans un protocole d'algosédation durant la phase aiguë de ventilation. Toutefois, sa valeur est importante, compte tenu du rôle physiologique du CO_2 auprès des centres respiratoires et sur la régulation de la tonicité vasculaire centrale. Devant ces résultats, il apparait que sa contribution peut être atténuée en raison des perfusions d'opiacés et de benzodiazépines. Ces résultats confirment néanmoins que la capnographie a sa place dans le protocole d'algosédation guidé par la technologie BIS et sera présentée au chapitre quatre.

3.4.2 Les asynchronies et les périodes de jour vs la nuit

La fréquence des asynchronies, détectées durant la nuit, diverge de celles détectées durant le jour. De plus, la valeur moyenne de l'Index BIS de la période diurne diffère de celle de la période nocturne. Ces résultats alimentent le questionnement entourant les besoins en algosédation, l'architecture du sommeil, les niveaux de soins et les périodes de la journée sur leurs impacts sur la présence de l'asynchronie. La présentation détaillée de ces résultats se retrouve au chapitre quatre.

3.4.3 L'EMG selon le sexe

L'EMG de la technologie BIS appliqué au muscle sourcilier peut être associé à l'expression de la douleur en lien avec les asynchronies patient-ventilateur. De plus, cette recherche révèle que les femmes présentent en général une valeur EMG supérieure à celle des hommes. La présentation détaillée de ces résultats se retrouve au chapitre quatre.

3.4.4 Les rappels explicites

De façon anecdotique, les rappels explicites sont présents chez la majorité des patients du Groupe 1 (guidé par l'échelle de Ramsay) alors qu'aucun patient du Groupe 2 (guidé par la technologie BIS) n'en rapporte pas à leur congé des soins critiques. Ces observations ne font que remettre en question l'efficacité de l'échelle de Ramsay à guider l'algosédation en comparaison de la technologie BIS.

3.5 Synthèse des résultats

La démarche statistique comparative confirme hors de tout doute les deux hypothèses: la technologie BIS s'avère supérieure à l'échelle de Ramsay pour guider un protocole d'algosédation durant la phase aiguë de ventilation mécanique en réduisant d'une part, le temps d'émergence requis pour la reprise d'une ventilation spontanée soutenue et d'autre part, les asynchronies patient-ventilateur.

La confirmation de chacune des hypothèses met en évidence une dimension clinique importante relative à la convergence de deux concepts traditionnellement traités parallèlement, soit: 1- le temps d'émergence requis pour la reprise d'une ventilation spontanée soutenue (TEVSS) et 2- l'interaction patient-ventilateur. Autrement dit, la confirmation de ces hypothèses indique que l'algosédation et les stratégies de ventilation forment un axe clinique indissociable.

Enfin, la robustesse de l'EMG de la technologie BIS à prévoir l'asynchronie durant la phase aiguë de ventilation ramène invariablement à l'expression de la douleur. Tout indique que la supériorité de la technologie BIS à guider l'algosédation durant la phase aiguë de ventilation est en grande partie reliée au rôle de l'EMG. Des pistes de recherches futures sur ce sujet sont décrites au chapitre quatre.

CHAPITRE 4 – DISCUSSION ET CONCLUSION

La discussion de ce chapitre porte sur trois éléments: (i) implications cliniques, (ii) forces et limites, et (iii) recherches futures.

4.1 Implications cliniques

Les résultats obtenus ont des implications cliniques importantes sur l'approche de l'algosédation des patients sous ventilation mécanique, particulièrement durant la phase aiguë. C'est dans cette phase, plus que toute autre, que le contrôle de l'algosédation et l'interaction patient-ventilateur sont continuellement à l'avant-scène clinique.

Les écarts entre les niveaux d'algosédation sont au centre des difficultés que pose le titrage des perfusions. Cette recherche confirme et infirme à la fois des observations de Kaplan et Bailey (2000) entourant les écarts des niveaux de sédation au profit de la sédation excessive en soins critiques. En effet, les résultats du Groupe 1 confirment cette observation alors que dans le Groupe 2, la sédation excessive a été réduite de façon significative (valeur $p < 0,001$) (voir sections 3.2.1, 3.3.2 et 3.3.6). Depuis plusieurs années, beaucoup d'efforts de la part de chercheurs sont déployés pour proposer des méthodes qui permettent d'éviter la sédation excessive.

La méthode de cessation quotidienne de l'algosédation proposée par Kress (2000) qui démontre une réduction du temps de ventilation mécanique et la durée de séjour en soins critiques est toujours d'actualité. Les fluctuations et les écarts du niveau de conscience sont les plus grands obstacles à cette méthode. D'ailleurs, une étude canadienne n'y voit aucun avantage

234

(Metha, 2013). D'autres y voient des difficultés à assurer la formation et l'entrainement de l'équipe soignante (De Witt, 2008).

Les résultats obtenus dans cette recherche confirment les hypothèses de départ, avec l'utilisation d'un outil de titrage de l'algosédation basé sur des données numériques obtenues en temps réel. Cette approche évite pour ainsi dire, les fluctuations entre la sous sédation et la sédation excessive. Au fil d'arrivée, un court temps d'émergence conduit à de nombreux avantages cliniques indéniables, mais qui restent à être confirmés par des recherches à venir dont quelques-unes seront décrites dans la section 4.3.

Si le but de l'algosédation en ventilation mécanique est d'assurer le confort du patient en évitant les fluctuations du niveau de conscience, un protocole balisé à l'aide d'un outil dont les données sont reproductibles apparaît essentiel. Fort des données objectives, quantifiables et surtout en temps réel que procure la technologie BIS, il en ressort une nouvelle dimension dans le titrage de l'algosédation en ventilation mécanique.

Des données en temps réel de l'algosédation amène un rapprochement avec la ventilation mécanique; en plus d'éviter la sédation excessive, les asynchronies sont réduites. En fait, le caractère dynamique de la ventilation mécanique requiert une vigilance de tous les instants de l'équipe soignante, tout comme les besoins en algosédation. Les résultats de cette recherche permettent de soutenir que l'algorithme interactif proposé dans le Groupe 2 offre un avantage clinique par rapport à l'utilisation de l'échelle de Ramsay. Le contrôle de l'algosédation en lien avec l'interaction patient-ventilateur durant la phase aiguë est désormais possible grâce à la technologie BIS. L'impact clinique principal de cette recherche se retrouve dans la réduction du temps d'émergence.

L'approche de l'algosédation à l'aide de l'algorithme guidé par la technologie BIS a aussi d'autres implications cliniques indirectes. Tout protocole clinique est certifié par un programme de formation et d'éducation continue, dans le but d'assurer la compétence et le maintien des habiletés du personnel de chevet. Sans prétendre que l'ajout de la technologie BIS remplace l'enseignement des échelles comportementales, elle permet à la fois aux novices et aux experts, une constance dans l'interprétation d'une même condition clinique. Ceci est particulièrement vrai auprès du patient non communicatif chez qui les échelles atteignent leur plafond. Dans le cas du patient communicatif, les échelles comportementales restent des outils essentiels et la technologie BIS est de moindre utilité.

Pour entreprendre le Groupe 2, la formation du personnel soignant pour l'utilisation de la technologie BIS s'est avéré efficace. L'enseignement de la technologie BIS a grandement facilité le processus de certification et du maintien des compétences du personnel soignant.

L'algorithme d'attribution de l'asynchronie de la figure 2.1 constitue un élément qui mérite une attention spéciale. Il permet de détecter les synchronies les plus fréquentes et faciles à reconnaitre. Bien que l'asynchronie est un terme universellement utilisé pour désigner une interaction patient-ventilateur déficiente, Schmidt et al. (2013) propose une terminologie tout aussi valide dans le contexte de l'algosédation : la *'dyspnée'* plutôt que *'l'asynchronie'*. Les composantes neurophysiologiques de la dyspnée s'apparentent à celles de la douleur décrites à la section 1.1.3. L'équipe de Schmidt décrit d'ailleurs admirablement bien les bases physiologiques de la dyspnée, résumées dans la figure 4.1.

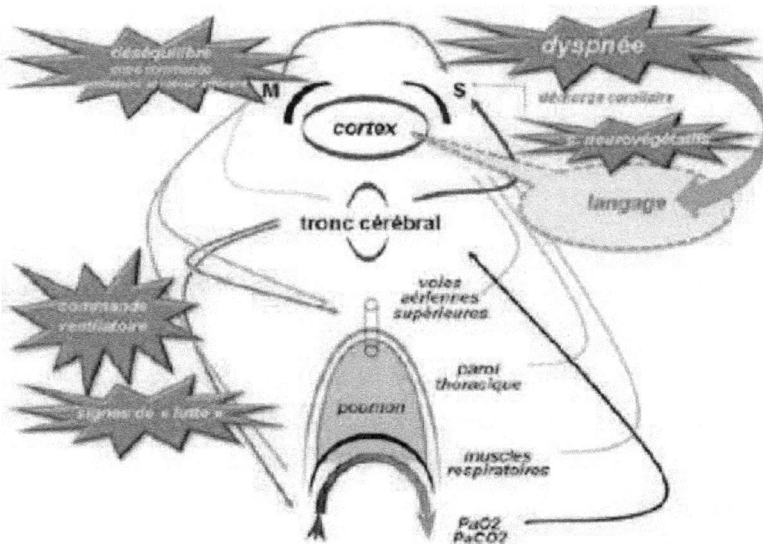

Figure 4.1 Pathophysiologie de la dyspnée. M: Cortex moteur; S: Cortex sensitif. Tiré de Schmidt et al., 2013.

En fait, la dyspnée décrit une condition clinique qui intègre sédation, analgésie et interaction patient-ventilateur. Ces auteurs identifient deux types de dyspnée : i) la dyspnée de sensation d'effort excessif et ii) la sensation de soif d'air.

237

i) *La sensation d'efforts excessifs* s'apparente à certaines composantes de la mécanique respiratoire telles la résistance dans les voies aériennes et la compliance de la paroi thoracique. Les sensations d'efforts excessifs sont aussi perçues en présence de l'Auto PEP. Ces éléments mécaniques, associés à la dyspnée, plaident en faveur de l'algorithme d'attribution de l'interaction patient-ventilateur de la figure 2.1.

ii) *La soif d'air* provient principalement de la stimulation par la $PaCO_2$ et la PaO_2. Ces stimuli transitent vers le cortex à partir des centres respiratoires. $PaCO_2$ et CO_2 sont intimement liés au réglage du ventilateur (Schmidt et al., 2013).

Même si le CO_2 ne s'avère pas solide à prédire l'asynchronie en soins critiques (section 3.5.1), la dépression des centres respiratoires par les agents d'algosédation mérite néanmoins qu'il soit à tout le moins pris en considération dans l'algorithme proposé à la figure 4.2.

L'efficacité de l'algorithme de la figure 3.6 dans le Groupe 2 a clairement été démontrée dans cette recherche. Pour cette raison, nous proposons une mise à jour de cet algorithme. La prochaine section décrit cette mise à jour de l'algorithme interactif.

4.1.1 Algorithme interactif patient-ventilateur en lien avec la technologie BIS

L'algorithme interactif proposé à la figure 4.1 est en lien avec les grands principes soutenus par la littérature de meilleure pratique. Selon Blasco, Richter et Albanèse (2010), un algorithme d'algosédation doit reposer sur quatre principes généraux: i) un objectif thérapeutique défini, ii) une évaluation fréquente et régulière du patient, iii) de fréquentes adaptations des posologies et iv) le transfert de la gestion de l'algosédation du médecin vers d'autres professionnels de la santé. La figure 4.1 intègre ces principes en trois sections, dans un algorithme interactif centré autour de la technologie BIS.

i) *L'objectif thérapeutique défini* vise le confort et le contrôle de la douleur du patient tout en assurant une synchronie patient-ventilateur. Plus spécifiquement, dans l'algorithme proposé, la première ligne d'intervention (**Section 1**) consiste à optimiser la capnographie en présence d'asynchronie patient-ventilateur durant la phase aiguë de ventilation mécanique. Dans un deuxième temps, la présence de la douleur doit être soupçonnée en condition d'asynchronie. D'ailleurs, une pratique exemplaire soutenue par Barr et al. (2013) donne préséance à l'analgésie sur la sédation. Ainsi, l'asynchronie toujours persistante après un bolus d'opiacé conduit le clinicien à explorer les fonctionnalités du ventilateur (**Section 2**) : réglage du débit, consignes de déclenchement et de cyclage, mode de ventilation, recrutement/dé recrutement et réglage de la PEP. Vient ensuite l'exploration des conditions biochimiques telles l'équilibre acido-basique et l'oxygénation. L'environnement physique incluant le bruit, la lumière et les interventions de chevet affectent le niveau d'algosédation et peuvent conduire à un état d'éveil et entrainer l'anxiété et l'asynchronie.

Le titrage de l'algosédation avec la technologie BIS alimente la **section 3**. Cette section comporte trois grandes fourchettes de l'Index BIS soit : a)

239

Index BIS < 40, b) Index BIS 40-50 et c) Index BIS > 50. À remarquer que la fourchette BIS 40-60 est rétrécie à BIS 40-50 en marge des résultats du Groupe 2 (tableau 3.23). L'algorithme se poursuit à chacune de ces fourchettes, permettant l'atteinte de la synchronie patient-ventilateur.

a) Index BIS < 40 : L'algorithme prévoit d'évaluer la présence de bradycardie et d'hypotension. En leur présence, s'ensuit la diminution de 50% des perfusions d'opiacé et de benzodiazépine. On retourne ensuite au début de l'algorithme, c'est-à-dire à la réévaluation de l'interaction patient-ventilateur dans les trente minutes suivant ce changement.

b) Index BIS 40-50 : L'algorithme prévoit l'évaluation de la fréquence cardiaque et la PAM. Vient ensuite la valeur de l'EMG; une valeur ≤ 33 db conduit vers la sédation alors qu'une valeur > 33 db privilégie l'analgésie. Tout comme la fourchette précédente l'aboutissement final ramène au début de l'algorithme.

c) Index BIS > 50 : L'algorithme prévoit l'évaluation de la présence de tachycardie et d'hypertension. Vient ensuite la valeur de l'EMG; une valeur > 33 db conduit vers l'analgésie alors qu'une valeur ≤ 33 db privilégie la sédation. Tout comme la fourchette précédente l'aboutissement final conduit au début de l'algorithme.

ii) L'évaluation fréquente et régulière du patient est assurée par l'intégration de la technologie BIS; l'Index de qualité du signal EEG (IQS), l'Index BIS et l'EMG sont affichés en temps réel de façon continue.

Le seuil IQS > 80 est la valeur recommandée par le manufacturier Covidien. Les fourchettes d'Index BIS et d'EMG sont balisées.

iii) Les fréquentes adaptations de la posologie sont facilitées par les balises de la section 4. Des bolus d'appoint de benzodiazépine et d'opiacé sont prévus avant les changements à la hausse des posologies. Après chaque changement, l'algorithme ramène toujours à la surveillance de l'interaction patient-ventilateur et le niveau d'algosédation.

iv) Le transfert de la gestion de l'algosédation du médecin vers d'autres professionnels de la santé est facilité par la technologie BIS. En effet, elle offre un outil quantitatif et c'est en condition de sédation profonde qu'elle prend toute son importance, surtout au fil d'arrivée qu'est le TEVSS.

L'algorithme interactif de la figure 4.1 est relativement facile à suivre et procure aux cliniciens de chevet un arbre décisionnel qui assure une constance dans le titrage de l'algosédation durant la phase aiguë de ventilation mécanique.

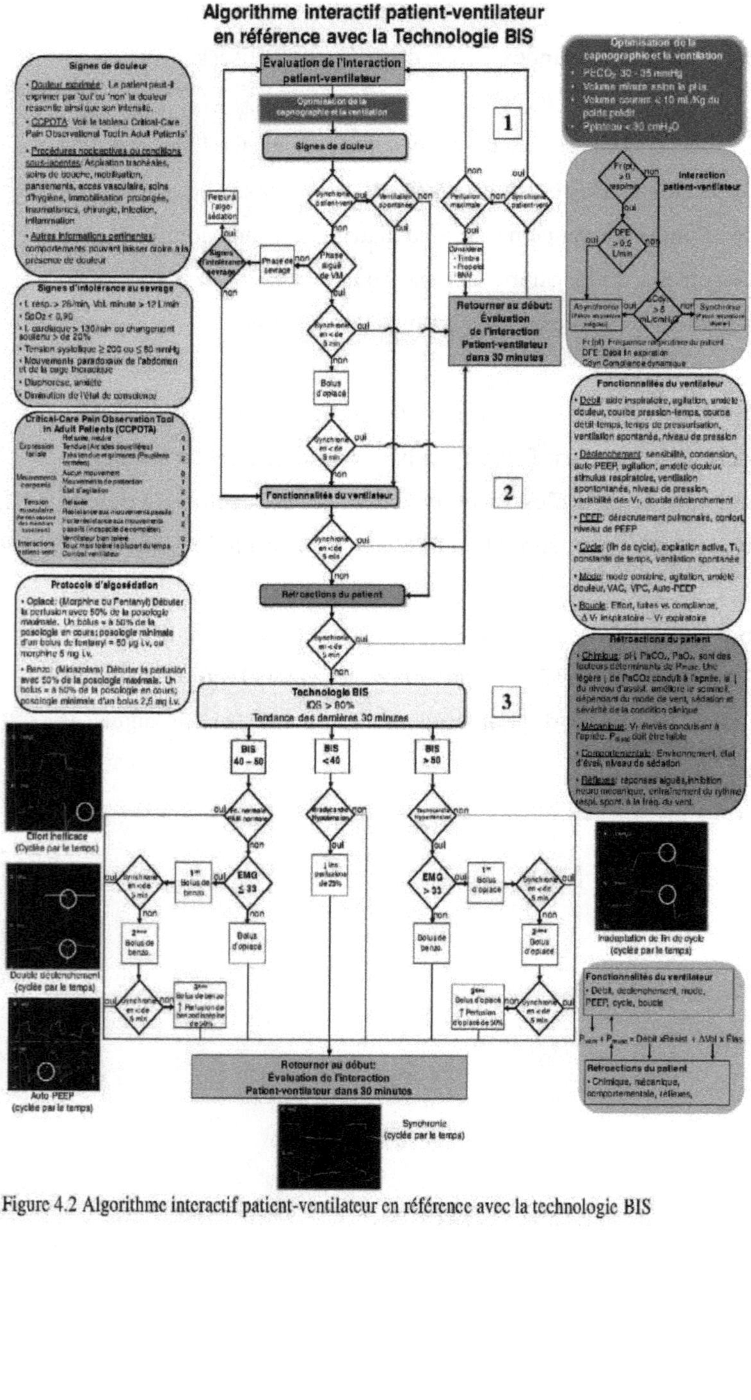

Figure 4.2 Algorithme interactif patient-ventilateur en référence avec la technologie BIS

4.2 Forces et limites

Cette section présente les forces et les limites de cette recherche.

4.2.1 Forces

La force majeure de cette recherche est qu'elle intègre simultanément dans un seul devis à la fois l'algosédation et l'interaction patient-ventilateur. Les résultats indiquent non seulement que durant la phase aiguë de ventilation mécanique, la sédation excessive est évitée par une réduction du TEVSS, mais les asynchronies patient-ventilateur sont aussi réduites. Cette recherche montre de plus que le titrage de l'algosédation au moyen de la technologie BIS se fait pratiquement en temps réel sans avoir à interpeler le patient pour déterminer le niveau de sédation évitant ainsi l'intrusion dans son sommeil.

Cette recherche nous laisse entrevoir que la diminution des asynchronies serait reliée de près à un meilleur contrôle de l'algosédation. L'utilisation de la ventilation assistée-contrôlée, cyclée par le temps dans les deux groupes affaiblit l'idée qu'un mode de ventilation plutôt qu'un autre soit responsable de la diminution des asynchronies. En fait, comme le supportent Marini et Gattinoni (2004), un mode de ventilation simple, couplé à l'algosédation adaptée, constituent la base de toute stratégie d'intervention chez le patient en soins critiques.

Les résultats inattendus entourant l'EMG permettent d'y voir un rôle important dans la gestion de l'algosédation par la technologie BIS. D'ailleurs, la corrélation de l'Index BIS et l'EMG supporte cette affirmation. Il en sera d'ailleurs question dans la section 4.3 décrivant les recherches futures.

Enfin, le fait de circonscrire cette étude autour des asynchronies les plus facilement reconnaissables par un grand nombre de cliniciens représente une autre force. En confirmant les hypothèses, cette recherche alimente des pistes de recherche prometteuses détaillées dans la section 4.3.

4.2.2 Limites

Les limites reconnues de cette recherche traiteront des points suivants : i) la structure organisationnelle des soins critiques, ii) la version du logiciel breveté du manufacturier de la technologie BIS, iii) l'algorithme d'attribution de l'interaction patient-ventilateur.

i) *La structure organisationnelle* des soins critiques. La structure fermée vs. semi-fermée, (*voir glossaire*) peut avoir un impact sur certains choix méthodologiques en recherche clinique. Les soins critiques fermés ne sont toujours pas la norme dans beaucoup d'établissements. Les soins critiques semi-fermés où s'est déroulée cette recherche ont compliqué le choix d'une variable d'aboutissement principale comme le temps d'extubation puisque la présence sur place d'un ou d'une intensiviste (*voir glossaire*) n'est pas assurée en tout temps. Pour cette raison, bien que le TEVSS ne soit pas un paramètre traditionnel dans la littérature, il apparaît tout de même adapté aux réalités du contexte clinique de soins critiques semi-fermés de cette recherche.

Le TEVSS élimine les choix personnels que les cliniciens de chevet peuvent adopter dans la poursuite de la période de sevrage et l'arrêt de la ventilation mécanique, c'est-à-dire l'extubation. Le TEVSS intègre des notions associées au niveau de profondeur de sédation durant la phase aiguë, telles la sédation excessive ou la sous-sédation (*voir glossaire*). En contexte de soins critiques fermés, le temps d'extubation aurait permis d'atteindre les mêmes objectifs de cette recherche pour comparer deux outils telles l'échelle de Ramsay et la technologie BIS.

Une limite méthodologique de cette recherche est le choix d'un groupe contrôle historique plutôt qu'un groupe contemporain, ce qui empêche le double insu. Dans le Groupe 1, guidé par l'échelle de Ramsay, les résultats ont démontré la supériorité de la technologie BIS à prévoir l'asynchronie durant la phase aiguë de ventilation. Il devenait ainsi inapproprié sur le plan méthodologique et éthique de poursuivre la recherche avec le Groupe 2 en utilisant la randomisation et le double insu; un des deux outils évalué s'étant avéré meilleur que l'autre. De plus, à la suite de la formation du personnel soignant à utiliser la technologie BIS, il apparaissait impossible d'un retour en arrière et guider l'algosédation avec deux outils différents dans un seul et même milieu clinique. Pour cette raison, le choix d'un groupe contrôle historique apparait comme un compromis acceptable.

Une difficulté qu'impose un groupe contrôle historique réside dans la similarité obligatoire des patients de chaque groupe. En termes d'indice de sévérité et de conditions cliniques, les deux groupes apparaissent semblables si ce n'est que le Groupe 2 inclut trois patientes par rapport à 8 au Groupe 1. L'hétérogénéité des malades inclus est un élément inévitable;

insuffisance rénale, insuffisance hépatique, condition nutritionnelle sous-jacente. Bien que dans certaines circonstances, ce facteur puisse constituer un biais, nous ne croyons pas que ceci puisse représenter un élément qui empêche d'interpréter les résultats dans le contexte de cette recherche. Nous reconnaissons toutefois que la randomisation aurait certes diminué le biais de sélection et donné plus de valeur méthodologique à l'étude.

ii) La version du logiciel breveté de la technologie BIS. La version de la technologie utilisée pour filtrer les signaux considérés comme étant des artéfacts, comme l'EMG, constitue un élément dont l'impact reste incertain. D'ailleurs, une difficulté d'interprétation des études comparatives entre les échelles comportementales et la technologie BIS relève du fait que la version du logiciel n'est généralement pas décrite dans les études. Afin de minimiser l'impact de cette constatation, la même version d'algorithme breveté de la technologie BIS est maintenu dans les deux groupes de cette recherche et n'assure pas que les versions ultérieures de l'algorithme breveté est sans effet sur l'Index BIS et l'EMG.

iii) L'algorithme d'attribution de l'interaction patient-ventilateur. L'analyse de courbes dynamiques au chevet aurait fourni des détails plus poussés dans la reconnaissance des asynchronies. Toutefois, l'évaluation de la fiabilité de l'algorithme choisi, constitue un compromis acceptable.

4.3 Recherches futures

Le lecteur ne devrait pas se surprendre de retrouver dans cette section, des données sous forme de tableaux. En fait, puisque les données présentées ici ne sont pas directement en lien avec les hypothèses de cette recherche, nous avons intentionnellement omis de les présenter au chapitre 3 afin de ne pas en alourdir davantage le contenu. Ces tableaux constituent des données de départ qui permettent de justifier le choix des thèmes de recherches futures. Ainsi, les résultats inattendus en lien avec la technologie BIS suggèrent les six thèmes de recherche suivants :

i) Le sommeil et la technologie BIS;

ii) L'EMG du muscle sourcilier et l'expression de la douleur;

iii) Les rappels explicites et la technologie BIS;

iv) La technologie BIS en lien avec l'hypothermie thérapeutique et certaines conditions particulières;

v) L'asservissement d'un protocole d'algosédation par la technologie BIS;

vi) La technologie BIS en lien avec l'algosédation durant le transport.

4.3.1 Le sommeil et la technologie BIS

Le sommeil est un phénomène physiologique qui nécessite certainement une exploration fonctionnelle en soins critiques et plus particulièrement en ventilation mécanique. Puisque l'algosédation couvre chaque instant de la journée, il apparait important de mentionner qu'indépendamment de la période de la journée, les besoins en algosédation doivent conduire au confort du patient.

Étant donné la nature interactive de l'algosédation en contexte de soins critiques et du fait que cette recherche implique l'interaction patient-ventilateur, il apparait intéressant d'explorer les résultats en lien avec les périodes de la journée : la période diurne (de 08h00 à 20h00) et la période nocturne (de 20h00 à 08h00).

La polysomnographie à l'extérieur des soins critiques est bien documentée, mais les difficultés d'interprétation surviennent en condition de sommeil artificiel provoqué (Mantz, 2012). Bien que l'impact d'agents sédatifs et analgésiques sur l'architecture du sommeil soient connus, la corrélation de la polysomnographie avec la technologie BIS mérite d'être explorée si l'on en juge par les travaux de Benini et al. (2005), qui ont démontré une corrélation entre les stades du sommeil et l'Index BIS.

Fort du fait que l'algosédation en soins critiques est en quête constante du confort du patient et de la synchronie patient-ventilateur, l'atteinte de ces conditions passe nécessairement par le dénominateur commun, le sommeil. Une littérature convaincante fait état de la perturbation de l'architecture du sommeil en soins critiques. La technologie BIS, en quantifiant le niveau d'activité corticale apparait comme un instrument pouvant possiblement révéler des liens importants avec la polysomnographie en soins critiques, particulièrement en situation où le SOL et le sommeil paradoxal sont grandement perturbés. Ainsi, la corrélation entre l'Index BIS et les stades de sommeil demeure encore à être établie. Elle pourrait permettre de mieux comprendre les intrusions dans le sommeil qu'amènent les soins critiques. La contribution de l'EMG à prévoir l'asynchronie laisse entrevoir un questionnement qui mérite de s'y attarder; le sommeil serait-il perturbé par l'expression de la douleur? Le lien entre la polysomnographie et la technologie BIS mériterait d'être exploré à la suite des résultats présentés aux tableaux 4.1, 4.2 et 4.3.

Le tableau 4.1 regroupe les événements asynchrones et synchrones selon les périodes de la journée. Les données laissent soupçonner que le sommeil est influencé par le niveau d'algosédation visé selon les périodes du jour.

Groupe 2 (18 patients)	Période diurne	Période nocturne	Rapport de cotes (IC 95%)	Valeur p
Asynchronies	133	106	0,8 (0,59-1,06)	0,117
Synchronies	173	204		
Total (% du total)	306 (49,7)	310 (50,3)		
Taux d'asynchronies (%)	43	34		
Valeur p	0,014	<0,001		

Tableau 4.1 Événements observés dans le Groupe 2 par période diurne et nocturne.
Total = Total des événements par période de la journée;
% du total = Total des événements pour chaque période de la journée/616 événements;
Taux d'asynchronie (%) = Asynchronies/Total des événements à chaque période de la journée (306 dans la période diurne et 310 dans la période nocturne).

Il faut retenir du tableau 4.1 que les observations sont réparties presqu'équitablement entre le jour et la nuit. Toutefois, 43 % des asynchronies surviennent le jour et 34% la nuit, même si le rapport de cotes à 0,8 et une différence non significative est observée entre le jour et la nuit (valeur p = 0,117).

Il faut aussi remarquer que durant le jour, les synchronies prévalent sur les asynchronies de façon moins significative (valeur p = 0,014) que durant la nuit, où la valeur p est hautement significative à < 0,001. Ceci constitue un argument de questionnement autour des besoins en algosédation durant le jour et la nuit; sont-ils différents le jour et la nuit?

249

Un autre questionnement pourrait porter sur l'architecture du sommeil en ventilation mécanique et sous un protocole d'algosédation. Fanfulla (2005) a démontré que la qualité du sommeil est favorisée en améliorant l'interaction patient-ventilateur. Une littérature bien documentée démontre que l'architecture du sommeil est grandement affectée durant la période de ventilation artificielle (Mantz, 2012). Il est démontré que certains modes de ventilation durant le sevrage ont des impacts différents, allant jusqu'à confirmer que durant le sommeil nocturne, la ventilation par aide inspiratoire (*voir glossaire*) se traduit souvent en une sur assistance conduisant à l'apnée centrale par hypoventilation (Delisle et al., 2013). De nouvelles études devront toutefois déterminer si une synchronie améliorée peut réduire la durée de ventilation durant la phase aiguë de ventilation.

Ces constatations nous entrainent sur une réflexion en lien avec l'architecture du sommeil en phase aiguë de ventilation. Des données confirment l'hypothèse voulant que le mode de ventilation NAVA en période de sevrage (*voir glossaire*) influence positivement l'architecture du sommeil (Delisle et al., 2011). Ces résultats nous interpellent particulièrement puisqu'en période de phase aiguë de ventilation, les besoins en algosédation sont très différents qu'en sevrage. Ceci trace ainsi la voie pour une exploration fonctionnelle de l'architecture du sommeil en phase aiguë de ventilation.

Dans le but d'explorer davantage les niveaux de sédation durant le jour vs durant la nuit, les tableaux 4.2 et 4.3 regroupent les données de l'Index BIS et de l'EMG dans ces deux périodes de la journée.

Groupe 2 (18 patients)	Index BIS < 40	Index BIS 40-60	Index BIS > 60
Période diurne			
Asynchronies	3	40	90
Synchronies	42	99	32
Total (% du total)	45 (14,7)	139 (45,4)	122 (39,9)
Taux d'asynchronie (%)	7	29	74
Valeur p	<0,001	<0,001	<0,001
Période nocturne			
Asynchronies	2	31	73
Synchronies	56	105	43
Total (% du total)	58 (18,7)	136 (43,9)	116 (37,4)
Taux d'asynchronie (%)	3	23	63
Valeur p	<0,001	<0,001	0,005

Tableau 4.2 Événements observés dans le Groupe 2 par regroupement de trois fourchettes de l'Index BIS selon les périodes diurne et nocturne.
Période diurne
Total = Total des événements par fourchette de l'Index BIS de la période diurne;
% du total = Total des événements pour chaque fourchette de l'Index BIS de la période diurne/Total des événements dans la période diurne (306);
Taux d'asynchronie (%) = Asynchronies/Total des événements à chaque fourchette de l'Index BIS de la période diurne.
Période nocturne
Total = Total des événements par fourchette de l'Index BIS de la période nocturne;
% du total = Total des événements pour chaque fourchette de l'Index BIS de la période nocturne/ Total Total des événements dans la période diurne dans la période diurne (310);
Taux d'asynchronie (%) = Asynchronies/Total des événements à chaque fourchette de l'Index BIS de la période nocturne.
Le tableau 4.2 révèle qu'indépendamment du jour ou de la nuit, l'Index

BIS 40-60 et Index BIS < 40, les synchronies prévalent sur les

asynchronies de façon significative (valeur p < 0,001). De façon similaire,

en condition de sédation légère, ce sont les asynchronies qui prévalent

251

significativement sur les synchronies (valeur p < 0,001). Ces constatations semblent être parfaitement logiques. Si l'on explore les données à l'égard de l'EMG, des pistes intéressantes s'ouvrent.

Le tableau 4.3 révèle les données de l'EMG du muscle sourcilier selon les périodes de la journée. Le seuil d'EMG à 33 db est choisi à la suite de l'analyse des statistiques par courbes ROC du Groupe 2 (*voir tableau 3.24 et figure 3.9*). Ces résultats établissent le critère de démarcation à EMG > 33 db.

Groupe 2 (18 patients)	EMG ≤ 33 (db)	EMG > 33 (db)
Période diurne		
Asynchronies	20	113
Synchronies	112	61
Total (% du total)	132 (43)	174 (57)
Taux d'asynchronie (%)	15	65
Valeur p	<0,001	<0,001
Période nocturne		
Asynchronies	23	83
Synchronies	136	68
Total (% du total)	159 (51)	151 (49)
Taux d'asynchronie (%)	15	55
Valeur p	<0,001	0,219

Tableau 4.3 Événements observés dans le Groupe 2 pour trois fourchettes d'EMG selon les périodes diurne et nocturne.
Période diurne
Total = Total des événements par fourchette d'EMG de la période diurne;
% du total = Total des événements de la période diurne pour chaque fourchette d'EMG de la période diurne/Total des événements dans la période diurne (306);
Taux d'asynchronie (%) = Asynchronies de la période diurne/Total des événements à la fourchette d'EMG de la période diurne.

Période nocturne
Total = Total des événements par fourchette d'EMG de la période nocturne;
% du total = Total des événements pour chaque fourchette d'EMG de la période nocturne /Total des événements dans la période nocturne (310);
Taux d'asynchronie (%) = Asynchronies de la période nocturne/Total des événements à chaque fourchette d'EMG de la période nocturne.

Le tableau 4.3 révèle qu'indépendamment du jour ou de la nuit, lorsque l'EMG ≤ 33 db, les synchronies prévalent de façon significative (valeur p < 0,001). Lorsque l'EMG > 33 db, les asynchronies prévalent sur les synchronies durant le jour d'une valeur significative. Or, durant la nuit, les asynchronies prévalent toujours, mais de façon non significative, avec une valeur p = 0,219.

En résumé, les tableaux 4.2 et 4.3 révèlent les points suivants en lien avec une recherche future :

1- Tableau 4.2 :

- Les synchronies prévalent de façon significative le jour et la nuit dans les fourchettes cibles BIS 40-60 et BIS < 40 (valeur p < 0,001);
- Les asynchronies prévalent de façon significative le jour et la nuit dans la fourchette BIS > 60 (valeur p < 0,001).

2- Tableau 4.3 :

- Les synchronies prévalent de façon significative <u>le jour et la nuit</u> dans la fourchette EMG ≤ 33 db (valeur p < 0,001);
- Les asynchronies prévalent de façon significative <u>le jour seulement</u> dans la fourchette EMG > 33 db (valeur p < 0,001);

253

- Les asynchronies prévalent de façon non significative <u>la nuit</u> dans la fourchette EMG > 33 db (valeur p = 0,219).

Les résultats d'analyse selon la période de la journée, jour vs. nuit, ouvrent une perspective de recherche intéressante, impliquant le sommeil, la douleur et la ventilation mécanique dans un protocole guidé par la technologie BIS. Les impacts d'une telle recherche permettraient d'explorer des composantes de l'algosédation durant la phase aiguë de ventilation qui pourraient déboucher sur une meilleure compréhension du sommeil en soins critiques.

Ces résultats en lien avec l'EMG et les périodes de la journée apparaissent suffisamment intéressants pour poursuivre l'exploration via d'autres recherches.

4.3.2 L'EMG du muscle sourcilier et l'expression de la douleur

La valeur de l'EMG est toujours plus élevée chez les femmes que chez les hommes. Le tableau 4.4 regroupe les valeurs d'EMG en fonction du sexe pour les deux groupes.

EMG (db)	Sexe	n	Moy	Écart type	Min	Max	Médiane	25ième centile	75ième centile	Valeur p
Groupe 1 (21 patients)										
Asynchronies	F	11	41	6,5	29	50	43	36	46	0,076
	M	10	37	4,6	31	46	35	34	40	
Synchronies	F	11	38	5,7	27	46	39	32	41	0,037
	M	10	33	3,1	29	38	33	30	36	
Groupe 2 (18 patients)										
Asynchronies	F	4	44	4,7	39	48	44	39	48	0,306
	M	14	41	4,8	34	51	40	37	44	
Synchronies	F	4	34	1,4	33	36	34	33	36	0,132
	M	14	32	3,5	28	40	32	29	34	

Tableau 4.4 Valeurs d'EMG des deux groupes selon le sexe.

Du tableau 4.4, il faut remarquer que la moyenne et la médiane de l'EMG sont toujours plus élevées chez les patientes. La seule différence légèrement significative (valeur p = 0,037) appartient aux aux synchronies du Groupe 1. Il semble toutefois risqué de commenter le Groupe 2, avec seulement quatre patients de sexe féminin.

Sans extrapoler au point d'insinuer que les hormones sexuelles pourraient jouer un rôle dans les besoins de l'algosédation sous ventilation mécanique, ces données alimentent néanmoins le fait qu'une exploration en cette direction est défendable. Les hormones sexuelles sont reconnues pour jouer un rôle important dans le sommeil (Cartier 2003) et dans la modulation de la douleur (Gaumond et al., 2005; Toussignant-Laflamme et al., 2005). Dans cette perspective, la valeur de l'EMG mériterait une exploration.

Bien qu'étant considéré un contaminant de la valeur de l'Index BIS, l'EMG du muscle sourcilier pourrait représenter une piste intéressante pour l'expression préclinique de la douleur chez les patients non communicatifs sous ventilation mécanique. Le fait que le taux d'asynchronies soit de 60% lorsque la valeur d'EMG > 33 db (tableau 3.21) constitue un autre argument en faveur de la poursuite de l'exploration de la technologie en lien avec la douleur.

L'étroite relation entre le muscle sourcilier, les muscles du larynx et du diaphragme dans l'expression des activités EMG reliées au blocage neuromusculaire est confirmée (Hermmerling et Donati, 2003). La poursuite de cette piste devrait toutefois être précédée d'une étude visant à confirmer l'hypothèse que le muscle sourcilier est en lien avec l'activité du diaphragme lors de stimulations nociceptives en contexte de ventilation mécanique. Une étude en ce sens permettrait de mettre en évidence si les besoins en analgésie sont à ce point perceptibles en contexte de douleurs aiguës en soins critiques.

Une telle recherche apporte toutefois un défi important sur le plan méthodologique à cause de la complexité des conditions cliniques sous-jacentes. Toutefois, un choix judicieux de patients sans condition clinique sous-jacente reconnue pour être nociceptive pourrait être retenu. Cette recherche apporterait des éléments nouveaux quant à l'utilisation ou non de la technologie BIS dans les procédures cliniques de chevet reconnues nociceptives telles les réductions de luxations, la cardioversion, la sismothérapie (*voir glossaire*) et où l'utilisation d'agents sédatifs et analgésiques se fait actuellement de façon empirique.

4.3.3 Les rappels explicites et la technologie BIS

Les rappels explicites constituent toujours un enjeu négligé en soins critiques. L'impact sur le devenir des patients est toutefois bien connu, surtout lorsqu'ils dégénèrent en syndrome de stress post-traumatique (Granja et al., 2008). Reconnaissant un taux élevé de rappels explicites dépassant les 20 % chez les patients sous ventilation mécanique (Rotondi et al., 2002), il apparaît essentiel d'explorer l'impact d'un protocole d'algosédation guidé par la technologie BIS. Le délirium et les rappels explicites à eux seuls constituent un milieu propice à l'exploration détaillée, sachant que l'anesthésie guidée par la technologie BIS a réduit le taux de rappels explicites de 80 % (Myles, 2004). Même si cette affirmation est remise en question (Avidan et al., 2008), il apparaît opportun d'étendre cette exploration en soins critiques. Une recherche multidisciplinaire sur l'exploration de la technologie BIS et les rappels explicites pourrait regrouper des chercheurs de plusieurs spécialités cliniques, en passant par la médecine, les soins infirmiers, la psychologie, le travail social et la thérapie respiratoire. Une telle recherche pourrait possiblement déboucher sur des pistes d'interventions auprès de patients victimes de rappels explicites à la suite d'une ventilation mécanique.

4.3.4 La technologie BIS en lien avec l'hypothermie thérapeutique et certaines conditions particulières

L'hypothermie thérapeutique est de plus en plus utilisée avec succès chez les patients victimes d'arrêt cardiaque. Après le rétablissement d'un rythme cardiaque soutenu, pour une période de quarante-huit heures, le patient est plongé en hypothermie contrôlée, en sédation profonde et est paralysé à l'aide de bloqueurs neuromusculaires. Durant cette période, la profondeur de la sédation est évaluée de façon empirique, les échelles comportementales n'étant d'aucune utilité. La posologie des bloqueurs neuromusculaires est titrée à l'aide d'un stimulateur nerveux. Il apparait approprié d'explorer l'intégration d'un outil tel la technologie BIS pour quantifier précisément la profondeur de l'algosédation et de surveiller le niveau de blocage neuromusculaire à l'aide de l'EMG.

De façon anecdotique, lors de cette recherche, nous avons observé l'impact immédiat d'un arrêt cardiaque sur la valeur de l'Index BIS. En lien avec ce cas, il apparait opportun d'explorer le potentiel que la technologie BIS pourrait apporter dans l'hypothermie thérapeutique suivant l'arrêt cardiaque (Seder et al., 2010). De plus, dans les comas barbituriques, le rapport de suppression corticale (*burst suppression ratio*) est un paramètre disponible avec la technologie BIS et son utilisation est recommandée (Barr, 2013). Il apparaît aussi soutenu dans la littérature que la technologie BIS pourrait être d'une utilité pour ce qui est d'établir le pronostic neurologique (Trouiller et al., 2010). De plus, l'encéphalopathie est associée à un ralentissement des activités cérébrales similaires à la sédation, ce qui peut se traduire par des valeurs inférieures de l'Index BIS (Renna, Handy et Shah, 2003). On rapporte également des valeurs BIS plus faibles chez les patients qui présentent des démences.

L'Index BIS a démontré un reflet global de l'ischémie cérébrale associée à l'asystolie ainsi que d'autres formes d'ischémie cérébrale localisée et la lésion cérébrale. Dans deux histoires de cas (Kelley, 2003), l'Index BIS a diminué de 40-60 à moins de 10 suite à une plicature de l'artère carotide. Le fait que l'Index BIS n'a pas subséquemment augmenté témoignait d'une hémorragie intracérébrale dans le premier cas et d'une ischémie cérébrale sévère dans le deuxième cas. L'Index BIS est revenu à une valeur normale avec la restauration d'une circulation cérébrale normale. Une condition métabolique mérite aussi une attention particulière.

Le taux de glucose constitue un facteur contributif lors de l'interprétation des valeurs de l'Index BIS. En effet, selon Wu et al. (2002), l'hypoglycémie à 3,9 mmol/L cause une légère augmentation des ondes à basses fréquences δ et θ alors qu'une glycémie à 3 mmol/L s'accompagne d'une grande augmentation en δ et θ. Lors d'une diminution à 1,8 mmol/L, l'augmentation des ondes δ et θ est associée à une diminution significative des ondes α, un tableau similaire à l'anesthésie. Il apparaît donc sans surprise que l'Index BIS peut refléter les changements à l'EEG, tel que mis en évidence par l'étude de Wu, chez deux patients comateux avec des glycémies à 1,9 mmol/L et 1,0 mmol/L qui rapporta des valeurs BIS de 45. La valeur BIS augmenta à 80 avec l'augmentation de la glycémie et un retour à l'état de conscience.

4.3.5 L'asservissement d'un protocole d'algosédation par la technologie BIS

L'optimisation de l'utilisation de la technologie BIS a toujours attiré l'attention des chercheurs. C'est Myles et al. en 2004 qui furent les premiers à reconnaître que l'utilisation de la technologie BIS en anesthésie permet la réduction de 20 à 30% d'agents anesthésiques. Une première approche pour guider l'anesthésie par servo-asservissement est proposée par Puri (2007). Quelques années plus tard, Tremelot (2008) conçoit l'idée que l'asservissement de l'anesthésie à partir de la technologie BIS serait une démarche qui mérite une attention particulière en raison des données obtenues en temps réel. C'est Hedge et al. (2009) qui renforcent la technologie d'asservissement et la valide dans des conditions difficiles d'anesthésie.

Avec les résultats de la présente recherche, il apparait légitime d'entrevoir qu'en contexte de soins critiques, le couplage de la ventilation mécanique et les perfusions d'algosédation à la technologie BIS apporteraient une nouvelle dimension dans la gestion de l'algosédation et la ventilation mécanique.

L'algorithme 4.1 peut servir de toile de fond pour l'éventuelle conception d'un protocole d'asservissement. Cet asservissement serait en mesure d'intégrer la technologie BIS à la ventilation mécanique dans trois principaux secteurs :

i) Les stratégies protectrices de ventilation;
ii) La reconnaissance des principales asynchronies;
iii) Le titrage de l'algosédation en soins critiques.

En fait, de façon plus générale, l'interaction patient-ventilateur et le niveau d'algosédation peuvent se simplifier en faisant état des signes de dyspnée ressentie par le patient durant la phase aiguë de ventilation mécanique (Schmidt et al., 2013). L'exploration de la technologie BIS dans les conditions décrites par Schmidt et où la reconnaissance de l'asynchronie par les cliniciens de chevet est incertaine, l'indice de dyspnée serait peut-être tout aussi approprié, particulièrement durant la phase aiguë de ventilation mécanique.

4.3.6 La technologie BIS en lien avec l'algosédation durant le transport

Le transport de patients sous ventilation mécanique se fait plus souvent dans des conditions difficiles, où l'algosédation n'est pas toujours optimisée, mettant à risque la sécurité des patients. La technologie entourant les ventilateurs de transport ne permet pas un contrôle optimal de la relation patient-ventilateur. Dans les conditions de transport, la sédation profonde et même la curarisation sont fréquemment utilisées. La technologie BIS pourrait possiblement apporter une dimension encore inexplorée dans le titrage de l'algosédation durant le transport de patients sous ventilation mécanique.

4.4 Conclusion

Cette recherche a permis d'évaluer deux outils, l'échelle de Ramsay et la technologie BIS pour guider l'algosédation durant la phase aiguë de ventilation mécanique et de démontrer la supériorité de la technologie BIS. L'échelle d'évaluation de Ramsay présente des limites à cause de sa nature exclusivement comportementale. La technologie BIS fournit des données cliniques non accessibles par l'échelle de Ramsay, particulièrement en condition d'algosédation profonde.

Cette supériorité se traduit par la réduction significative du temps d'émergence par rapport à l'échelle de Ramsay ainsi qu'un taux d'asynchronies diminué, lui aussi de façon significative.

En fait, durant la phase aiguë de ventilation mécanique, l'algorithme développé propose une nouvelle fourchette cible de l'Index BIS (40-50) en soins critiques et propose surtout une valeur recherchée pour l'EMG (<33 db). Cette recherche permet de prétendre que l'algorithme breveté (Covidien ^{TM}) pour l'anesthésie bénéficierait d'une mise à jour pour refléter les conditions de soins critiques.

L'algorithme interactif proposé intègre à la fois les composantes de l'interaction patient-ventilateur à celles du soulagement de la douleur et de la sédation. Cet algorithme offre l'avantage de pouvoir maintenir une constance thérapeutique dans l'utilisation des agents comme les opioïdes et les benzodiazépines.

En plus des retombées positives pour le patient, il apparait logique d'affirmer que, sur le plan de la gestion du personnel, l'entrainement et le maintien des compétences de chevet s'en voient améliorés et assure du même fait la continuité de soins tant recherchée en soins critiques. Enfin, les résultats obtenus soutiennent l'idée qu'en soins critiques, l'algosédation et l'interaction patient-ventilateur forment un axe indissociable.

L'innovation en soins critiques est une nécessité en dépit des coûts toujours grandissants. Les technologies se succèdent à un rythme qui n'est pas accessible à tous. Dans un article intitulé *Bispectral Index monitoring in the intensive care unit provides more signal than noise*, Riker et Fraser (2005) proposent deux questions simples avant d'introduire toute nouvelle technologie de chevet. Premièrement, quels sont les impacts sur les soins de santé auxquels contribuent l'ajout d'une nouvelle technologie de chevet et à quel prix? Deuxièmement, est-ce que l'information que procure la nouvelle technologie peut être obtenue différemment à un prix moindre?

Les résultats de cette recherche démontrent les avantages cliniques que procure la technologie BIS tout en fournissant des données qui sont non disponibles autrement. Cette recherche démontre que plus que jamais, algosédation et interaction patient-ventilateur forment un axe indissociable.

RÉFÉRENCES

1. Agrément Canada en matière de soins de santé (2007) *Programme MIRE*, section soins intensifs, norme 7.4.

2. Albert RK, Spiro SG, Jett JR (2008) Clinical Respiratory Medicine. Third Edition. Philadelphia: Saunders Elsevier.

3. Ambuel B, Hamlett KW, Marx CM, Blumer JL (1992). Assessing distress in pediatric intensive care environments: the COMFORT scale. *Journal of Pediatric Psychology* 104:17:95-109.

4. American Society of Anesthesiologists Task force on intraoperative Awareness (2006) *Anesthesiology* 104:847-864.

5. American Thoracic Society (1999) International consensus conferences in Intensive Care Medicine: Ventilator associated lung injury in ARDS. *American Journal of Respiratory and Critical Care Medicine* 160:2118-2124.

6. Artigas A, Bernard G R Carlet J, Dreyfuss D, Gattinoni L, Hudson L, Lamy M, Marini JJ, Mathay MA, Pinsky MR, Spagg R, Sutter PM and the Consensus Committee (1999) The American-European Consensus Conference on ARDS, Part 2. *American Journal of Respiratory and Critical Care Medicine* 157:1332-1347.

7. Aspect Medical Systems (1997) Bispectral Index. *Technology overview* Natick.

8. Aspect Medical Systems (2000) The effects of Electromyography (EMG) and other high-frequency signals on Bispectral Index (BIS). *Technology overview* Natick.

9. Avidan M, Shang L, Burnside B, Finkel K, Searleman A, Selvidge J, Saager L, Turner M, Rao S, Bottros M, Hantler C, Jacobsohn E, Evers A (2008) Anesthesia awareness and the Bispectral Index. *The New England Journal of Medicine* 358:1097-1108.

10. Bader G, Léger D (2003) Pourquoi et comment dort-on? *Douleur et Analgésie* 16(2):63-70.

11. BaHammam A (2006) Sleep in acute care units. *Sleep and Breathing Journal* 3(10):6-15.

12. Baillard C, Cohen Y, Le Toumelin P, Karoubi P, Hoang P, Ait Kaci F, Cupa M, Fosse JP (2005) Remifentanil-midazolam versus sufentanil-midazolam pour la sédation prolongée en réanimation. *Annales Françaises d'Anesthésie et Réanimation* 24:480-486.

13. Barr, J, Fraser GL, Puntillo K, Ely EW, Gélinas C, Dasta JF, Davidson JE, Devlin JW, Kress JP, Joffe AM, Coursion DB, Herr DL, Tung A, Robinson BRH, Fontaine DK, Ramsy MA, Riker RR, Sessler CN, Pun B, Skrobik Y, Jaeschke R. (2013). Clinical practice guidelines for the management of pain, agitation and delirium in adult patients in the intensive care unit. *Critical Care Medicine* 41:1:263-306.

14. Beaulieu P (2003) Approche pharmacologiques de la douleur et du sommeil. *Douleur et Analgésie* 16(2):125-131.

15. Bein B (2006) Entropy. *Best Practice & Research Clinical Anesthesiology* 20(1):101-109.

16. Benini F, Trapanotto M, Sartori, Capretta A, Gobber D, Boniver C, Zachello F (2005) Analysis of the Bispectral Index during natural sleep in children *Anesthesia and Analgesia* 101:641-644.

17. Berbbom et al. (1989) Assessment of patients' experience of discomforts during respiratory therapy. *Critical Care Medicine* 9(17):1068-1072.

18. Berger (1998) Control of Breathing. Dans MA Nadel. *Respiratory medicine*. Philadelphia: WB Saunders.

19. Berkenbosch JW, Fichter CR, Tobias JD (2002) The correlation of the Bispectral Index monitoring with clinical sedation scores during mechanical ventilation in the Pediatric Intensive Care Unit. *Anesthesia and Analgesia* 94:506-511.

20. Berry RB (2007) Central Apnea during stage 3, 4 sleep. *Journal of Clinical Sleep Medicine* 3(1):81-82.

21. Besson JM, Guilbaud A, Abdelmoumene M, Chaouch A (1982) Physiologie de la nociception. *Journal de physiologie* 78:7-107.

22. Billard V, Constant I (2001) Analyse automatique de l'électroencéphalogramme: Quel intérêt en l'an 2000 dans le monitorage de la profondeur de l'anesthésie? *Annales Françaises d'Anesthésie et Réanimation* 20(9):763-785.

23. Blasco V, Richer, Albanèse J (2010) Protocoles d'administration de la sédation. Dans Bonnet F et Lescot T Analgésie et sédation en réanimation. Paris: Springer-Verlag

24. Blakely W, Page G (2001) Pathophysiology of pain in critically ill patients. *Critical Care Nursing Clinics of North America* 13(2):167-179.

25. Bolon M, Boulieu R, Flamens C, Paulus S, Bastien O (2002) Sédation par le midazolam en réanimation: aspects pharmacologiques et pharmacocinétiques. *Annales Françaises d'Anesthésie et Réanimation* 21:478-492.

26. Bonetto C, Calo MN, Delgado MO, Mancebo J (2005) Modes of pressure delivery and patient-ventilator interaction. *Respiratory Care Clinics* 11:247-263.

27. Bonnet F Lescot T (2010) Analgésie et sédation en réanimation. Paris: Springer-Verlag.

28. Bosma K, Ferreyra G, Ambrogio C, et al. (2007) Patient-ventilator interaction and sleep in mechanically ventilated patients: Pressure

support versus Proportional assist ventilation. *Critical Care Medicine* 35:1048-1054.

29. Boulain T (1998) Unplanned extubations in the adult intensive care unit. *American Journal of Respiratory and Critical Care Medicine* 157:1131-1137.

30. Brander L, Slutsky AS (2008) Invasive mechanical ventilation. Chapitre 18. Dans: Albert RK, Spiro SG, Jett JR Clinical Respiratory Medicine. Third Edition. Philadelphia: Saunders Elsevier.

31. Branson RD (2005) Functional principles of positive pressure ventilators: implications for patient – ventilator interaction. *Respiratory Care Clinics* 11:119-145.

32. Brochard L, Mercat A, Richard J-CM (2008) Ventilation artificielle: De la physiologie à la pratique. Paris: Elsvier Masson.

33. Brooks AD, Ahrens TS, Schaiff R, et al. (1999) Effect of a nursing-implemented sedation protocol on the duration of mechanical ventilation. *Critical Care Medicine* 27:2609-2615.

34. Brousseau M, Mayert P, Lavigne G (2003) Physiologie et manipulation expérimentales des interrelations entre la douleur et le sommeil. *Douleur et analgésie* 16(2):79-88.

35. Bruhn J, Bouillon TW, Shafer SL (2000) Bispectral Index (BIS) and burst suppression revealing a part of the BIS algorithm. *Journal of Clinical Monitoring* 16:593-596.

36. Cabello B, Parthasarathy S, Mancebo J (2007) Mechanical ventilation: let us minimize sleep disturbances. *Current Opinion in Critical Care* 13:20-26.

37. Caldwell JR, Rapoport RJ, Davis JC, et al. (2002) Efficacy and safety of a once-daily morphine formulation in chronic, moderate to-severe osteoarthritis pain: Results from a randomized, placebo-controlled double-blind trial and an open-label extension trial. *Journal of Pain Symptom Management* 23(4):278-291.

38. Carrasco G (2000) Instruments for monitoring intensive care unit sedation. *Critical Care* 4:4:217-225.

39. Cartier J (2003) Sommeil et hormones sexuelles. *Douleur et analgésie* 2:99-104.

40. Cervero F, Jänig (1992) Visceral nociceptors – A new world order. *Trends in Neuroscience* 15:374-378.

41. Cervero F, Laird JM (2004) Understanding the signaling and transmission of visceral nociceptive events. *Journal of Neurobiology* 61:45-54.

42. Chanques G, Conseil M, Coisel Y, Carr J, Jaber S (2012) Sédation-analgésie en réanimation: arrêt quotidien par les médecins ou gestion continue par les infirmières. *Réanimation* 21:625-636.

43. Coles, JP, Minhas PS, Fryer TD, Smielewski P, Aigbirihio F, Donovan T, Downey S, Williams G, Chatfield D, Matthews J, Gupta A, Carpenter A, Clark, JC, Pickard JD, Menon DK (2002) Effect of hyperventilation on cerebral blood flow in traumatic head injury: Clinical relevance and monitoring correlates. *Critical Care Medicine* 30:1950-1959.

44. Colombo D et al. (2011) Efficacy of waveforms observation in detecting patient-ventilator asynchrony. *Critical Care Medicine* 39:2452-2457.

45. Consales G, Chelazzi C, Rinaldi S, De Gaudio AR (2005) Bispectral Index compared to Ramsay score for sedation monitoring in intensive care units. *Riaminazione* 72:329-336.

46. Constantin JM et al. (2010) La sédation-analgésie au quotidien: enquête de pratique auprès de 218 services de réanimation en France. *Annales Françaises d'Anesthésie et Réanimation* 29:339-346.

47. Corne S Bshouty Z (2005) Basic principles of control of breathing. *Respiratory Care Clinics* 11:147-172.

48.Courtman SP, Wardurgh A, Petros AJ (2003) Comparaison of the bispectral index monitor with the COMFORT score in assessing level of sedation of critically ill children. *Intensive Care Medicine* 29:2239-2246.

49.Crain N, Slonim A, Pollack MH (2002). Assessing sedation in the pediactric intensive care unit by using BIS and the COMFORT scale. *Pediatric Critical Care Medicine* 3:11-14.

50.Dahaba A, Mattweber M, Fushs A, Zenz W, Rehak PH, List W, Metzler h (2004) The effect of different stages of neuromuscular blocks on the Bispectral Index and the Bispectral Index-XP under remifentanil/propofol anesthesia. *Anesthesia and Analgesia* 99:781-787.

51.Daiwai O, Thorye S, Peterson E, Graffagnino C (2009) A randomised evaluation of Bispectral Index sedation assessment in neurological patients. *Neurocritical Care* 11(1):20-27.

52.Delisle S, Ouellet P, Tétrault JP, Arsenault P (2011) Sleep quality in mechanically ventilated patients: comparison between NAVA and PSV modes. *Annals of Intensive Care* 1(1):1-8.

53.Delisle S, Tierzy N, Ouellet P, Bellemare P, Tétrault JP, Arsenault P (2013). Effect of ventilatory variability on occurence of central apnea. *Respiratory Care* 58(5):745-753.

54. DeWit M, Gennings C, Jenvey W, Epstein S (2008) Randomized trial comparing daily interruption of sedation and nursing-implemented sedation algorithm in medical intensive care unit patients. *Critical Care* 12:1-9.

55. DeWit M, Pedram S, Best AL, Epsein SK (2009) Observational study of patient-ventilator asynchrony and relationship to sedation level. *Journal of Critical Care* 24(1):74-80.

56. Dewhurst AT, Chieveley-Williams S, Goldstone J (2003) The change in Bispectral Index with stimulation indicates depth of sedation in intensive care. *Critical Care* 4(suppl 1):191.

57. Dimsdale JE, Normal D, DeJardin D, Wallace MS (2007) The effect of opioids on sleep architecture. *Journal of Clinical Sleep Medicine.* 3(1):33-36.

58. Dotson B (2010) Daily interruption of sedation in patients treated with mechanical ventilation. *American Journal of Health-System Pharmacy* 67(12):1002-1006.

59. Dreyfuss D, Saumon G (1998) Ventilator-induced lung injury: lessons from experimental studies. *American Journal of Respiratory and Critical Care Medicine.* 157(1):294-323.

60. Du HL, Yamada Y (2005) Expiratory asynchrony. *Respiratory Care Clinics* 11:265-280

61.Edwards ND, Alford AM, Dobson PM et al. (1994) Myocardial ischemia during tracheal intubation and extubation. *British Journal of Anaesthesia* 73:537-539.

62.Edwards D, Nirmalan M (2010) Clinical trials in ventilator treatment: current perspectives and future challenges. *Current Opinion in Critical Care* 16:34-38.

63.Ekman P (2010) Emotions revealed. New York: *Times Book.*

64.Énoncé de politique des trois conseils : Éthique de la recherche avec les êtres humains (2010). Instituts de la recherche en santé du Canada. http://www.ger.ethique.gc.ca/pdf/fra/eptc2/EPTC_2_FINALE_Web.pdf.

65.Epstein J, Breslow MJ (1999) The stress response of critical illness. *Critical Care Clinics* 15:17-23.

66.FCCS 2010 (Fundamental of Critical Care Support), Society of Critical Care Medicine. Mount Prospect. Chapitre 5 Mechanical Ventilation.

67.Fields HL (1987) Pain. New York: McGraw-Hill Book Company.

68.Field HL, Basbaum AI (1979) Anatomy and physiology of a descending pain control system. Dans: Bonica BJ, editor. Advances in pain and research and therapy. New York: Rabven Press; 427-440.

69.Foo H, Mason P (2003) Brainstem modulation of pain during sleep and waking. *Behavioural Brain Research* 7(2):147-154.

70. Forel JM, Gainnier M, Roch A, Papazian L (2006) Effet de la curarisation sur les échanges gazeux lors du syndrome de détresse respiratoire aiguë. *Réanimation* 15:55-60.

71. Fraser G, Riker R (2005) Bispectral monitoring in the intensive care unit provides more signal than noise. *Pharmacotherapy* 25:19s-27s.

72. Franks NP, Zecharia AT (2011) Sleep and general anesthesia. *Canadian Journal of Anaesthesia* 58:139-148.

73. Frenzel dD(2002) Is the Bispectral Index appropriate for monitoring the sedation level of mechanically ventilated surgical ICU patients? *Intensive Care Medicine* 28:178-183

74. Fricchione G, Khane DS, Daly R Todres ID (1998) Psychopharmacology in the intensive care unit. *Hew Horizons* 6:353.

75. Gattinoni L, Pesenti A (2005) The concept of 'baby lung'. *Intensive Care Medicine* 31(6):776-784.

76. Gaumond I, Arsenault P, Marchand S, (2005) Specificity of female and male sex hormones on excitatory and inhibitory phases of formalin-induced nociceptive response. Brain Research 1052(1):105-111.

77. Gélinas C, Fortier M, Viens C, Fortier M, Puntillo L (2004) Pain assessment and management in critically ill intubated patients: A retrospective study. *American Journal of Critical Care* 13(2):126-135.

78. Gélinas C, Fillion l, Puntillo K, Viens C, Fortier M (2006) Validation of the critical-care pain observation tool in adult patients. *American Journal of Critical Care* 15(4):420-427.

79. Georgopoulos D, Prinianakis G, Kondili E (2006) Bedside waveforms interpretation as a tool to identify patient-ventilator asynchronies. *Intensive Care Medicine* 32:34-47.

80. Gill KV, Voils SA, Chenault GA, Brophy GM (2012) Perceived versus actual sedation practices in adult intensive care unit patients receiving mechanical ventilation. *The Annals of Pharmacotherapy* 46:1331-1339.

81. Goodwin H, Lewis JJ, Mirski MA (2012) Cooperative sedation: optimizing comfort while maximizing systemic and neurological function. *Critical Care* 16:217-214.

82. Gottschlich M, Jenkins ME, Mayes T, Khoury J, Kramer M, Warden GD, Kagan RJ (1994) A prospective clinical study of the polysomnographic stages of sleep after burn injury. *Journal of Burn Care Rehabilitation* 15:486-492.

83. Granja C, Gomes E, Amaro A, Ribeiro O, Jones C, Carneiro A, Costa-Pereira, the JMP Study Group (2008) Understanding posttraumatic stress disorder-related symptoms after critical care: The early illness amnesia hypothesis *Critical Care Medicine* 36:2801-2809.

84. Green T, Gidron Y, Fringer M, Almog, Y (2005) Relative-assessed psychological factors predict sedation requirements in critically ill patients. *Psychosomatic Medicine* 67:295-300

85. Guttormson JL, Chlan L, Weinert C, Savik K (2010) Factors influencing nurse sedation practices with mechanically ventilated patients: A U.S. National survey. *Intensive Care Nursing* 26:44-50.

86. Hall LG, Oyen LJ, Murray MJ (2001) Analgesic agents. *Critical Care Clinics* 17(4):899-923.

87. Halter JF et al. (2003) Positive end expiratory pressure after a recruitment maneuver prevents both alveolar collapse and recruitment/derecruitment. *American Journal of Respiratory and Critical Care Medicine* 167:1620-1626.

88. Hamada S, Trouiller P, Mantz (2010) Évaluation et monitorage de la sédation (échelles de sédation et monitorage de la profondeur de sédation. Dans Bonnet F et Lescot T Analgésie et sédation en réanimation. Paris: Springer-Verlag.

89. Hamill-Ruth RJ, Marohn L (1999) Evaluation of pain in the critically ill. *Critical Care Clinics* 15:35-54.

90. Hegde HV, Puri GD, Kumar B, Behera A (2009) Bi-spectral index guided closed-loop anaesthesia delivery system clads [TM] in pheochromocytoma. *Journal of Clinical Monitoring and Computing* 23:189-196.

91. Held H (2001) Ventilation-induced chemokine and cytokine release is associated with activation of NFkB and is blocked by steroids. *American Journal of Respiratory and Critical Care Medicine* 263:711-716.

92. Hermmerling TM, Donati F (2003) Neuromuscular blockade at the larynx, the diaphragm and the corrugator supercilii muscle: a review. *Canadian Journal Anesthesia* 50(8):779-794.

93. Herr K, Coyne PJ, Key T, Manworren R, McCaffer M, Merkel S, Pelosi-Kelly J, Wild l (2006) Pain assessment in the nonverbal patient: position statement with clinical practice recommendations. *Pain Management Nursing* 7(2):44-52.

94. Hogarth KD, Hall, J (2004) Management of sedation in mechanically ventilated patients. *Current Opinion in Critical Care* 10:40-60.

95. Hooper VD, George-Gay B (1997) Sedation in the critically ill patient. *Critical Care Nursing Clinics of North America* (9):395-410.

96. Horner RL (2011) The tongue and its control by sleep state-dependent modulators. *Archives Italiennes de Biologie.* 149:406-425.

97. Jacobi J, Fraser G, Coursin DB, Riker R, Fontaine D et al. (2002) Clinical practice guidelines for the sustained use of sedatives and analgesics in the critically ill adult. *Critical Care Medicine* 30(1):119–141.

98. Jones BE (2000) Basic mechanisms of sleep-week states. Dans Kryger MH, Roth T, Dement WC (2000) Principles and practice of sleep medicine. Philadelphia Saunders.

99. Jones MP, Dillet JB, Drossman D, Crowell MD (2006) Brain-gut connections in functional GI disorders: anatomic and physiologic. *Neurogastroenterology Motil* 18(2):91-103.

100. Kaplan L, Bailey H (2000) Bispectral Index (BIS) monitoring of ICU patients on continuous infusions of sedatives and paralytics reduces sedative drug utilization and cost. *Critical Care* 4 (suppl I):s110.

101. Kelley S (2003) Monitoring level of consciousness during anesthesia and sedation: A Clinical guide. Natick: Aspect Medical Systems.

102. Kempf J, Boursas M, Saulel P, Benhassine L, Remy V, Boehrer JL, Vuillemin F (2006) Sédation controllée prolongée midazolam/fentanyl vs midazolam/sufentanil. *Réanimation*, communication affichée R265.

103. Kierzek G, Pourriat JL (2005) Sédation en réanimation de l'adulte. *EMC - Anesthésie Réanimation* 2:185-203.

104. Kisimoto L, Kadoya C, Sneyd C, (1995) Topographic electroencephalogram of propofol induced conscious sedation. *Clinical Pharmacology and Therapeutics* 58:p 665-674.

105. Kohno T, Wakai A, Ataka T, Ikoma M, Yamakura T, Baba H (2006) Actions of midazolam on excitatory transmission in dorsal horn of adult rat spinal cord. *Anesthesiology* 104:338-343.

106. Kollef M, Levy N, Aherns T, Schaiff R, Prentice D, Sherman G (1998) The use of continuous iv sedation is associated with prolongation of mechanical ventilation. *Clinical Investigations in Critical Care* 114(2):541-548.

107. Kondili E. et al. (2001) Acute effects of ventilator settings on respiratory motor output in patients with acute lung injury. *Intensive Care Medicine* 27:1147-1157.

108. Kondili E, Primanakis, G, Georgopoulos D (2003) Patient-ventilator interaction. *British Journal of Anesthesiology* 91:106-109.

109. Kondili E, Georgopoulos D (2005) New and future developments to improve patient ventilator interactions. *Respiratory Care Clinics* 11:319-339.

110. Kress JP, Pohlman AS, O'connor MF, Hall JB (2000) Daily interruption of sedative infusions in critically ill patients undergoing mechanical. *New England Journal of Medicine* 342(20):1471-1477.

111. Kress JP, Pohlman AS, et al. (2002) Sedation and analgesia in the intensive care unit. *American Journal of Respiratory and Critical Care Medicine* 166:1024-1028.

112. Kress JP, Hall JB (2006) Sedation in the mechanically ventilated patient. *Critical Care Medicine* 34(10):2541-2546.

113. Kryger MH, Roth T, Dement WC (2011) Principles and practice of sleep medicine Fifth Edition. St Louis: Elsevier Saunders.

114. Laghi F (2003) Disorders of respiratory muscles. *American Journal of Respiratory and Critical Care Medicine* 168:10-40.

115. Laghi F (2005) Assessment of respiratory output in mechanically ventilated patients. *Respiratory Care Clinics* 11:173-199.

116. Lavigne G, Smith M, Denis R, Zucconi M (2011) Pain and Sleep Chapitre 126 p 1442-1451. Dans Kryger MH, Roth T, Dement WC (2011) Principles and practice of sleep medicine Fifth Edition. St Louis: Elsevier Saunders.

117. Le Bars D, Dickenson AH, Besson JM (1979) Diffuse noxious inhibitory controls (DNIC): Effects on dorsal horn convergent neurons in the rat. *Pain* 6(3):305-327.

118. Leung P, Jubran A, Tobin MJ (1997) Comparison of assisted ventilator modes on triggering, patient effort and dyspnea. *American Journal of Respiratory Critical Care Medicine* 155:1940-1948.

119. Levine S, Nguyen T, Taylor N Friscia ME, Budak MT, Rothenberg P et al. (2008) Rapid disuse atrophy of diaphragm fibers in mechanically ventilated humans. *New England Journal of Medicine* 358:1327-1335.

120. Lewis KS, Whipple JK, Micheal KA et al. (1994) Effects of analgesic treatment on the physiological consequences of acute pain. *American Journal of Hospital Pharmacology* 51:1539-1554.

121. Löf L, Berggren L, Ahlstrom G (2006) Severely ill ICU patients recall of factual events and unreal experiences of hospital admission and ICU stay -3 and 12 months after discharge. *Intensive and Critical Care Nursing* 22:154-166.

122. Luetz A et al. (2012) Weaning from mechanical ventilation and sedation. *Current Opinion in Anesthesiology* 25:165-169.

123. Magarey JM, McCutcheon HH (2005) 'Fishing with the dead' – Recall of memories in ICU. *Intensive and Critical Care Nursing* 21:344-354.

124. Manning HL, Schwartzstein RM (1995) Pathology of dyspnea. *New England Journal of Medicine* 333:1547-1533.

125. Mantz J (2012) Points de vue sur le sommeil et les troubles du sommeil chez les patients en réanimation. *Intensetimes Orion Corporation*, Espoo: Hughes Associates.

126. Marchand S (1998) Le phénomène de la douleur. Montréal: Chenelière/McGraw-Hill.

127. Marchand S (2008) The physiology of pain mechanisms: From the periphery to the brain. *Rheumatic Disease Clinics of North America* 34:285-309.

128. Marchand S (2009) Le phénomène de la douleur 2ième Édition. Montréal: Chenelière Éducation.

129. Marini JJ, Gattinoni L (2004) Ventilatory management of acute respiratory distress syndrome: A consensus of two. *Critical Care Medicine* 32:1.

130. Martin J, Franck M, Fisher M, Spies C (2006) Sedation and analgesia in Germany intensive care units: How is it done in reality? Results of a patient-based survey of analgesia and sedation. *Intensive Care Medicine* 32:1137-1142.

131. Mashour GA, Orser BA, Avidan MS. (2011) Intraoperative Awareness: Form neurobiology to clinical practice. *Anesthesiology* 114:5:1218-1333.

132. Mazzeo AJ (1995) Sedation for the mechanically ventilated patient. *Critical Care Clinics* 11:937-955.

133. McCrimmon DR, Mitchell GS, Dekin MS (1995) Glutamate, GABA, and serotonin in ventilatory control. Dans Dempsey JA, Pack AI Regulation of Breathing. New York, Dekker:151-218.

134. McGinty D, Szymusiak R (2000) The sleep-wake switch: a neuronal alarm clock. *Nature Medicine* 6:510-511.

135. McIntyre NR, McConnell R, Cheng KCG, Sane A (1997) Patient-ventilator flow dyssynchrony; flow limited versus pressure limited breaths. *Critical Care Medicine* 25:1671-1677.

136. Mehta G (2003) Evolving concepts of sedation in the critically ill. *Critical Care Rounds* 4:3.

137. Mehta S, Burry L, Fisher S, Martinez-Motta JC, Hallet D, Bowman D, et al. (2006) Canadian survey of the use of sedatives, analgesics, and neuromuscular blocking agents in critically ill patients. *Critical Care Medicine* 34:374-380.

138. Mehta S, Burry L, Fisher S, Martinez-Motta JC, Stewart T, Hallet D, McDonald E, Clarke F, MacDonald R, Granton J, Matte A, Wong C, Suri A, Cook D for the Canadian Critical Care Trials Group (2008). *Critical Care Medicine* 36:2092-2099.

139. Mehta S, McCullagh I, Burry L (2009) Current sedation practices: Lessons learned from international surveys. *Critical Care Clinics* 25:471-488.

140. Mehta S, Burry D, Cook D, et al. (2012) SLEAP: A multicenter randomized trial of daily awakening in critically ill patients being managed with a sedation protocol. *American Journal of Respiratory and Critical Care Medicine* 185:A3882.

141. Mélot C (2003) Sédation et analgésie du patient ventilé. *Réanimation* 12:53-61.

142. Melzack R, Wall PD (1965) Pain mechanisms: A new theory. *Science* 150:971-979.

143. Messner M, Beese U, Romstöck J, Dinkel, Tschaikowsky K (2003) The Bispectral Index declines during neuromuscular block in fully awake persons. *Anesthesia and Analgesia* 97:488-491.

144. Meyer Y, Rioul O (1987) L'analyse par ondelettes. *Pour la science* 119:p 28-29.

145. Moldofsky H (2001) Sleep and pain. *Sleep Medicine Reviews* 5(5):387-398.

146. Murray JF (1986) The normal lung. 2nd ed. Philadelphia: W. B. Saunders 69-80.

147. Myles PS, Leslie, K et al. (2004) Bispectral Index monitoring to prevent awareness during anaesthesia: the B-aware randomised controlled trial. *The Lancet* 368:1757-1763.

148. Myles PS, Cui J (2007) Using the Bland-Altman method to measure agreement with repeated measures. *British Journal of Anaesthesia* 99:3:309-311.

149. Nasraway SA, Wu EC et al. (2002) How reliable is the Bispectral Index in critically ill patients? A prospective, comparative, single-blinded observer study. *Critical Care Medicine* 30(7):1483-1487.

150. Nava S, Bruschi C, Rubini F. et al. (1995) Respiratory response and inspiratory effort during pressure support ventilation in COPD patients. *Intensive Care Medicine* 21:871-879.

151. Nelson BJ, Weinert CR, Bury CL, Marinelli, Gross CR (2000) Intensive care unit drug and subsequent quality of life in acute lung injury patients. *Critical Care Medicine* 28(11):3626-3630.

152. Nieuwenhuijs D (2006) Processed EEG in natural sleep. *Best Practice & Research in Clinical Anaesthesiology* 20(1):49-56.

153. Odri A, Cavalcanti A, Billard V (2008) Un indice Bispectral étrangement élevé. *Annales Françaises d'Anesthésie et Réanimation* 27:945-948.

154. Olofsson K, Alling C, Lundberg d, Malmros C (2004) Abolished circadian rhythm of melatonin secretion in sedated and artificially ventilated intensive care patients. *Acta Anesthesiology Scandinavia* 48:679-684.

155. Olson D, Lynn M, Thoyre S, Graffagnino C (2007) The Ramsay scale: limited interrater reliability (research oral abstract award winner). *American Journal of Critical Care* 16(3):302.

156. Oto J, Yamamoto K, Koike S. Imanakas H, Nishmimura M (2011) Effect of daily sedative interruption on sleep stages of mechanically ventilated patients receiving midazolam by infusion. *Anaesthesia and Intensive Care* 39(3):392-400.

157. Ozsancak A, D'Ambrosio C, Garpestad E, Schumaker G, Hill N (2008) Sleep and mechanical ventilation. *Critical Care Clinics* 24:517-531.

158. Pandharipande P, Ely W (2006) Sedative and analgesic medications: risk factors for delirium and sleep disturbances in the critically ill. *Critical Care Clinics* 313-327.

159. Papadakos PJ Lachmann B (2008) Mechanical ventilation: Clinical applications and pathophysiology. Philadelphia, Saunders.

160. Papadakos JP, Compolo F (2011) Sedation in the ICU: Shifts and strategies. *Anesthesiology News* March :p1-12.

161. Papadakos PJ et al. (2012) Lungs in critical care: New look at old practices. *Mount Sinai Journal of Medicine* 79:116-122.

162. Papazian L, Forel JM, Gacouin A, Penot-Ragon C,Perrin G, Loundou A, Jaber S, Arnal JM, Perez D, Seghboyan JM, Constantin JM, Courant P, Lefrant JY, Guérin C, Prat G, Morange S, Roch A (2010) ACURASYS Study Investigators Neuromuscular blockers in early acute respiratory syndrome. *New England Journal of Medicine* 363(12):1107-1116.

163. Park G et al. (2001) Balancing sedation and analgesia in the critically ill: Commentary. *Critical Care Clinics* 17(4):1015-1027.

164. Parrino L, Zucconi M, Terzano M G (2003) Fragmentation du sommeil chez le patient éprouvant de la douleur. *Douleur et Analgésie* 16(2):71-78.

165. Parthasarathy S (2004) Sleep during mechanical ventilation. *Current Opinion in Pulmonary Medicine* 10:489-494.

166. Partasarathy S (2005) Effects of sleep on patient – ventilator interaction. *Respiratory Care Clinics* 11:295-305.

167. Payen JF et al. (2001) Assessing pain in the critically ill sedated patient by using a behavioural scale. *Critical Care Medicine* 29:2258-2263.

168. Payen, JF, Bru O, Bosson JL, Lagrasta A, Novel É, Deschaux I, Lavagne P, Jacquor P (2001) Assessing pain in the critically ill sedated patients using a behavioral pain scale. *Critical Care Medicine* 29:2258-2263.

169. Payen JF(2002) Bases physiopathologiques et évaluation de la douleur. Corpus médical – faculté de médecine de Grenoble.

170. Payen JF et al. (2007) Current practices in sedation and analgesia for mechanically ventilated critically ill patients: A prospective multicenter patient-based study. *Anesthesiology* 106:687-695.

171. Payen, JF, Chanques G, Mantz J, Hercule C, Auriant I, Lequillou JL, et al. (2007) Current practices in sedation and analgesia for mechanically ventilated critically ill patients: A prospective multicenter patient-based study. *Anesthesiology* 106:687-695.

172. Pelosi P, Malacrida r, Crotti s, Gattinoni L (1995) Sedation and analgesia for patients requiring mechanical ventilation for respiratory failure. Dans Park G, Sladen R. Sedation and analgesia in the critically ill. London: Blackwell Science.

173. Phillips GD, Cousins MJ (1986) Neurological mechanisms of pain and the relationship of pain, anxiety and sleep. Dans Cousins MJ and Phillips GD (eds). Acute Pain Management. New-York : Churchill Livingstone.

174. Pilbeam S, Cairo JM (2006) Mechanical ventilation: Physiological and clinical applications. Philadelphia: Mosby.

175. Plataki M, Hubmayr RD (2010) The physical basis of ventilator induced lung injury. *Expert Review in Respiratory Medicine* 4(3):373-385.

176. Playfor S, Jenkins I, Boyles C, Choonara I, Davies, G, Haywood T, Hinson G, Mayer A, Morton N, Ralph T, Wolf A (2006) Consensus guidelines on sedation and analgesia in critically ill children. *Intensive Care Medicine*.

177. Price DD (1999) Primary afferent and dorsal horn mechanisms of pain. Dans DD Price (dir), Physiological mechanisms of pain and analgesia. New York: Raven Press.

178. Prinianakis G, Kondili E, Georgopoulos D (2005) Patient-ventilator interaction: An overview. *Respiratory Care Clinics* 11:201-224.

179. Prkachin KM (1992) The consistency of facial expressions of pain: a comparison across modalities. *Pain* 51:297-306.

180. Puntillo KA, Rietman Wild L, Bonham Morris A, Stanik-Hutt J, Thompson CL, White C (2001) Practices and predictors of analgesic interventions for adults undergoing painful procedures. *American Journal of Critical Care* 10:238-251.

181. Puntillo K (2003) Pain assessment and management in the critically ill: Wizardry of science? *American Journal of Critical Care* 12:310-316.

182. Puntillo K, Morris, AB, Thompson cl, Stanik-Hutt J, White CA, Wild LR (2004) Pain behaviors observed during six common procedures: Results from thunder project II. *Critical Care Medicine* 32:421-427.

183. Puri GD, Kumar B, Aveek J (2007) Closed-Loop anesthesia delivery system (CLADS ™) using bispectral index: a performance assessment study. *Anaesthesia Intensive Care* 35:357-362.

184. Racca F Squadrone V, Ranieri VM (2005) Patient-ventilator interaction during the triggering phase. *Respiratory Care Clinics* 11:225-245.

185. Ramar K, Sassoon CSH (2005) Potential advantages of patient-ventilator synchrony. *Respiratory Care Clinics* 11:307-317.

186. Rampil IJ (1998) A primer for EEG signal processing in anesthesia. *Anesthesiology* 89:980-1002.

187. Ramsay M, Savage T, Simpson B, Goodwin, R (1974) Controlled sedation with alphaxalone-aphadolone. *British Medical Journal* 2:656-659.

188. Raymond I, Choinière M (2003) Relation sommeil – douleur: que peuvent nous apprendre des patients hospitalisés pour des brûlures? *Douleur et Analgésie* 16(2):105-110.

189. Rello J, Diaz E, Roque M, Valles J (1999) Risk factors for developing pneumonia within 48 hours of intubation. *American Journal of Respiratory and Critical Care Medicine* 159:1742-1746.

190. Renna M, Wigmore T, Mofeez A, Gillbe C (2002) Biasing effect of the electromyogram on BIS: A controlled study during high-dose Fentanyl induction. *Journal of Clinical Monitoring and Computing* 17:377-381.

191. Renna M, Handy J, Shah A (2003) Low baseline Bispectral Index of the electroencephalogram in patients with dementia. *Anesthesia and Analgesia* 96:1380-1385.

192. Reschreiter H, Maiden M Kapila A (2008) Sedation practice in the intensive care unit: a UK national survey. *Critical Care* 12:1-8.

193. Richman PS, Baram D, Varela M, Glass PS (2006) Sedation during mechanical ventilation: A trial of benzodiazepine and opiate in combination. *Critical Care Medicine* 34(5):1395-1699.

194. Riker R, Picard J, Fraser G (1999) Prospective evaluation of the sedation-agitation scale for adult critically ill patients. *Critical Care Medicine* 27:1325-1329.

195. Riker R, Fraser G (2005) Adverse effects associated with sedatives, analgesics, and other drugs that provide patient comfort in intensive care unit. *Pharmacotherapy* 25(5 pt 2):8s-18s.

196. Riker R, Fraser G (2005) Bispectral Index monitoring in the intensive care unit provides more signal than noise. *Pharmacotheray* 25(5Pt 2):19s-27s.

197. Robinson RW, Zwillich CW (2000) Medications, sleep and breathing. Dans Kryger MH, Roth T, Dement WC (2000) Principles and practice of sleep medicine. Philadelphia Saunders.

198. Rodarte JR, Rohder K, Dynamics of Respiration, Chapiter 10. Dans Fishman AP Handbook of Physiology Section 3 The Respiratory System Volume III, Mechanics of Breathing, Part 1 Bethesda: American Physiological Society.

199. Roerhs T, Roth T (2006) The effects of drugs on sleep quality and architecture. *Up to date* revue de littérature version 14,3.

200. Rosner B (2000) Fundamental of biostatistics 5th Edition. Pacific Grove, Duxbury.

201. Rotondi A, Chelluri L, Sirio C, Mendelsohn A, Schultz R, Belle S, Im K, DonahoeM, Pinsky M (2002) Patient's recollection of stressful experiences while receiving prolonged mechanical ventilation in an intensive care unit *Critical Care Medicine* 30:746-752.

202. Rubenfeld GD (2004) Barriers to providing lung-protective ventilation to patients with acute lung injury. *Critical Care Medicine* 32(6):1289-1293.

203. Saper CB, Chou TC, Scammell TE (2001) The sleep switch: hypothalamic control of sleep and wakefulness. *Trends in Neurosciences* 24(12):726-731.

204. Saper CB, Scammell TE, Jun Lu (2005) Hypothalamic regulation of sleep and circadian rhythms. *Nature* 437(27):1257-1263.

205. Sassoon C, Foster g T (2001) Patient-ventilator asynchrony. *Current Opinion in Critical Care* 7:28-33.

206. Sauder P, Andreoletti M et al. (2008) Conférence de consensus commune (SFAR-SRLF) en réanimation: sédation-analgésie en réanimation excluant le nouveau-né. *Réanimation* 27(7-8):541-555.

207. Schelling et al. (1998) Health-related quality of life and posttraumatic stress disorder in survivors of the acute respiratory distress syndrome. *Critical Care Medicine* 26:651-659.

208. Schmidt M, Raux M, Moretol-Panzini C, Similowski T, Demoule A (2013) Dyspnée au cours de l'assistance ventilatoire mécanique. *Réanimation* 22:14-23.

209. Seder DB, Fraser GL, Robbins T, Libby L, Riker R (2010) The bispectral index and suppression ratio are very early predictors of neurological outcome during the therapeutic hypothermia after cardiac arrest. *Intensive Care Medicine* 36:281-288.

210. Sessler CN, Wilhelm W (2008) Analgesia and sedation in the ICU: An overview of the issues. *Critical Care* 12:(suppl 3):s1.

211. Seymour CW, Pandharipande P, Koestner T, Hudson L, Thompson JL, Shintani AK, Wesley Ely E, Girard D (2012) Diurnal sedative changes during intensive care: Impact on liberation from mechanical ventilation and delirium. *Critical Care Medicine* 40(10):2788-2796.

212. Shelly M (1995) Assessment of sedation Chapitre 3. Dans Park G, Sladen R (1995). Sedation and analgesia in the critically ill Oxgord, Blackwell Science.

213. Shruti B, Kress JP (2012) Sedation and analgesia in mechanically ventilated patient. *American Journal of Respiratory and Critical Care Medicine* 185(5):486-497.

214. Silber MH, Ancoli-Israel S, Bonnet MH, Chokroverty S, Grigg-Damberger MH, Hirschkowitz M, Kapen S, Keenan SA, Kryger MH, Penzel T, Pressman MR, Iber C (2007) The visual scoring of sleep in adults. *Journal of Clinical Sleep* 3(2):121-131.

215. Simmons LE. Riker RR, Prato BS, Fraser G (1999) Assessing sedation during intensive care unit mechanical ventilation with Bispectral Index and the Sedation-Agitation Scale. *Critical Care Medicine* 27(8):1499-1504.

216. Slutsky A (2006) Inflammatory mechanisms of lung injury during mechanical ventilation. *Up to date* revue de littérature version 14,3.

217. Society of Critical Care Medicine (2002) Management of the agitated intensive care unit patient. *Critical Care Medicine* 30: (suppl 1): s97 – s123.

218. Society of Critical Care Medicine (2010) Fundamental Critical Care Support. Fifth Edition Chapitre 5 Mechanical Ventilation. Mechanical ventilation. Mount Prospect USA.

219. Soliman HM, Melot C, Vincent JL (2001) Sedative and analgesic practice in the intensive care unit: the results of a European survey. *British Journal of Anesthesiology* 87:186-192.

220. Steinberg JM et al. (2004) Alveolar instability causes early ventilator-induced lung injury independent of neutrophils *American Journal of Respiratory and Critical Care Medicine* 169:57-63.

221. Streisand RL, Gourin A, Stuckey JH (1971) Respiratory and metabolic alkalosis and myocardial contractility. *Journal of Thoracic and Cardiovascular Surgery* 62;431-435.

222. Stroli SL, Lindseth A, Asplund K (2008) A journey in quest of meaning: A hermeneutic-phenomological study on living with memories from ICU *Nursing in Critical Care* 13(2):86-96.

223. Strom T, Martinussen T, Toft P (2010) A protocol of no sedation for critically ill patients receiving mechanical ventilation: A randomised trial. *The Lancet* 375:475-480.

224. Sztark F, Lagneau F (2008) Médicament de la sédation et de l'analgésie : Agents for sedation and analgesia in intensive care units. *Annales Françaises d'Anesthésie et Réanimation* 27:560-566.

225. Terzano MG, Parrino L (2000) Origin and significance of the cyclic alternating patterns (CAP): Review article. *Sleep Medicine* 4(1):101-123.

226. Thille AW, Rodriguez P, Caballo B Lellouche F, Brochard L (2006) Patient-ventilator asynchrony during assisted mechanical ventilation. *Intensive Care Medicine* 32:1515-1522.

227. Thille A, Brochard L (2007) Promoting patient-ventilator synchrony. *Clinical Pulmonary Medicine* 14:6:350-359.

228. Thille AW (2008) Partie 3 Asynchronies patient-ventilateur: Diagnostic et traitement p 86. Dans: Brochard L, Mercat A, Richard J-CM (2008) Ventilation artificielle: De la physiologie à la pratique. Paris: Elsvier Masson.

229. Thille AW (2010) Asynchronies patient-ventilateur au cours de la ventilation assistée: Thèse de doctorat. École doctorale Sciences de la Vie et de la Santé, Université Paris-Est.

230. Tobin MJ (1994) Principle and practice of mechanical ventilation. McGraw-Hill, New York.

231. Tobin MJ (2001) Advances in mechanical ventilation. *New England Journal of Medicine*. 44:28: 1886-1896.

232. Tobin MJ, Jubran A, Laghi F (2001) Critical care perspective: patient-ventilator interaction. *American Journal of Respiratory and Critical Care Medicine* 163:1059-1063.

233. Tokioka H, Tanaka T, Ishizu T, Fukushima T, Iwaki T, Nakamura Y, Kosogabe Y (2001) The effect of breath termination criterion on breathing patterns and the work of breathing during pressure support ventilation. *Anesthesia and Analgesia* 92:161-165.

234. Tonner PH, Weiler N, Paris A, Scholz J (2003) Sedation and analgesia in the intensive care unit. *Current Opinion in Anesthesiology* 16:113-121.

235. Tortora GJ, Grabowski SR, Parent JC (1999) Principes d'anatomie et de physiologie. Chapitre 23: Le système respiratoire Anjou : Centre Éducation et Culturel Inc.

236. Toublanc B, Rose D, Glerant JC, et al. (2007) Assist-control ventilation vs. Low levels of pressure support ventilation on sleep quality in intubated ICU patients. *Intensive Care Medicine* 33:1148-1154.

237. Tousignant-Laflamme Y, Rainville P, Marchand S (2005). Establishing a link between heart rate and pain in healthy subjects; a gender effect. *Journal of pain* 6(6);341-347.

238. Treede RD, Meyer RA, Campbell JN (1998) Myelinated mechanically insensitive afferents from monkey hairy skin: heat-response properties. *Journal of Neurophysiology* 80:1082-1093.

239. Tremblay LN, Slutsky AS (2006) Ventilator-induced lung injury: From bench to bedside. *Intensive Care Medicine* 32:24-33.

240. Tremelot L, Restoux C, et al. (2008) Intérêt du BIS pour guider la perfusion de propofol à objectif de concentration lors des transplantations hépatiques. *Annales Françaises d'Anesthésie et de Réanimation* 27:975-978.

241. Triltsch AE, Nestmann G, Orawa H, Moshizadeh M, Sander M, Groβe J, Genähr, Konertz W, Spies CD (2005). Bispectral index versus COMFORT score to determine the level of sedation in pediatric intensive care unit patients: a prospective study *Critical Care* 9:R9-R17.

242. Trouiller P, Hamada S, Mantz J (2010) Intérêt du monitorage par l'index bispectral en réanimation. *Réanimation* 19:505-511

243. Uhlig S, Ranieri M, Slutsky AS (2004) Biotrauma hypothesis of ventilator-induced lung injury. *American Journal of Respiratory and Critical Care Medicine* 169:314-315.

244. Vargo JJ, Moses PL, Pleskow DK, Rex DK, Mitty RD, Walker JA (2004) Receiver Operating Characteristic (ROC) of a Novel Bispectral Index Monitoring (BIS) Algorithm for procedural sedation with opioid/midazolam vs propofol. *Gastrointestinal Endoscopy* 59(5): S1575 p 130.

245. Vassilakopoulos T, Petrof BJ (2004) Ventilator-induced diaphragmatic dysfunction. *American Journal of Respiratory and Critical Care Medicine* 169:336-341.

246. Vgontzas AN, Zoumakis E, Bixler H-M, Follett H, Kales A, Chrousis GP (2004) Adverse effects of modest sleep restriction on sleepiness, performance, and inflammatory cytokines. *The Journal of Clinical Endocrinology and Metabolism* 89(5):2119-2126.

247. Ware LB, Matthay MA (2003) The Acute Respiratory Distress Syndrome. *The New England Journal of Medicine* 342(18):1334-1349.

248. Weinert R, Sprenkle M (2008) Post-ICU consequences of patient wakefulness and sedative exposure during mechanical ventilation. *Intensive Care Medicine* 34(1):82-90.

249. Weinhouse g (2008) Pharmacology : Effects on sleep of commonly used ICU medications. *Critical Care Clinics* 24:477-491.

250. Wooten V (1994) Medical causes of insomnia. Dans Kryger MH, Roth T, Dement WC. *Principles and practice of sleep medicine.* Philadephia: W.B. Saunders Co Second edition.

251. Wu CC, Lin CS, Mok MS (2002) Bispectral Index monitoring during hypoglycemic coma. *Journal of Clinical Anesthesia* 14:305-306.

252. Younes M, Brochard L, Grasso, Kun J, Mancebo J, Ranieri M, Richard JC, Younes H (2007) A method for monitoring and improving patient-ventilator interaction. *Intensive Care Medicine* 33:1337-1346.

253. Young J, Siffleet J, Nikoletti S, Shaw t (2006) Use of a behavioural pain scale to assess pain in ventilated, unconscious and/or sedated patients. *Intensive and Critical Care Nursing* 22:32-39.

254. Yaman F, Ozcan N, Ozcan A, Kaymak C, Basar h (2012) Assessment of correlation between Bispectral Index and four common sedation scales used in mechanically ventilated patients in ICU. *European Review for Medical and Pharmacological Sciences* 16:660-666.

255. Zachary m (2000) Understanding changes in brain waves during sleep. *AARC Times* 8:40-42.

ANNEXES

Annexe 1. Architecture du sommeil

La macrostructure du sommeil est une division clinique des étapes du sommeil et se répète de façon cyclique, toutes les 90 à 120 minutes de sommeil, tel qu'illustré à la figure A-1.1.

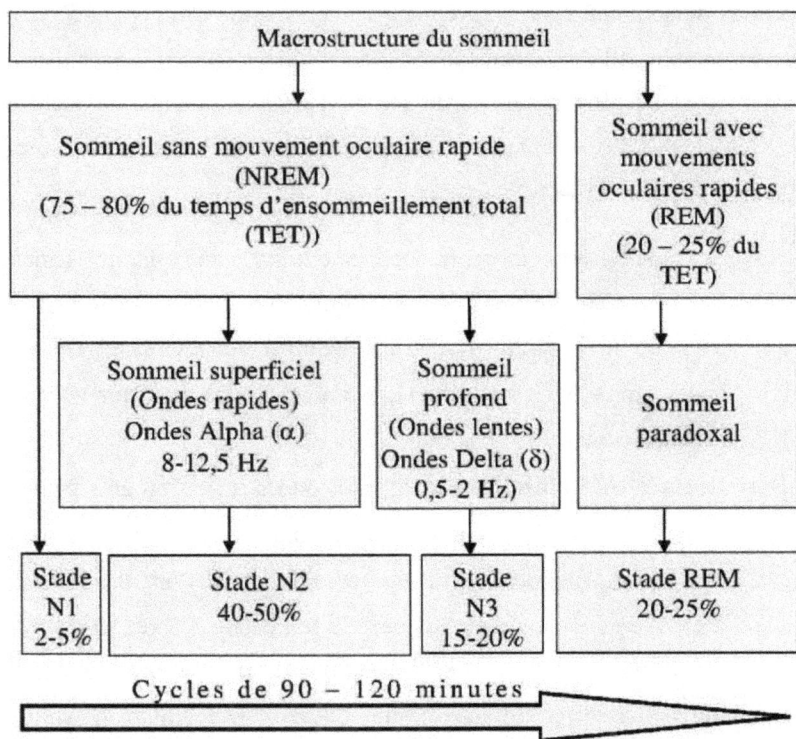

Figure A1.1 Stades du sommeil. Adaptation de Silber et al., 2007.

Depuis 1968, l'architecture du sommeil était décrite d'après les travaux de Rechtscaffen et Kales, connue sous la classification R&K et comprenait quatre stades de sommeil sans mouvement oculaire rapide et un stade de sommeil à mouvement oculaire rapide. C'est en 2007 que *l'American Academy of Sleep Medicine* a émis de nouvelles règles de classification de l'architecture du sommeil. Cette classification est constituée de trois classes de sommeil sans mouvement oculaire rapide (N1, N2, N3) et un stade de sommeil à mouvements oculaires rapides (REM). Les stades du sommeil se succèdent, passant du sommeil NREM au sommeil REM en cycles de 90 à 120 minutes. La succession des stades se fait selon l'ordre de N1 → N2 → N3 → N2 → REM.

- Le stade N1 est communément appelé le stade de l'endormissement. C'est un stade de transition où les premiers signes que le cerveau passe en mode sommeil se manifestent par une alternance entre les ondes alpha α (8-10 Hz) et theta θ (5-7 Hz) avec mouvements oculaires lents.

- Le stade N2 se manifeste lorsque les ondes α sont progressivement remplacées par les ondes θ. C'est durant ce stade qu'apparaissent des séries d'ondes nommées complexes 'k' et des patrons d'activation cycliques (PAC) dans la fourchette d'ondes de 11 à 16 Hz. Les complexes k sont des patrons de transition du niveau de sommeil associés aux microéveils. Les patrons d'activation cyclique qui sont des décharges d'ondes delta constituent des marqueurs physiologiques de l'instabilité du sommeil associée aux changements de vigilance, de l'activité EEG et du tonus musculaire. Selon Terzano et Parrino (2000), le taux de PAC augmenterait

302

lorsqu'il y a perturbation du sommeil et diminuerait avec l'administration d'agents hypnotiques. Les PAC amplifient les réactions aux événements perturbateurs de la consolidation du sommeil.

- Le stade N3, aussi connu comme le sommeil à ondes lentes (SOL), survient lorsqu'il y a un minimum de 20% d'ondes δ de 0,5-2 Hz et d'une amplitude de 75μV. Le SOL est initié dans l'aire pré-optique du cerveau et dégage des activités d'ondes delta. Le SOL survient surtout durant le premier tiers du sommeil et disparaît au dernier tiers. Ce stade constitue le sommeil réparateur en diminuant l'activité du système nerveux sympathique (Bader et Léger, 2003).

- Le stade REM (mouvements oculaires rapides) se manifeste toutes les 90 à 120 minutes et possède trois caractéristiques distinctes : i) un patron EEG constitué de hautes fréquences et de bas voltage, ii) des mouvements oculaires rapides et iii) un électromyogramme atonique témoignant d'une inactivité de tous les muscles volontaires sauf les muscles extra oculaires. Il existe deux types de sommeil REM : le sommeil REM phasique et le sommeil REM tonique. Le sommeil REM phasique est caractérisé par des rafales de mouvements oculaires rapides et le sommeil REM tonique est le sommeil entre les rafales de mouvements oculaires. Le stade REM est initié par la sécrétion de l'acétylcholine et inhibé par l'action de la sérotonine. C'est durant ce stade que les rêves surviennent. Les ondes EEG sont similaires à celles du stade N1, si bien qu'il est parfois difficile de discriminer entre le stade N1 et le stade REM, d'où sa désignation de sommeil paradoxal.

Annexe 2. Formulaire de consentement

Régie régionale
de la **santé**
quatre
Regional **Health**
Authority
Four

- ❑ Hôpital Régional d'Edmundston
- ❑ Hôpital Général de Grand-Sault
- ❑ Hôtel-Dieu St-Joseph de St-Quentin
- ❑ Programme extra-mural
- ❑ Service de traitement des dépendances

Formulaire de consentement à la recherche clinique

Nous vous invitons à lire attentivement ce document avant de prendre une décision et d'en discuter avec votre médecin, membres de votre famille et amis, si tel est votre désir.

1. Investigateur

Paul OUELLET RRT FCCM, candidat au doctorat en sciences cliniques de la faculté de médecine de l'Université de Sherbrooke, thérapeute respiratoire spécialisé à la Régie régionale de la santé quatre (RRS4) et professeur associé au département de chirurgie de l'Université de Sherbrooke.

2. Directeurs de recherche

Pierre ARSENAULT PhD MD, co-directeur de thèse, Université de Sherbrooke.
Serge MARCHAND PhD, Co-directeur de thèse, Université de Sherbrooke

3. Titre de l'essai clinique

Protocole de sédation/analgésie guidé par la technologie bispectrale en ventilation mécanique dans la prévention de l'asynchronisme patient-ventilateur.

Cette recherche clinique regroupe des patients adultes admis aux soins intensifs de l'Hôpital régional d'Edmundston qui nécessitent une ventilation mécanique, un contrôle médicamenteux du sommeil et du soulagement de la douleur (protocole de sédation et d'analgésie).

4. Sollicitation à participer à cette recherche clinique

Pour participer à cette recherche un consentement libre et éclairé est essentiel. Par la présente, nous vous invitons à participer à cette recherche clinique parce que votre condition de santé nécessite un support artificiel de la respiration (ventilation mécanique). Durant cette période de ventilation mécanique, nous allons vous administrer par voies intraveineuses des médicaments pour vous apporter un confort. Cette pratique se fait chez tous les patients sous ventilation mécanique.

En cas d'inaptitude à poser un consentement, une personne mandataire peut manifester son intention en votre nom.

5. Raisons d'une telle recherche

Durant cette période de ventilation mécanique, l'utilisation d'un protocole de sédation et d'analgésie permet à l'équipe soignante d'ajuster la médication pour votre confort et pour que vous ne ressentez pas de douleur. Pour ajuster précisément cette médication, nous évaluons régulièrement votre niveau de sommeil, votre soulagement de la douleur à l'aide de signes cliniques avec la technologie bispectrale et votre interaction avec le ventilateur. Par cette recherche, nous désirons démontrer que la technologie bispectrale est le meilleur instrument pour contrôler précisément la sédation/analgésie et assurer votre confort durant la période de ventilation mécanique.

Initiales du sujet ou mandataire : _____
Date : _____

Régie régionale de Santé 4   Page 2 de 3
Consentement à la recherche clinique
Sédation guidée par BIS pour prévenir l'asynchronie patient-ventilateur

6. Nombre de sujets qui vont participer à cette recherche clinique

Nous anticipons que 30 sujets adultes participeront à cette recherche clinique à l'Hôpital régional d'Edmundston.

7. Ce que cette recherche implique

Pour connaître la profondeur de votre sommeil, le personnel soignant de chevet va régulièrement évaluer votre niveau de confort à partir de méthodes en vigueur à l'Hôpital régional d'Edmundston; l'*Échelle de la sédation et agitation (RIKER)* et l'*Index bispectral* (BIS).

Pour utiliser la technologie bispectrale, nous apposerons une électrode à votre front. Cette électrode capte l'activité électrique de votre cerveau et affiche un nombre qui s'appelle l'Index bispectral (BIS). Cette électrode est branchée à un moniteur de chevet qui mesure aussi vos signes vitaux. D'autres paramètres de votre respiration sont mesurés par le ventilateur.

Cette recherche implique que le chercheur va enregistrer sur papier les données qui sont affichées au moniteur de chevet, au ventilateur et les notes cliniques associées au contrôle de votre sédation/analgésie que rédigent les membres de l'équipe soignante.

Cette recherche va durer durant la période que vous serez sous ventilation mécanique, à moins que le chercheur ou que votre mandataire désire mettre fin à votre participation.

8. Les risques associés à cette recherche

Nous considérons que vous serez soumis à un niveau de risque considéré '*minimal*' puisqu'elle ne requiert aucun geste invasif et consiste uniquement à enregistrer et imprimer sur papier des données cliniques affichées à un moniteur de chevet et un respirateur, ainsi que des notes cliniques rédigées par les membres de l'équipe soignante.

9. Les bénéfices associés à cette recherche

Nous espérons que votre participation à cette recherche pourra permettre à développer des nouvelles méthodes efficaces pour contrôler la sédation et l'analgésie durant la ventilation mécanique.

10. Quels sont les alternatives à ma participation à cette recherche

Pour quelque raison que vous ou votre mandataire jugez raisonnable, vous pouvez refuser à participer, ou mettre fin à votre participation sans que ni vous ni votre mandataire ayez à dévoiler vos raisons sans que votre traitement n'en soit affecté. Vous serez traité comme tous les patients dans votre condition.

11. La confidentialité

Les données cliniques que nous allons recueillir seront utilisées uniquement pour fins de recherche, et votre nom ne figurera pas sur aucun document que nous allons publier. Seul votre âge, genre (sexe) et diagnostic serviront pour vous identifier.

12. Coûts associés

Cette recherche n'entraîne aucun coût aux sujets participants.

Initiales du sujet ou mandataire : _____
Date : _____

305

Régie régionale de Santé 4   Page 3 de 3
Consentement à la recherche clinique
Sédation guidée par BIS pour prévenir l'asynchronie patient-ventilateur

13. Quels sont mes droits comme participant

À la signature, une copie signée de ce consentement vous sera remise ou à votre mandataire. Une deuxième copie sera incluse dans votre dossier clinique. L'original sera gardée par le chercheur.

Pour des questions spécifiques supplémentaires associées à cette recherche, vous ou votre mandataire pouvez contacter à n'importe quel moment de la journée :

Paul OUELLET, chercheur principal, aux coordonnées suivantes :
Hôpital :   506 739 2990
Pagette :   506 736 0444
Résidence :   506 735 3592

Si vous ou votre mandataire désirez parler à une personne n'étant pas associée à ce projet de recherche, vous pouvez communiquer avec :

Mme Pierrette FORTIN PhD, présidente du comité d'éthique de la Régie régionale de la santé quatre, et peut être contactée aux coordonnées suivantes :
Université de Moncton, Campus d'Edmundston :   506 737 5233.

14. Signataires

J'ai lu et je comprend l'information précédente. J'ai posé des questions et discuté des détails de cette recherche avec le chercheur. Je consens à participer à cette recherche clinique en me basant sur les renseignements qui me furent fournis.

Patient
Nom du patient: _____   Signature du patient : _____
ou

Nom du mandataire : _____   Signature du mandataire : _____
(s'il y a lieu)

Chercheur
Nom : Paul OUELLET RRT FCCM   Signature du chercheur : _____

306

Annexe 3. Lettres d'approbation du comité d'éthique

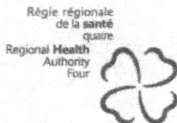

Régie régionale
de la **santé**
quatre
Regional **Health**
Authority
Four

Membres du Comité d'éthique

Dr Kim Pettigrew	Médecin de famille
Mme Pierrette Fortin	Éthicienne (Ph.D.)
Dr Line Lavoie	Médecin de famille (Grand-Sault)
Mme Pauline Fortin	Infirmière
Dr Donald Levasseur	Pédiatre
M. Mario Levesque	Pharmacien (représentant de la communauté)
Père Bertrand Ouellet	Représentant de l'établissement de Saint-Quentin
Mme Mado Pelletier	Travailleuse sociale
Mme Carole Martin	Représentante de la pastorale
Mme Claudia Dubé	Rreprésentante du Conseil d'administration
Me Claude Voyer	Avocat

Edmundston, le 8 décembre 2004

Monsieur Paul Ouellet
Régie régionale de la santé quatre
275, boulevard Hébert
Edmundston, N.-B.
E3V 4E4

Comité d'éthique
de la Régie
régionale de la
santé quatre

Objet : PROTOCOLE DE SÉDATION/ANALGÉSIE GUIDÉ PAR LA TECHNOLOGIE BISPECTRALE EN
VENTILATION MÉCANIQUE DANS LA PRÉVENTION DE L'ASYNCHRONISME PATIENT-
VENTILATEUR

M. Ouellet,

Les membres du Comité d'éthique de la Régie régionale de la santé quatre approuvent votre
protocole et le formulaire de consentement de votre recherche intitulée PROTOCOLE DE
SÉDATION/ANALGÉSIE GUIDÉ PAR LA TECHNOLOGIE BISPECTRALE EN VENTILATION
MÉCANIQUE DANS LA PRÉVENTION DE L'ASYNCHRONISME PATIENT-VENTILATEUR. Nous vous
rappelons que le Comité d'éthique devra être informé et devra réévaluer ce projet advenant
toute modification ou l'obtention de toute nouvelle information qui surviendrait à une date
ultérieure à celle de l'approbation initiale et qui comporterait des changements dans le
protocole de recherche, le choix des sujets, dans la manière d'obtenir leur consentement ou
dans les risques encourus.

L'original du formulaire de consentement portant la signature de chacun des sujets de
recherche doit être conservée dans vos dossiers et une copie doit être remise au participant.

275, Boul. Hébert
Edmundston, N.-B.
E3V 2G6

Téléphone :
(506) 737-5233

Télécopieur :
(506) 737-5373

Nous vous souhaitons une bonne continuité tout en vous transmettant, monsieur Ouellet, nos sentiments les meilleurs.

Pierrette Fortin, Ph.D.
Présidente du Comité d'éthique

cc: Dr É. Hendriks, directeur général
        Mme Lise Roy, adjointe au directeur

Régie régionale
de la **santé**
quatre
Regional **Health**
Authority
Four

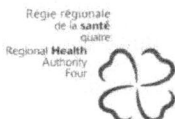

Le 14 décembre 2004

Monsieur Paul Ouellet
Thérapie respiratoire
Régie régionale de la santé quatre

Objet : Protocole de sédation/analgésie guidé par la technologie bispectrale en
ventilation mécanique dans la prévention de l'asynchronisme patient-
ventilateur

Monsieur Ouellet,

Votre projet de recherche portant sur l'objet en titre a été étudié par le directeur général
et moi-même. Nous avons revu votre devis de recherche ainsi que les divers processus
entourant la méthodologie, l'obtention du consentement, etc.

Votre projet de recherche est accepté, mais nous voulons souligner l'importance qu'une
copie du consentement soit déposée au dossier des bénéficiaires qui acceptent de
participer à votre projet de recherche. Par ailleurs, nous sommes confiant que votre
projet de recherche aura des retombées positives dans les soins et services dispensés
à notre clientèle.

Veuillez agréer, Monsieur Ouellet, l'expression de nos salutations les meilleures.

Lise Roy
Adjointe au directeur général

LR/cst-l

Cc : Édouard Hendriks, directeur général

Remerciements

Pour que tout travail d'envergure puisse prendre racine et donner le fruit tant attendu, plusieurs conditions doivent être réunies. En premier lieu, la passion doit être au rendez-vous et une dynamique doit s'installer et surtout être nourrie continuellement. Toutefois, pour que l'assiduité intellectuelle persiste, il faut encore plus.

L'élément central de ce travail colossal est incontestablement le noyau familial. Sans l'amour et le soutien indéfectible de ma partenaire de vie, Janel et de mes trois enfants, Marie-Pierre, Julie-Christine et David, rien de ceci n'aurait été possible. Contre vents et marées, ces quatre personnes les plus importantes de ma vie ont toujours été présentes et m'ont toujours soutenu inconditionnellement. Je dois tout à ma famille.

Sur le plan académique, le soutien de mes directeurs Pierre Arsenault et Serge Marchand m'a toujours nourri d'un appui soutenu et d'encouragements qui me permettaient de franchir l'escalier une marche à la fois pour atteindre le sommet.

Le processus de recherche doit s'étendre dans un établissement clinique. Les membres du personnel, tant administratif que clinique, du Réseau de Santé Vitalité m'ont soutenu beaucoup plus que n'importe quel passionné ne peut l'espérer. Sans ce milieu propice à l'innovation et le souci du bien-être de ses patients, ce projet n'aurait pas franchi les étapes cruciales d'un processus de recherche doctorale.

L'étape de rédaction est sans aucun doute une tâche tout aussi laborieuse que le processus de recherche lui-même. Beaucoup d'excellentes recherches ne franchissent pas cette étape cruciale. La rédaction de cette thèse fut nourrie d'une très grande générosité de Jacques Charest et de Sarah Shidler, deux pédagogues pour qui j'ai le plus haut degré d'estime et d'admiration.

Enfin, un merci à mes évaluateurs, dont les commentaires pertinents ont permis de rehausser l'ensemble de l'ouvrage.

Paul Ouellet
Juillet 2013

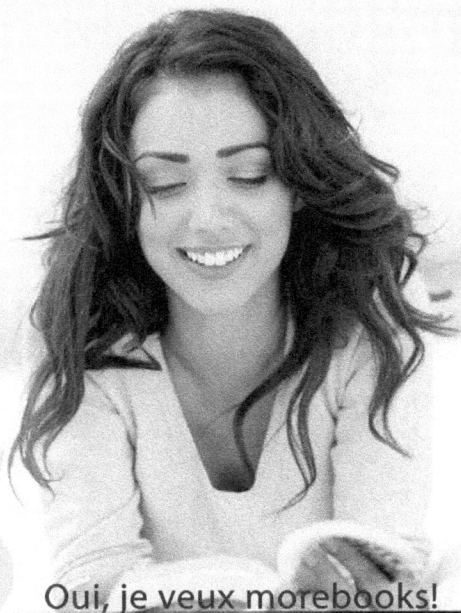

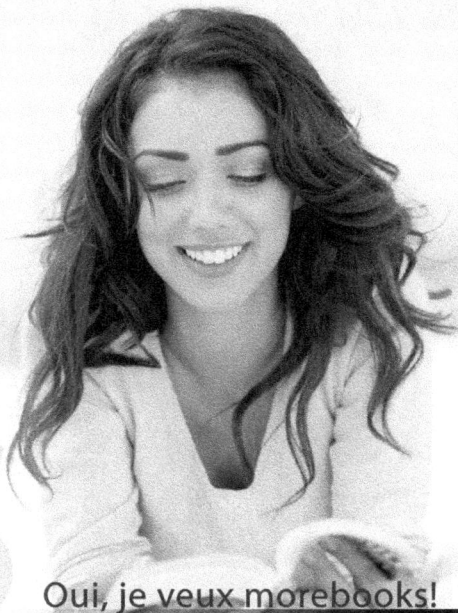